临床常见疾病护理常规与护理管理

主编　赵允 吴远玲 王夫侠　孙会 王希美 刘美菊

天津出版传媒集团

天津科学技术出版社

图书在版编目（CIP）数据

临床常见疾病护理常规与护理管理 / 赵允等主编
. -- 天津 ： 天津科学技术出版社，2023.7
ISBN 978-7-5742-1406-4

Ⅰ．①临… Ⅱ．①赵… Ⅲ．①常见病－护理学 Ⅳ.
①R47

中国国家版本馆CIP数据核字(2023)第127523号

临床常见疾病护理常规与护理管理
LINCHUANG CHANGJIAN JIBING HULI CHANGGUI YU HULI GUANLI
责任编辑：梁　旭

出　　版：天津出版传媒集团
　　　　　天津科学技术出版社
地　　址：天津市和平区西康路35号
邮　　编：300051
电　　话：（022）23332369（编辑部）
网　　址：www.tjkjcbs.com.cn
发　　行：新华书店经销
印　　刷：天津印艺通制版印刷股份有限公司

开本 787×1092　1/16　印张 21.375　字数 423 000
2023年7月第1版第1次印刷
定价：70.00元

编委会名单

主 编

赵 允　枣庄市立医院
吴远玲　枣庄市立医院
王夫侠　枣庄市立医院
孙 会　枣庄市立医院
王希美　枣庄市立医院
刘美菊　枣庄市立医院

副主编

孙 宁　山东中医药大学第二附属医院
高玲花　山东中医药大学第二附属医院
魏 飒　保定市第一中心医院
何海萍　枣庄市精神卫生中心
宋 敏　枣庄市精神卫生中心
孔祥其　枣庄市立医院
邵珠红　枣庄市峄城区古邵镇中心卫生院
王 会　山东国欣颐养集团枣庄中心医院
王 芳　山东国欣颐养集团枣庄中心医院

编 委

孙 裕　山东国欣颐养集团枣庄中心医院
孔凡侠　山东国欣颐养集团枣庄中心医院
殷允宸　山东国欣颐养集团枣庄中心医院
赵 静　山东国欣颐养集团枣庄中心医院
杨春丽　山东国欣颐养集团枣庄中心医院
孟静雨　山东国欣颐养集团枣庄中心医院
徐 媛　山东国欣颐养集团枣庄中心医院
王 婷　山东国欣颐养集团枣庄中心医院

目 录

第一章 门诊护理常规

一、诊疗候诊护理常规

1.护士接待病人应态度和蔼，服务礼貌、周到，耐心解答病人提出的有关问题。

2.开诊前应做好一切准备工作，检查各诊疗室的各种用品（表格和器械等）是否齐全，并按固定位置放好。

3.开诊前后，要维护好就诊秩序，随时向病人介绍候诊须知：

(1) 挂号后请坐在椅子上等候就诊；

(2) 不要喧哗，不要随地吐痰，不要吸烟；

(3) 诊疗时其他病人不得进入诊室内，做到一医一患；

(4) 介绍门诊各科室方位，方便病人就诊。

4.根据挂号的先后顺序就诊。对老、弱、残、重病人应优先就诊。

5.保持室内清洁卫生，空气流通。检查床上的床单、枕套，定期更换。

6.在候诊中，经常巡视病人，及时发现病情变化，必要时护送至急诊科。一旦发现传染病人，应立即送传染科门诊，并及时采取消毒措施，严防院内感染。

7.根据病情测量体温。必要时测脉搏、血压，观察呼吸状况，并记录在门诊病历上。

8.为病人进行肛门、乳房检查时，应有屏风遮挡或专门的诊室。男医生检查女病人会阴及肛门时，须有护士陪同。

9.检查完毕后，对需要进行特殊检查和治疗的病人，应向病人解释清楚，以取得病人的配合。

二、分诊护理常规

1.分诊护士必须具有高度的责任心，熟悉各种常见病的症状及主要检验的临床意义，便于做好分诊工作。

2.护士要热情、和蔼地接待病人，耐心询问病史，根据主要症状及辅助检查安排病人专科就诊。

3.发现传染病病人时，应立即送传染科门诊，并对病人接触过的物品及时进行消毒处理。

4.疑难病例，应请医师协助分诊。要注意总结经验，不断提高业务水平。

三、传染病门诊护理常规

1.按诊疗、候诊护理常规。分诊室发现传染病后，应指定病人到传染门诊就诊。

每个诊室只能看一种传染病，并各有出入口。诊疗器械和室内各种用物不得交叉使用，以防交叉感染。

2.严格执行消毒隔离制度，每日上下班前，均应用消毒液擦拭桌面、椅子，门把用消毒液纱布包裹，诊室每日紫外线照射1次。

3.注意候诊病人有无发绀、脱水、烦躁不安、意识障碍等现象。一旦发现异常，应予提前就诊。

4.病人的呕吐物及排泄物，应及时进行消毒、处理。

5.认真做好各项登记工作。对法定传染病，应提请医生填写传染病报告卡片。

6.对腹泻门诊病人，要认真做到一粪两检（常规、培养），检验单编号归案。

四、门诊换药室护理常规

1.保持室内整洁，物品放置有序。每日紫外线空气消毒1次。每日用消毒液常规擦拭物体表面，并随时保持清洁。每月空气培养1次。

2.换药时严格执行无菌操作，防止院内感染。特殊感染应予以隔离，污染敷料及器械按规定处理。

3.注意伤口情况，区别伤口的性质。先换清洁伤口，后换感染伤口。

4.换药物品及容器，每周定时彻底清点、擦洗、消毒。

5.对病人要有高度同情心，做到认真负责、热情体贴、动作轻柔，不断总结经验，提高换药质量。

五、门诊手术室护理常规

1.手术室工作人员必须严格遵守无菌原则。进入手术室必须更换衣、裤、鞋，戴口罩、帽子。外出时应更换室外衣、鞋。手术完毕，衣裤、口罩、帽子要放到指定地点。

2.严格控制实习、参观人员，一般每室不超过3人。参观、实习及手术者，应接受本室医护人员指导。

3.手术室内保持肃静、整洁，禁止吸烟，一切物品定位放置。

4.严格执行工作程序，防止差错事故。

（1）接待病人须查对病人手术通知单、姓名、性别、手术名称。

（2）术中取下的标本应妥善保管，巡回护士应及时填写标签，并于24小时内送出，防止标本弄错、遗失。

（3）病人躺在手术台等待手术或手术完毕时应注意照看，防止坠床。

（4）各室每天用紫外线照射30分钟~60分钟，每月空气培养1次。

（5）每个无菌包内、外应分别放置化学指示卡和指示胶带，以监测灭菌效果。

六、门诊注射室护理常规

1.清洁卫生工作应在上下班前后进行，要经常保持室内整齐清洁，保持室内空气新鲜，定时作空气消毒与培养。

2.针对注射病人的心理反应，应热情服务，耐心解释，帮助病人消除疑虑和恐惧。

3.注射时要思想集中，认真负责，严格执行无菌技术及操作规程。做好"三查"、"七对"、"一注意"（三查：操作前查、操作中查、操作后查；七对：对治疗卡、对姓名、对药名、对剂量、对浓度、对用法、对时间；一注意：注意用药后反应）。

4.易过敏药物做皮试时应注意：

（1）询问过敏史，并将试验结果记录在门诊治疗单上。

（2）药液现配现用，不宜久置。

（3）皮丘直径在 1cm 以内，周围皮肤有红晕或散在红点，则应用生理盐水作对照试验判定。

（4）皮试阳性者，根据药物性质需做脱敏疗法时，应按操作规程做脱敏注射。

（5）对青霉素停药 3 天及以上或用药期间更换批号的病人须再做皮试。

（6）使用不同剂型青霉素和半合成青霉素时，均用原液做过敏试验，不得互相替代。

（7）注射后必须留病人继续观察 15 分钟~20 分钟，无异常反应，病人方可离开。

5.注射室必须备齐各种抢救物品、药物及器械，定位放置。一旦发现过敏反应，立即进行抢救。

6.注射化疗药物时，必须正确掌握药物剂量、时间及反应。

（吴远玲　王夫侠）

第二章 急诊科疾病护理常规

第一节 急性左心衰的护理常规

一、病人取坐位，双腿下垂，减少静脉回流。

二、吸氧：湿化瓶内加 50% 酒精或其他制剂，降低肺泡泡沫表面的张力，使泡沫破裂液化，以利呼吸道通畅。

三、测血压、脉搏、呼吸，做心电图，按常规进行心电监测。

四、严重气急、烦躁不安者，遵医嘱使用吗啡。

五、遵医嘱使用快速利尿剂，并观察利尿剂效果，记录 24 小时出入液量。

六、使用洋地黄者要注意观察病情及毒性反应，如厌食、恶心、呕吐、腹泻和各种心律失常等，如有上述反应，立即报告医生，立即停药或减量。

七、心理护理：以高质量的护理取得病人的信任，做好病人和家属的安慰和解释工作，给病人以心理支持，以利于早日康复。

八、健康教育：向病人及其家属讲解疾病的相关知识、治疗护理要点及相关注意事项及自我保健常识。

第二节 呼吸衰竭护理常规

一、严密观察病情变化，注意神志、呼吸、心率、血压的变化。按常规进行心电监测。

二、持续低流量吸氧，吸氧浓度 1~2 升/分钟，可减轻对呼吸的抑制，有效地改善缺氧状况。

三、保持呼吸道通畅：使头偏向一侧，协助病人翻身拍背，促进痰液排出，并备好吸痰器。

四、慎用镇静剂，如病情需要则应密切观察呼吸的深度、频率、节律、次数，发现异常及时报告。

五、人工呼吸机的使用。

六、做好重病护理记录。

七、心理护理与健康教育：注意与病人及其家属的沟通，及时解释和说明病情，缓解病人及其家属的紧张和焦虑情绪，使其以愉快的心态配合治疗和护理。向病人及其家属讲解疾病的相关知识、治疗护理要点及相关注意事项等。

第三节 休克护理常规

一、取仰卧中凹位，心源性休克者酌情半卧位。

二、注意保暖。

三、给予氧气吸入，保持呼吸道通畅。

四、严密观察神志、瞳孔、体温、脉搏、呼吸、血压的变化，做好重病护理记录，按常规进行心电监测。

五、开放静脉通道 1~2 条，必要时可采用中心静脉置管输液。并遵医嘱给药。

六、严密观察病情变化，准确记录 24 小时出入液量，严重休克者应留置尿管。

七、心理护理与健康教育：注意与病人及其家属的沟通，及时解释和说明病情，缓解病人及其家属的紧张和焦虑情绪，使基以愉快的心态配合治疗和护理。向病人及其家属说明疾病相关知识、治疗护理要点及相关注意事项等。

第四节 急性有机磷中毒护理常规

一、病人安置：迅速安置病人于抢救室内，脱去污染衣物，注意保暖，污染的皮肤用肥皂水彻底清洗，眼部污染用2%碳酸氢钠溶液冲洗，防止毒物持续吸收，同时立即通知医生。

二、呼吸管理：病人头偏向一侧，及时清除和吸引呼吸道的分泌物和呕吐物，以保持呼吸道通畅。给予氧气吸入。若呼吸困难、微弱或停止，应立即行气管插管。

三、立即洗胃：洗胃要求及时洗、反复洗、彻底洗，可用生理盐水、温开水或2%~4%碳酸氢钠溶液（温度 25~38℃为宜）每次 300~500ml，反复清洗。若敌百虫中毒禁用碳酸氢钠溶液洗胃，以免变成毒性更强的敌敌畏。洗胃的时间和灌洗的量不受限制，直至清亮无味为止。

四、立即开放静脉通道，遵医嘱迅速使用阿托品（或长托宁）和解磷啶，应与洗胃同时进行。

五、密切观察呼吸、脉搏、瞳孔的变化，要警惕阿托品过量引起阿托品中毒。症状如：面色潮红，脉率超过 120 次/分钟，瞳孔散大，皮肤干燥，烦躁不安。一旦出现上述情况立即报告医生。体温升高时，应行降温处理。

六、心理护理与健康教育：注意与病人及其家属的沟通，及时解释和说明病情，缓解病人及其家属的紧张和焦虑情绪，使其以愉快的心态配合治疗和护理。向病人及其家属讲解疾病的相关知识、治疗护理要点及相关注意事项等。

第五节　一氧化碳中毒护理常规

一、迅速将病人搬离中毒环境，移至空气流通处，松开衣带领口，注意保暖。

二、高流量氧气吸入，保持呼吸道通畅。清除口、鼻、咽部分泌物，若出现呼吸抑制及时行气管插管。

三、严密观察病情变化，特别是瞳孔、呼吸、血压及脉搏的变化，发现问题及时通知医生进行处理。

四、及时送高压氧舱进行治疗。

五、做好健康教育。本病预防最重要，应反复进行宣传教育。

六、心理护理与健康教育：注意与病人及其家属的沟通，及时解释和说明病情，缓解病人及其家属的紧张和焦虑情绪，使其以愉快的心态配合治疗和护理。向病人及其家属讲解疾病的相关知识、治疗护理要点及相关注意事项等。

第六节　急性心梗护理常规

一、绝对卧床休息，保持安静，立即高流量吸氧。

二、测血压、脉搏，建立静脉通道，并做好重病护理记录。

三、做心电图检查，按常规进行心电监护。

四、止痛：遵医嘱给予杜冷丁，并做好必要的生化检查。

五、密切观察病人的心律变化，如发现室性期前收缩、窦性心动过缓、房室传导阻滞等心律失常，立即通知医生，并备好可达龙、阿托品等药物。

六、保持大便通畅，必要时服腹泻剂。

七、心理护理与健康教育：注意与病人及其家属的沟通，及时解释和说明病情，缓解病人及其家属的紧张和焦虑情绪，使其以愉快的心态配合治疗和护理。向病人及其家属讲解疾病相关知识、治疗护理要点及相关注意事项等。

第七节　脑出血护理常规

一、保持呼吸道通畅：使病人头偏向一侧，及时吸引呼吸道分泌物及呕吐物，困难者给予氧气吸入，必要时行气管切开。

二、密切观察并记录病人的神志、瞳孔、体温、脉搏、呼吸、血压的变化，以及排泄物、呕吐物的颜色，次数及量，及时发现颅高压、脑水肿并及时与医生联系。

三、注意皮肤的清洁，定时翻身、按摩，防止压疮发生。

四、加强口腔护理，预防口腔并发症。

五、昏迷病人应行鼻饲，以维持机体所需要的热量与营养，增加抵抗力。

六、心理护理与健康教育：注意与病人及其家属的沟通，及时解释和说明病情，缓解病人及其家属的紧张和焦虑情绪，使其以愉快的心态配合治疗和护理。向病人及其家属讲解疾病的相关知识、治疗护理要点及相关注意事项等。

第八节　镇静安眠药中毒的护理常规

一、洗胃：根据病情给予口服洗胃或插胃管洗胃。

二、病情观察：定时测量生命体征，观察意识状态、瞳孔大小、对光反射、角膜反射，若瞳孔散大、血压下降、呼吸变浅或不规则，应及时报告医生，及时处理。

三、保持呼吸道通畅，头偏向一侧，吸净呼吸道分泌物。必要时行气管插管或气管切开。

四、氧气吸入。

五、心理护理，不宜让病人单独留在病房，防止再度自杀。

六、心理护理与健康教育：注意与病人及其家属的沟通，及时解释和说明病情，缓解病人及其家属的紧张和焦虑情绪，使其以愉快的心态配合治疗和护理。向病人及其家属讲解疾病的相关知识、治疗护理要点及相关注意事项等。

第九节　危重病人护理常规

一、根据病人病情取相应的体位。

二、头偏向一侧，保持呼吸道通畅。给予氧气吸入。

三、建立留置针静脉通道（1~2 条），并保持输液通畅。

四、立即通知相关专业的医生进行诊疗。

五、严格遵守"三查七对"制度，准确执行各项医嘱。

六、常规导尿，并保持尿管通畅。

七、加强巡视，密切观察生命体征及病情变化，发现异常，及时报告，及时处理。

八、建立危重病人护理记录单，及时、准确、规范地做好各项护理记录。

九、加强基础护理，预防并发症的发生。

十、心理护理与健康教育：注意与病人及其家属的沟通，及时解释和说明病情，缓解病人及其家属的紧张和焦虑情绪，使其以愉快的心态配合治疗和护理。向病人及其家属讲解疾病的相关知识、治疗护理要点及相关注意事项等。

第十节　心脏、呼吸骤停护理常规

一、根据病人突然发生意识丧失及大动脉搏动消失，或根据心电图示波器上显示出心脏骤停的心律表现，确定病人发生了心脏骤停后，应立即呼唤其他医务人员，同时即刻开放气道，实施人工呼吸和心脏按压。

二、迅速建立静脉通道，至少开放两条静脉，遵医嘱给予复苏药物。

三、立即气管插管，呼吸机辅助呼吸。

四、使用"心肺复苏机"行胸外心脏按压。

五、执行口头医嘱应复述一遍，查对无误后方可应用。药物随用随记。

六、按常规进行行心电监测，并随时记录病人的意识状态、心率、心律、血压、呼吸、脉搏、出入液量、血气分析结果等。

七、头置冰帽或冰袋，以保护脑组织。

八、向病人家属交代病情，讲解抢救措施实施的目的并听取他们的意见。

九、如病人意识恢复，要给予情感支持和心理护理，避免因焦虑、恐惧而加重病情。

（吴远玲　王夫侠　何海萍　宋敏）

第三章 手术室护理常规

第一节 神经外科手术护理常规

神经外科手术专科性强，手术复杂，种类繁多，在手术配合上具有较强的专科特点。

一、专科用药：0.9%氯化钠、20%甘露醇、0.1%肾上腺素、庆大霉素、红霉素眼膏等。

二、专科用线：0号强生丝线缝合硬脑膜、4号强生丝线缝合肌肉、皮下、皮肤。

三、常用耗材：棉片、骨蜡、吸水性明胶海绵、止血纱布、耳脑胶、颅骨锁、颅骨连接片等。

四、常规物品准备

1.敷料：中单2包、治疗巾2包、手术衣2包、持物罐。

2.器械：开颅包、双极、电刀、电钻（或气钻）、铣刀、头钉、附圈、显微器械。

3.台上常规物品：3L手术薄膜（30cm×20cm1个、45cm×45cm脑外专用1个），显微镜套1个，10ml注射器1个，骨蜡1块，吸水性明胶海绵5~6包一，0号强生丝线2包，4号强生丝线2包，一次性冲洗球1个，头皮夹1包。

五、体位摆放及注意事项

1.平卧位

（1）适用于额部、额颞部开颅手术。

（2）病人平卧，两臂伸直放于病人身体两侧，中单自两腋下穿过约束手臂。

（3）约束带用于约束腿部。2.侧卧位

（1）适用于颞、顶、枕、CPA开颅等手术。

（2）病人肩齐手术床上沿。

（3）腋下摆放一腋枕外包中单，腋下空一拳。

（4）侧卧后上肢分别摆放于衬有棉垫的托手架及搁手板上，下肢上腿弯曲放于腿枕上，下腿自然弯曲。

（5）躯干两侧用骨盆固定架固定，防止术中术者根据手术需要调整手术床倾斜度时病人坠床。

（6）视术者要求，肩部用约束带固定。

3.座位

（1）适用于枕部入路手术。

（2）了解病人的身高：病人坐起前，髂前上棘与床坐板前端平齐。身高偏矮者（低于155cm）和/DJD，在臀下适当垫一软枕以增加上半身的高度，以病人坐起后肩部超过背板为宜，避免背板上升后病人头部相对过低。

（3）先将腿部抬起以驱血回心，两腿弹性绷带包扎时，绷带松紧适宜。

（4）逐渐升高背板至90°，头架固定，双手自然摆放于预先固定于手术床两侧下衬有棉垫的搁手板上。

（5）膝下、腿上各垫一软枕。

（6）将手术床后倾15°。升高坐板和下肢板至10~15°，防止病人向下滑移。

六、注意事项：根据手术部位，确定手术体位。病人摆体位时，要确保病人功能位，以免手术完毕后病人出现神经损伤。固定病人时，松紧适宜，软枕外包中单注意平整，固定架角度要适宜，托盘高度要合适，避免碰到病人皮肤，发生灼伤。注意静脉通道、气管插管、留置尿管、避免盘曲脱落。检查心电极片、神经监测导线是否受压、位置是否合适。

七、显微手术：显微神经外科手术技术是指在光学显微镜下，利用特制的显微器械所进行的一种细微精巧的手术操作。

八、特殊物品

1.仪器：LeicaMS-2显微镜。

2.器械：包括显微剪刀、显微剥离子、显微吸引器头、钩刀、刮圈等。

九、使用显微器械时的注意事项：单独放置、单独刷洗、单独擦拭、单独打包、单独消毒、单独发放。

十、术前访视及心理护理：了解病人整体情况，术者的术式及特殊要求，做好术前准备，制定周密的护理计划。向病人介绍手术室相关情况、手术大体过程、需要病人配合的方面、病人担心的内容等，及时消除病人的紧张和不安情绪，使病人以良好的心态迎接手术。

十一、手术配合要点

1.器械护士职责

（1）传递器械稳准轻

稳：手持器械的前1/3处，轻放于术者虎口中，使术者不用倒手即可使用。

准：选择合适的器械（长、尖）。

轻：不拍打术者的手。

（2）观察术野。

（3）准备大小合适的棉片。

（4）保证传递的器械干净无血迹。

（5）不可碰手术床和术者。

2.巡回护士职责

（1）术中据术者需要调节显微镜，并固定各关节。

（2）术中为病人做各项操作时，避免碰撞手术床。

3.神经外科配合特点

（1）严格执行清点制度，执刀前及关闭硬脑膜前，巡回、洗手护士共同清点器械、棉片。

（2）消毒前，病人外耳道内塞棉球，检查病人瞳孔后，眼睑涂红霉素眼膏，外用小薄膜粘贴眼帘。

（3）铺单后迅速布台，将双极电凝、电刀、吸引器固定于合适部位。

（4）500ml 生理盐水中加入 16 万单位庆大霉素配置成术中颅内冲洗盐水。

4.用电钻钻孔时，注意往骨瓣上滴水，台下输甘露醇时，要快速滴入（15~20 滴/分钟）。

（1）根据手术进展，提前备好显微器械、套好显微镜套。

（2）术中所用双极用湿纱布单齿擦拭，棉片均用盐水浸湿后方可使用。

（3）术中注意观察病情变化，以及静脉输液、尿量、监督无菌操作。

（4）显微器械使用完毕后，单独放置，单独刷洗，单独擦拭，单独包包，单独消毒。

（5）显微镜使用前后用拭镜纸擦净目镜和物镜。关闭显微镜时，先关闭光源电源再关闭显微镜电源，将调节光源旋钮旋至最小。

十二、附幕上肿瘤切除术

1.物品准备

（1）敷料：按常规要求准备敷料。

（2）器械：按该手术常规准备器械。

（3）台上物品：按常规准备物品。

（4）特殊物品：根据主刀医生意见，选择显微器械。

2.体位：根据手术部位而定。

3.配合要点（略）。

4.器械护士职责

（1）常规开颅后备好显微镜。

（2）及时擦拭双极。

（3）传递棉条准确及时、大小适宜。

（4）若静脉窦开放，及时准备大块多量海绵及棉片压迫止血。

5.巡回护士职责：

（1）确保吸引器的有效负压及管道通畅。

（2）随时观察手术进展，及时供应台上物品。

（3）根据术者要求，及时调节双极功率的大小。

十三、幕下肿瘤切除术

1.物品准备

（1）敷料：按常规准备敷料。

（2）器械：除常规器械外，另备后颅凹器械。

（3）台上物品：除常规物品外，另备 7 号强生丝线 2 包。

（4）特殊物品：根据主刀医生意见，选择显微器械。

2.体位：根据手术部位而定，多采用侧卧位或座位。

十四、配合要点

1.器械护士职责

（1）气钻不要过早撤除，因部分骨质结构还需磨钻磨除。

（2）常规开颅后，备好显微镜及颅内牵开器。

（3）如乳突开放，用大片骨蜡封堵，并用骨胶黏附。

（4）备好小棉片及薄片吸水性明胶海绵。

（5）提前备好止血纱布，肿瘤切除后止血。

2.巡回护士职责：

（1）骨瓣去除时，遵医嘱给予 20%甘露醇。

（2）乳突开放，选用 500ml 生理盐水中加入庆大霉素 32 万单位。

第二节　耳鼻喉科手术护理常规

一、手术配合特点

本科手术种类多，发展迅速，对围手术期护理有较高的要求，充分做好物品的准备及供应工作，特别是气管食管异物取出，术中病情变化快，这就要求手术室护士具备一定的急救知识。反应迅速，对术中突发情况冷静、沉着应对。

二、手术常用药物

（1）丁卡因（地卡因）：为长效局麻药。起效时间 10~15 分钟，时效可达到 3 小时以上。丁卡因的麻醉效能为普鲁卡因的 10 倍，毒性也为普鲁卡因的 10 倍，一次用量最多不超过 60mg，临床上 1%丁卡因用于鼻腔黏膜，口腔黏膜，气管内黏膜表面麻醉，耳部手术局部表面麻醉。

（2）利多卡因：为酰胺类中效局麻药。具有起效快、弥散广、穿透性强，无明显扩张血管作用的特点，临床上 0.5%~1%溶液用于神经阻滞，时效可达 120~400 分钟。1%~2%溶液用于神经阻滞，起效需 5~15 分钟，时效可维持 60~120 分钟，成人一次用量不可超过 400mg。

（3）盐酸肾上腺素加入局麻药中，以减少出血并延长麻醉时间。

（4）红霉素眼膏主要用于面部手术消毒前挤入眼内，以保护眼角膜，防止角膜损伤，气管切开术后置管时起润滑消毒作用。

（5）庆大霉素主要用于喉切除术及鼻侧切开术中冲洗切口做表面抗感染用药，也可用于鼻内镜术后加入膨胀海绵材料起消炎作用。

三、常用耗材

1.骨蜡用于创伤止血。

2.止血纱布主要用于手术野局部止血。

3.医用耳脑胶主要用于耳郭听骨链骨重建术，固定人工听骨，防止人工听骨脱落。

4.膨胀海绵主要用于鼻腔手术后支撑填塞压迫止血。

四、专科用特殊物品

1.碘仿纱条多用于耳部手术，可起到消炎防腐、压迫止血、引流分泌物、填塞鼻腔等作用。

2.棉球用于扁桃手术拭血。

3.棉片主要用于耳部手术中拭血和蘸丁卡因做鼓室腔的麻醉及鼻手术鼻腔黏膜的麻醉。

4.凡士林纱布用于鼻腔耳部手术后填塞压迫止血、支撑鼻甲。

5.四头带用于上颌窦手术压迫止血。

6.扁桃纱球用于扁桃手术后压迫止血。

7.12号刀片用于扁桃体切除手术及鼾症手术、气管切开手术。

8.普通纱条用于耳部手术、鼻腔手术上颌窦手术中拭血。

五、体位特点

此类手术体位分为仰卧位、颈仰卧位和坐位。仰卧位用于耳部手术、鼻部手术等。颈仰卧位用于咽喉部手术（如喉切除、甲瘤手术）。坐位用于局麻扁桃、鼻中隔。摆体位时以伤口暴露清楚、固定牢固，病人舒适，不造成副损伤为原则。使受压部位的皮肤舒展开，并在骨隆突出部位垫以海绵垫，术中适当活动病人的肢体，防止神经受压迫和影响血液循环。

1.仰卧位：头部垫头圈，身体的各部位不可接触金属物，以免使用电刀时灼伤病人。

2.仰伸位：头下置1个头圈固定头部，将软枕垫于肩下，垫高肩部，使颈仰伸，便于暴露术野。

3.坐位：将头靠部位调至病人舒适部位。

六、物品准备特点

1.仪器的准备：显微镜电钻冷光源电刀双极电凝术前检查性能以确保术中使用。

2.使用光源导线时，注意要尽量减少弯曲，更不能打折或受压，避免光导纤维遭到损害，开启冷光源之前，要减少亮度是否调到最小，以免突然启动时，电压过大使灯泡损害。关闭冷光源之前，要把所有调节旋钮调至原位。

七、术前访视及心理护理

了解病人整体情况，术者的术式及特殊要求，做好术前准备，制定周密的护理计划。向病人介绍手术室相关情况、手术大体过程、需要病人配合的方面、病人担心的内容等，及时解除病人的紧张和不安，使病人以良好的心态迎接手术。

八、保证静脉输液通道畅通

根据手术要求选择输液部位，一般可选用上肢远端，术中根据血压、出血量及尿量调节输液速度。

第三节 心脏外科手术护理常规

心外科手术创伤大，术中病情变化快，对其手术期护理有较高的要求。这就要求手术室护士要具备一定的急救知识，了解手术步骤，做好充足的物品准备。

一、专科用药

1.肝素：12500u/2ml。停跳体外循环按 3mg/kg，不停跳微创手术按 1mg/kg，从锁骨下静脉注入。

2.鱼精蛋白：50mg/5ml。中和肝素比例为 1:1 或 1:0.8，稀释在葡萄糖水中由体外循环组从所穿刺的锁骨下静脉注入。

3.地塞米松：10mg/ml。麻醉、滴注鱼精蛋白前从外周静脉注入 5mg。

4.抗生素：从体外循环机和大静脉中滴入。

5.速尿：20mg/2ml。术中根据尿量情况从体外循环或静脉滴入。

6.甘露醇：体外循环脱水，从体外循环机中加入。

7.碳酸氢钠：碱化尿液，从体外循环机中加入。

8.维生素 C：1mg/2ml。体外循环机中滴入。

9.利多卡因：100mg/5ml。从体外循环机中滴注。

10.多巴胺：20mg/2ml。按 3mg/kg，稀释在葡萄糖中，用微量泵连接在大静脉上。

11.多巴酚丁胺：20mg/2ml。按 3mg/kg 稀释在葡萄糖溶液中，用微量泵连接在大静脉上。

12.氯化钾：100mg/10ml。根据血气补钾。

13.氯化钙：100mg/10ml。根据血气补钙。

14.硝普钠：50mg/支。稀释到 0.5mg/ml，体外循环用。

15.肾上腺素、去氧肾上腺素、异丙肾上腺素。

16.硝酸甘油、酚妥拉明、罂粟碱。

二、专科用药

1.prolene 线：2~0、3~0prolene 滑线用于瓣膜成形，或直接用 2~0、3~0 换瓣线做瓣膜成形；4~0、5~0prolene 滑线用于缝合心脏、主动脉、肺动脉等大血管切口；6~0 滑线吻合冠状动脉近端和主动脉；7~0 滑线用于吻合冠状动脉远端。

2.无创涤纶线：4×12、5×12、5×14、6×14、7×17 用于建立体外循环荷包,eft 垫片用于缝合主动脉、二尖瓣置换、三尖瓣成形、修补房缺、室缺。

3.普通丝线：0、1、4、7 号线，用于心包、肌肉、皮下和皮肤的缝合。

4.可吸收线：2~0 用于缝合成人肌肉、皮下、冠状动脉架桥术取大隐静脉切口皮下；3~0 用于成人皮内缝合；3~0 用于小儿皮内缝合。

5.起搏导线。

6.钢丝：用于缝合胸骨。

三、常用耗材

1.骨蜡：胸骨创面止血。

2.涤纶片。

3.瓣膜。

4.人造血管。

5.固定器、吹氧管、冠状动脉血管塞、冠状动脉刀片、钛夹、打孔器用于冠状动脉搭桥。

6.冰盐水和温盐水。

四、体位特点

心脏外科手术体位基本分为平卧位和侧卧位两种。平卧位适用于成人体外循环、心包剥脱和某些病情较重，病情较复杂的小儿体外循环，冠状动脉搭桥也是平卧；右侧卧位用于二尖瓣闭式分离、PDA 结扎；左侧卧位用于某些体外循环的房缺、室缺。

1.平卧位：头枕头圈，胸骨正中垫 1 个胸骨垫，使头后仰充分暴露胸骨；臀部垫海绵；腘窝处垫软垫；足跟垫海绵垫；大腿下 1/3 处以约束带固定。在冠状动脉架桥术中，取大隐静脉侧下肢曲髋外旋。

2.侧卧位：术侧朝上，海绵垫置于病人身下使病人上腿伸直，下腿弯曲，两腿之间放置大海绵垫，将约束带束在膝部并将其固定在手术床上，双上肢外展固定在支臂板上，两侧固定骨盆固定架，一侧固定在骶尾部，另一侧固定在耻骨联合，并用小海绵垫保护皮肤。

3.护理要点：摆放体位要舒适，固定要牢固，暴露术野要充分。在体外循环手术中要将体位垫放置在复温毯下，以免影响术中控制体温。摆置侧卧位时注意充分暴露右肩脚下切口，海绵垫不可堆放太高，也不能下侧腋窝太受压，松紧以能伸进 1 手指为宜，双臂勿过度外展，以免损伤臂丛神经。

五、手术物品准备

1.心外科手术术前准备物品较多，术前巡回护士提前准备物品、检查物品、器械是否齐全、合适。

2.术前准备，除颤器、电锯、电刀、吸引器、体外循环特殊器械、敷料。

六、术前访视及心理护理

了解病人整体情况，术者的术式及特殊要求，做好术前准备，制定周密的护理计划。向病人介绍手术室相关情况、手术大体过程、需要病人配合的方面、病人担心的内容等，及时解除病人的紧张和不安，使病人以良好的心态迎接手术。

七、保证静脉输液通道畅通

1.外周静脉部位选择在左肘部，心外科病人心功能较差，输液速度除低血容量性低血压外均应放慢速度。输液种类以平衡液为主，辅以 706 羟乙基淀粉、血定安、贺斯、血制品。

2.在左腕下垫一个小圆垫，充分暴露桡动脉，成人用 20 号套管针，小儿用 22 号套管针，婴儿用 24 号套管针，进行动脉穿刺，以监测动脉压和血气。

3.心脏病人常规进行颈内静脉穿刺，用于补液、给药。测量中心静脉压。

八、保温技术

1.室温的调节：术晨在接病人前打开空调，如病人是小儿则适当提高室温，待消毒铺单后再将室温调至正常，复温时，也可根据病人具体情况适当调高室温。

2.被子及变温毯的使用：在病人麻醉后进行各种穿刺时注意覆盖被子保温。小儿和微创手术提前将手术床上的变温毯调至 40℃。

3.温水的使用：心脏不停跳手术或体外循环手术开始复温时均使用 38~42℃温水。

4.充气式保温毯的使用：将保温毯覆盖在腹部及下肢，把充气装置套进热风毯并固定，复温后开始使用。

九、血液回收

1.建立体外循环后，根据病人血红蛋白及手术要求从腔静脉管引流出适当的血液保留在无菌的容器中，待手术操作结束后再回输给病人。

2.转流停止后将体外循环中的机血打入无菌容器中回输（因机血中含有肝素，回输时须追加鱼精蛋白），将平衡液倒入体外循环机管道中，冲洗后吸入血液回收机中，充分回收机血。

第四节　胸外科手术护理常规

胸科手术涉及病人呼吸、循环和消化三大系统，其中对呼吸和循环功能的影响尤为明显。

一、专科用药

1.活力碘：0.1%活力碘冲洗胸腔用。

2.蒸馏水：40℃蒸馏水用于切除肿瘤后的胸腔冲洗。

3.生理盐水：温生理盐水浸泡胸腔以检查胸腔有无漏气。

二、专科用线

1.普通丝线：1、4、7 号线缝扎各层组织。

2.国产肠线：合拢肋骨用。

3.进口缝线：3~0 可吸收线缝合气管残端；4~0、5~0prolene 线缝合血管用。

4.钢丝：用于缝合胸骨。

5.涤纶线：5×12、5×14 缝合气管残端。

三、常用耗材

1.SD 小时 21、SD 小时 25、SD 小时 29 吻合器：吻合食管用。

2.TLC75、TLcl00 直线切割器：用于组织切割和闭合。

3.TLV30 血管缝合器：处理肺静脉。

4.TL 小时 30 缝合器：用于闭合气管残端。

5.残端缝合器：用于胃的切割和闭合。

6.医用生物蛋白胶：冲洗胸腔后喷洒创面，凝固出血点，起到很好的止血效果。

7.骨蜡：用于肋骨及胸骨断端止血。

8.止血纱布：用于创面止血。

9.双腔气管插管。

四、体位特点

1.侧卧位：适用于肺叶、食管、纵隔肿瘤、气管肿瘤、侧胸壁手术。

2.仰卧位：胸部正中切口，用于前纵隔肿瘤，双侧肺同期手术。

3.半侧卧位：胸部前外侧切口。

4.半坐卧位：适用于纵隔巨大肿瘤，气管内肿瘤压迫。

五、术前访视及准备

了解病人整体情况，术者的术式及特殊要求，做好术前准备，制定周密的护理计划。向病人介绍手术室相关情况、手术大体过程、需要病人配合的方面，病人担心的内容等，及时解除病人的紧张和不安，使病人以良好的心态迎接手术。

六、保证静脉输液通道畅通

维持水电解质的平衡是胸科手术顺利进行的关键，根据手术大小建立 1~2 条静脉通道。输液部位最好选择在上肢，液体固定要牢靠，经常查看输液部位是否漏液，发现问题及时处理。胸科手术较复杂，时间长，需要大量输液，进入胸腔后，应根据血压、尿量及出血等情况，适当调节输液速度。

七、保温技术：

科手术缝合胸前，常规冲洗。大量的冷盐水冲洗胸腔，会造成心率减慢、血压及体温下降，所以冲洗时要用 0.1%活力碘或蒸馏水冲洗，水温应控制在38℃左右；同时要注意做好病人其他方面的保温，肢体不要暴露在外面，室温应控制在 22~25℃。

八、配合特点

1.吻合技术：胸科手术最常见的并发症是食管吻合口瘘，为了尽可能地减少此类并发症，吻合器的应用在手术中起到了安全、省时、损伤小的作用。由于肿瘤部位不同，吻合器型号选择也各不相同。护士一定要将切缘组织保存好，以便保存标本。用治疗巾包好用过的吻合器，置于器械桌一边，不再接触其他器械，以防污染。

2.血管缝合技术：胸腔是大血管的发源地，手术操作很容易伤及血管，血管器械随时备用，4~0 或 5~0prolene 线连续缝合。血管缝针比较小，台上护士一定要及时收回保存，防止丢失。

3.做好污染手术处理：处理有腔器械时，要按污染手术处理。

4.一次性物品的毁形：胸科手术中使用的一次性耗材较多，术后将其清洗干净，将缝合器、切割器、吻合器等钉子取下。所有使用过的一次性耗材均交到器械室，由器械室人员统一毁形，不得再次使用。

5.标本的处理

（1）术中标本保存：台上护士要妥善保管好手术取下的组织。

大标本放于弯盘内，切缘系线；小标本如淋巴结放于纱布内，不同部位应分开放置，并用组织钳夹好。

（2）术后处理：①将标本装入标本瓶内，倒入 10%福尔马林中浸泡（浸泡液要没过标本），大块组织要覆盖纱布，瓶口贴保护膜。②食管切缘、淋巴结等应分装几个容器或做上标记，如扎线等以示区别。③检查病理单的填写及病理号是否已贴于标本容器上，并由巡回护士做好登记。

第五节　普通外科手术护理常规

普通外科手术包括切开、止血、缝合、结扎等大量外科手术基本操作，做好这些基本操作是做好其他手术配合的基础。

一、专科用药

1.肝素：全身肝素化及阻断血管局部冲洗用。

2.稀释活力碘：术中用于肠道内冲洗。

3.蒸馏水：用于切除肿瘤后浸泡腹腔，防止癌细胞种植。

4.鱼精蛋白：用于中和肝素。

二、专科用线

1.荷包线：用于消化道吻合，与荷包线合用。

2.可吸收缝线：3~0、4~0 可吸收缝线用于肠吻合或皮内缝合；2~0 可吸收线缝合腹膜、筋膜、皮下等；PDSⅡ做减张缝合用。

3.血管缝线：5~0prolene、6~0prolene 线用于血管吻合。

三、常用耗材

1.医用生物蛋白胶：用于冲洗腹腔后喷洒创面，凝固出血点，能起到很好的止血效果。

2.几丁糖用于防止腹腔组织粘连。

3.医用防粘连膜：腹、盆腔用型号为 80×100×T3 [0.22]，可防止组织粘连。

4.疝修补片：用于疝修补手术。

5.吻合器：SD 小时 25、SD 小时 29、SD 小时 3l 吻合器：分别用于胃近端与远端吻合；SD 小时 34 吻合器用于直肠吻合。

6.TLc75、TLCl00 直线切割器：用于组织切割和闭合。

7.爱惜康 60ram 或 90ram 切割器：用于胃的切割和缝合。

四、体位特点

1.仰卧位：为普通外科最常用体位，可用于剖腹探查及各种胃肠肝胆手术。摆放时需注意上肢置于身体两侧，用中单包好，避免接触金属物，下肢放平，膝下垫棉垫，防止腘神经受压并可保持膝部自然弯曲，大腿下 1/3 处用约束带固定，脚跟处垫棉垫防止骨突受压。

2.颈仰伸位：为甲状腺手术所用体位，肩垫置于肩下，颈下置一软枕或一充满气的引流袋，头下置一头圈。

3.截石位：为直肠癌手术常用体位，病人仰卧，臀部齐床沿，臀下垫海绵垫，双腿放在支腿架上，双膝下垫海绵垫，并将下肢用约束带固定，将病人输液的上肢外展，置于搁手板上。

4.体位摆放时，要使病人舒适。由于病人多为老年人、体质衰弱及长期卧床的病人，皮肤情况差，床单一定要拉平，使其受压部位的皮肤舒展开，在骨隆突部位垫以海绵垫。

五、输液穿刺部位的选择

普通外科手术的病人一般在上肢建立两个以上静脉通道，特别是肝脏损伤者，不应在下肢建立静脉通道，因严重外伤可能合并有肝后下腔静脉或肝静脉损伤，手术时有在肝后处填塞或阻断下腔静脉的可能。如术中有发生大出血危险的病人，还应协助麻醉师进行中心静脉穿刺，以便测量中心静脉压及术中快速大量输液输血用。

六、专科配合特点

普通外科手术涉及许多重要的生命器官，业务范围广泛。有些手术术前尚未完全确定疾病的性质，须根据术中切除的标本送冰冻切片后，才能最后决定手术方式，必须做好手术的配合。

1.器械护士

（1）术前备齐手术器械：包括活检手术器械和扩大根治手术器械及其相应用物。

（2）术中等冰冻时，在手术台和器械桌上盖一层无菌中单，保持手术台和器械桌的无菌状态。

（3）根据冰冻结果及时配合手术，如冰冻结果为良性，则结束手术；如冰冻结果为恶性，则需做好根治手术的配合工作。

（4）凡接触有腔器官的手术均为污染手术，应做好污染手术配合。如胃肠手术，手术时自缝支持线开始均按污染手术处理，用后器械、缝针应放在稀释活力碘内清洗，减少污染。

（5）手术中如需用吻合器时，应准备好荷包钳、荷包线及各种吻合器，检查吻合器钉是否完好。

（6）吻合口关闭后，应及时取下被污染的器械，更换无菌治疗巾及非污染器械。

（7）瘤切除手术：肿瘤切除后，应先用40℃灭菌蒸馏水浸泡整个术区，5分钟后再冲生理盐水，以减灭肿瘤细胞。

（8）外科手术大多数都有病理标本需要送检，器械师应妥善保存病理标本，分类放置，并用无菌治疗巾覆盖。

2.巡回护士

（1）心理护理：术前访视病人，讲解手术过程，了解手术方式、体位及特殊用物；术中等冰冻时及时安慰病人，不讲与手术无关的话；如需继续手术应及时做好解释工作。

（2）安放好病人体位：注意皮肤不要与金属物接触，骨突处垫一棉垫防止受压，全麻病人眼睑处涂眼膏予以保护。

（3）静脉输液通道：术中注意观察液路是否通畅，根据血压及尿量调整输液速度。如遇病人发生大出血时，应积极配合麻醉师进行输液、输血的抢救工作。

（4）病理标本的存放：手术结束后，将需送检的病理标本妥善保存、固定，如遇多份病理检查标本时，应注意区分，分类放置，并在登记本上做好详细记录。

（5）做好术中的护理记录：如实详细填写手术护理记录单，器械、纱布、针线清点情况，确保准确无误。

七、其他

某些手术，主要是肿瘤根治手术的范围有扩大的趋势，所以应加强手术的安全护理。

1.密切观察病人生命体征及神志、瞳孔的变化。

2.保持静脉输液通道畅通，随时做好抢救准备。控制输液速度和量，术中根据血压、中心静脉压、尿量以及手术的需要及时调整输液速度。

第六节　泌尿外科手术护理常规

泌尿外科手术从传统的肾输尿管膀胱及附件手术，发展到当今的脏器移植，以及腔镜下'肾切除、肾上腺肿块切除、输尿管镜下弹道碎石术、前列腺电切术等。手术日新月异，给手术配合提出了更高的要求。

一、泌外手术常用药物

1.5%甘露醇溶液：用于腔镜电切手术冲洗。

2.生理盐水：用于碎石、普通开腹手术冲洗。

3.肝素：用于肾移植手术。

二、泌外手术常用缝线

1.丝线：1号缝线缝皮肤；4号线固定引流管；7号线缝合肌肉、筋膜；3~0丝线缝合输尿管。

2.肠线：2~0肠线缝合膀胱、前列腺窝；2~0或3~0用于肾实质；4~0或5~0肠线缝合输尿管。

3.特殊缝线：5~0prolene线缝合肾动静脉；6~0prolene线缝合输尿管；6~0薇乔线用于输尿管斑痕切除尿道端吻合。

三、常用耗材

1.生物蛋白胶：用于创面止血。

2.气囊导尿管：有双腔和三腔两种型号，小儿常用规格是8~12号，成人是16~22号，用于术后留置导尿和压迫止血。

3.普通导尿管：用作导尿或牵引。

4.输尿管尿管：有不同型号及周径，常用的是3~7号，用于输尿管的逆行插管。成人用4~6号，小儿用3号。

5.输尿管支架管：放置于输尿管内引流尿液用，用做输尿管支架管必须较长时间留置在输尿管内。

四、物品准备

1.根据手术需要准备开腹器械以及肾、输尿管特殊器械，备齐手术所需体位用物。

2.对手术做到心中有数，备齐尿管及各种缝线。

3.肾移植、肾部分切除手术需准备无菌冰生理盐水，肝素盐水；庆大盐水，配制甲强龙溶液及环磷酰溶液。

4.肾上腺肿物切除手术准备好急救药品。

五、体位特点

1.侧卧位：肾手术及上段输尿管手术为充分暴露切口，常要求调整腰桥，患侧朝上，掌握侧卧位的正确摆放方法，并将病人固定牢靠，腋窝部垫高，防止臂丛神经受压，膝部、髂部等骨突处垫一海绵垫，防止皮肤受压。

2.截石位：用于会阴部手术及尿道内腔镜手术，病人平卧，臀部与手术床的对折部对齐，折下手术床尾端。注意下肢不可过度外展，腘窝部垫一海绵垫，防止神经、血管受损。

3.平卧位：病人仰卧，双上肢置于身体两侧，膝部用约束带固定，适用膀胱、肾移植，输尿管中段，下段手术，生殖器手术。

六、静脉输液通道

一般选用上肢，大手术可进行动脉测压和大静脉穿刺，测量中心静脉压并检查血氧饱和度，保证静脉输液通道畅通。

七、手术配合特点

1.术前访视及准备：了解病人整体情况，术者的术式及特殊要求，做好术前准备，制定周密的护理计划。向病人介绍手术室相关情况、手术大体过程、需要病人配合的方面、病人担心的内容等，及时解除病人的紧张和不安，并给予安抚，使病人以良好的心态迎接手术。

2.泌尿及生殖系统的器官构造为双侧，护士术前摆放体位时应仔细核对手术部位以防出错。

3.护士应熟练地掌握各类手术的配合要点，如嗜铬细胞瘤手术的配合特点，充分做好心理准备和物品准备。

4.肾移植手术的血管吻合需要高超的微创技术，护士在配合时需要做到心中有数，保证器械的良好使用，并准确地清点保存血管针、血管夹等。

5.膀胱全切后尿道改道手术为二类手术，在施行肠道手术时要做好污染手术的处理工作，一旦污染口关闭，应冲洗伤口，更换未污染的器械。

第七节 骨科手术护理常规

骨科是外科领域中一门形成较早、范围较广、发展较快的专业学科。骨科手术学在其成长过程中，不断吸收和运用外科学的丰富成果，发展迅速，手术日新月异，这给手术配合提出了更新、更高的要求。

一、骨科手术常用药物

1.一类切口：关闭切口前常选用庆大霉素或生理盐水冲洗。

2.感染伤口和外伤暴露伤口：常选用 0.1%苯扎溴铵（新洁尔灭）和 3%过氧化氢溶液冲洗伤口。

二、骨科手术常用缝线

1 号线缝合皮肤；4 号线固定引流管，缝扎肌肉出血；7 号线缝合肌肉、筋膜；7~0 号尼龙线吻合手部血管，5~0 号尼龙线吻合下肢血管。

三、常用耗材

1.生物蛋白胶、胶原蛋白海绵、止血纱布：用于创面止血。

2.骨蜡：用于松质骨止血。

3.吸水性明胶海绵：用于创面止血。

4.同种异体骨：用于脊柱内固定手术。

5.医用防粘连膜：肌腱用型号为 50×50×T2，椎管用型号为 50×50×T1，用于硬膜外腔、关节腔等防止粘连。

6.钢丝、螺钉、钢板以及厂家内固定材料：用于内固定。

四、物品准备

1.骨科手术除了需用一般外科手术器械外，还需要一些骨科专用设备和手术器械。护士必须了解这些设备和器械的性能，并掌握其使用技术，才能顺利地完成手术配合。

2.敷料除了治疗巾、中单、剖包、衣服外，另外多备中单 1~2 包，用于手术中拍片，以及消毒绷带、棉垫、棉片等。

3.专科仪器的准备：根据手术的需要准备双极电凝、电钻、电锯、显微镜、驱血带、CB 机等仪器，以保证其使用性能。

五、体位特点

1.平卧位：用于四肢手术。

2.单纯俯卧位：用于脊柱后路手术，注意骨突出部位如胸部、髂前上棘、膝部、踝部不能受压；对男病人应注意其会阴部的保护；腹部不能受压，防止术中手术野出血；上肢外展不能超过 90°，防止臂丛神经的损伤；眼涂眼膏，防止角膜干燥。

3.头架式俯卧位：用于颈椎后路的手术。注意头架关节要安全可靠。

4.侧卧位：用于髋关节、胸腰椎病灶清除术、单纯腰椎间盘摘除手术，腋窝部垫高，防止臂丛神经受伤，根据病人身体情况，骨突出部垫一海绵垫，以免受压，下肢膝关节以上部位用约束带固定体位，耻骨联合及骶尾部用骨盆固定架固定，维持侧卧位体位。

5.头后伸位：用于颈椎前路手术。

6.牵引床的使用：用于股骨颈骨折、下肢干骨骨折的手术治疗，摆放体位时，应牵引患肢，固定牢固健肢，将会阴挡板置于患侧用于对抗牵引。

六、静脉输液通道

据手术要求选择输液部位，一般选用上肢，避开测血压的肢体，术中根据血压和尿量遵医嘱调节输液速度。大手术如双关节置换、骨盆离断术等，需要动脉测压、大静脉穿刺、测量中心静脉压和血氧饱和度的监测，确保静脉输液通道畅通。

七、手术配合特点

1.术前访视及准备：了解病人整体情况，术者的术式及特殊要求，做好术前准备，制定周密的护理计划。向病人介绍手术室相关情况、手术大体过程、需要病人配合的方面，病人担心的内容等，及时解除病人的紧张和不安，并给予安抚，使病人以良好的心态迎接手术。

2.手术器械及手术间管理：脊柱、关节置换、骨盆手术及深的体腔应清点缝针、纱布、纱垫、棉片等，严格管理术中用品，术中打开空气消毒机，保持手术间温度在 22~24℃，注意为病人保暖，减少手术间人员流动。

3.严格无菌操作：无菌技术是手术室工作极为重要的原则，而骨科手术对无菌技术的要求，比一般手术更为严格，因为在骨骼中，虽也有防御反应，但反应速度很慢，以致在足够的防御建立起来之前，骨组织已出现不可修复的损害。此外，骨科手术常植入一些金属、高分子聚乙烯等内固定材料或弥补物，如人工关节、椎弓根钉等。如果手术后发生感染，不仅造成手术失败，还会给病人带来严重后果，因而，严格的无菌技术操作极为重要。

4.骨水泥的应用：由于骨水泥凝固时间短，所以医生和护士均要做好应用前的准备工作，同时，在使用骨水泥的过程中，要观察病人血压的变化。

5.内置物的选择原则：均要和相应手术部位相匹配，如螺丝钉、钻头、克氏针、椎弓根螺钉等，其大小、粗细、长短应根据测深器的测量来选择，特别要注意不同厂家的器械的区别。

6.计算出入量：对于半骨盆切除、双关节置换等大手术，要进行出入量的计算，每一块浸满血的干纱布出血量约为 15ml，纱垫位 50ml。

7.离断肢体保留技术：离断的肢体通常送病理检查或部分送病理检查，其余焚烧，应按常规途径进行。

第八节　妇产科手术护理常规

一、常用药

1.子宫兴奋药主要选用缩宫素（每支 10IJ/ml）。

2.用于新生儿抢救的药物包括：纳洛酮（每支 0.4mg/1ml）、地塞米松（每支 2mg/1ml）、维生素 Kl（每支 10rag/1ml）。

3.术中止血的药物常选用速止。

4.会阴消毒液常选用 0.5%碘伏。

5.腹腔冲洗液包括：地塞米松、庆大霉素加入生理盐水中冲

洗或将 l%碘伏加入生理盐水中配成 0.1%碘伏。

6.双氧水主要用于腹腔感染冲洗。

二、专科用线

1. 0 号可吸收缝线主要用于剖宫产手术缝合子宫下段切口及子宫全切、子宫部分切除。

2. 2~0 号可吸收缝线用于妇科阴宫手术缝合、关腹腔时缝合筋膜及皮下。

3. 3~0 号可吸收缝线用于缝合输卵管及附件。

4.4~0号可吸收皮内缝合线、4~0号扣线用于手术切口缝合。

三、常用耗材

1.医用生物蛋白胶主要用于子宫切除后的盆腔创面。

2.吸水性明胶海绵主要用于止血。

四、体位特点

1.腹部手术一般取平卧位,但妇科手术多限于盆腔,在盆腔深部操作,有时需要将头部放低,取头低脚高位,使肠管垂向上腹部,清楚暴露手术部位。阴部手术的体位,多采用膀胱截石位,外阴癌腹股沟淋巴结清扫术及外阴广泛切除术者,取膀胱截石位,将臀部垫高,使两侧腹股沟区突起,以利于淋巴结清扫。

2.摆放体位时应注意如下几点

(1)平卧位时:手术床上应垫海绵,对身体状况差的病人,在身体的各重力点(如骶尾部、足跟、肩胛部、肘部等)加垫海绵垫,身体的各部位不可接触金属物品,以免使用电烧时灼伤病人;身体的各部位除手术区外注意保暖。

(2)截石位:在腘窝处垫海绵垫,手术时间长则应适当活动病人的肢体,防止神经受压和影响血液循环;头低脚高时,肩部应使用肩托,肩托处垫海绵垫;电刀负极板放于肌肉丰厚、易于观察的地方,防止造成皮肤烧伤。

五、准备特殊器械及物品

经腹全子宫切除、部分子宫切除手术、阴式子宫切除术、剖宫产、宫外孕、盆腔清扫手术等应准备剖腹探查器械、另外另备特殊器械;阴式子宫切除应备阴宫特殊器械;宫外孕备血液回输瓶一套;盆腔清扫手术备盆腔拉钩、盆腔癌特殊器械;腹腔镜手术备妇科腹腔镜器械,宫腹腔镜手术应另备宫腔镜器械;敷料准备包括剖腹包、中单、手术衣等。

六、术前访视及准备

了解病人整体情况,术者的式式及特殊要求,做好术前准备,制定周密的护理计划。向病人介绍手术室相关情况、手术大体过程、需要病人配合的方面、病人担心的内容等,及时解除病人的紧张和不安,并给予安抚,使病人以良好的心态迎接手术。

七、静脉输液通道

输液部位通常选在上肢的远端静脉,输液速度通常为60~70滴/分钟。对于有心血管系统疾病的病人应适当放慢输液速度,手术过程中依手术情况可调节输液速度。手术中输入液体的种类通常以等渗液体为主,如平衡液、0.9%生理盐水等。

第九节 整形美容外科护理常规

整形美容外科学，是现代美容医学的重要组成部分，也是对具有正常解剖结构及生理功能的人体进行形体美学的修正和再塑造，由于整形美容外科起源于整体交叉，利用外科手段对人体某部位进行塑造，改善功能与外貌以增进美感均是它的范畴。整形外科将随着科技的发展以及人们审美情趣的不断丰富而日益发展。

一、手术的种类

整形手术包括：阴茎延长、毛发种植、上下眼睑整形、隆乳术、老年除皱、腹壁吸脂、隆鼻术、耳郭再造术、外生殖器、会阴肛门及两性畸形等手术。

二、常用的药物

1.非感染手术

（1）亚甲蓝：主要用于术前手术定位及膀胱手术测试是否渗漏。

（2）生理盐水+庆大霉素、生理盐水+活力碘、青霉素用于手术完毕前伤口冲洗。

（3）凡士林纱布、红霉素眼膏主要用于术后涂擦及保护伤口。

（4）生物蛋白胶、吸水性明胶海绵主要用于伤口止血。

2.手术感染：一般用0.1%新洁尔灭或3%过氧化氢溶液冲洗伤口。

三、常用缝线

1.147号线为一般腹部、头部及四肢手术。

2.3/0、5/0、6/0为颈部、面部、手指、神经损伤等手术。

3.常用耗材。

4.止血纱布主要用于创面止血。

5.骨蜡主要用于取髂骨、肋骨时用。

6.根据不同的手术方式，选用不同的材料。

四、物品的准备

1.整形手术除了一般常用外科器械，还需要按照不同手术选用不同的专业器械。

2.敷料类：中单、治疗巾、手术衣、棉垫、绷带、头圈、软枕、沙袋、网眼纱布、弹性绷带、木板夹板（用于小儿输液中的固定）等。

3.电器类：电刀、电凝吸引装置等。

4.特殊用具：植皮刀、滚式植皮刀、圆规、尺、牙签、照相机等。

五、体位护理：

一般采用平卧位。

六、静脉通道

1.通常采用上肢部位，尽量避开测 BP 部位，并随时观察调节输液速度（遵医嘱）。

2.针头型号：成人多采用 20 号套管针，小儿多采用 22 号套管针。

七、术中配合

1.手术前访视病人：首先要了解病人的整体情况、手术方式及手术体位及特殊要求，做好手术前一切准备工作。向病人介绍手术室相关情况、手术大体过程、需要病人配合的方面、病人担心的内容等，及时解除病人的紧张和不安，并给予安抚，使病人以良好的心态迎接手术。

2.手术间及手术器械的管理

（1）备齐手术中所需物品。

（2）注意给病人保暖，室温一般达到 22~24℃。

（3）妥善保管病人衣物、鞋及其他物品。

（4）严格控制参观人员人数（每间不得超过 4 人）。

（5）对手术中的特殊耗材、体内取下的组织，如：皮肤、髂骨、肋骨等组织要妥善保管，随时供手术之用。

（6）控制好老人、小儿病人的输液速度，保持手术中输液的完好率。

（7）严格无菌操作：无菌技术是手术室工作最重要的环节，而美容手术对无菌技术要求很高。因此，在手术操作过程中，应随时观察台上、台下的无菌操作动向，这对手术后的病人康复有重要意义。

（8）手术过程中注意保护病人隐私；手术间应保持清洁、肃静。

第十节　腔镜外科手术护理常规

1966 年被称为内镜之父的 KarlStorz 与英国物理学家 Opkins 合作生产出第一套 Opkins 内镜，开创了硬性内镜的新纪元。在世界上第一例腹腔镜胆囊切除术开展之前，腹腔镜仅仅是作为疾病的诊断手段。随着现代电子技术的发展，腹腔镜已经从以往单纯用于疾病的诊断，发展成为一种先进的、微小创伤的手术技术。

一、腹腔镜手术

腹腔镜的应用范围正在逐步扩大，腹腔镜外科手术已经从胆囊切除，逐步扩展到胆管切开取石、胃穿孔缝合修补、阑尾切除、疝修补术，妇科疾病的治疗，如卵巢囊肿剥除、盆腔粘连分解、输卵管疏通、子宫肌瘤切除、宫颈息肉切除、泌尿外科的精索静脉曲张结扎、肾切除、肾囊肿开窗等手术。同时还用于一些诊断性的疾病如慢性腹痛、外科急腹症的诊断、肿瘤的诊断与分期、诊断性的活体组织检查等。

二、腹腔镜的设备与器械

目前省人民医院有腹腔镜系统：Olympus、ShingDa、Storz、Wolf、stryker、史赛克、天松等设备。

1.腹腔镜设备

（1）腹腔镜：分为诊断性腹腔镜和手术性腹腔镜，各有不同视角镜可供选择：0度镜、30度镜、70度镜。

（2）内镜电视摄像系统：监视器、摄像头、信息转换器。

（3）冷光源系统：主要包括冷光源机和冷光源线。

（4）二氧化碳气腹系统：由气腹机、二氧化碳钢瓶、长硅胶管和弹簧气腹针组成。

（5）单双极多功能高频电刀：功率一般为150~200W，最大输出功率不超过200W。

（6）吸引、冲洗装置。

（7）超生刀。

（8）Ligasure 血管闭合系统：是一种新型的腹腔镜手术止血设备。

（9）选配设备：录像机、镜像视频打印机等为选配设备。

2.腹腔镜器械

（1）穿刺器：包括内芯和套管。根据手术中置人手术器械的不同，其外径可以为 3~35mm。

（2）气腹针：由钝头、带有弹簧的内芯和锐利的外套针组成。

（3）抓持器械：是腹腔镜手术中最常用的器械。根据器械头端的形状和对组织是否造成损伤可分为有创和无创两类。

（4）手术剪：用于腹腔镜下组织的锐性分离，包括弯分离剪、直分离剪。

（5）止血用器械：包括单极电凝钩、电铲、双极电凝钳、钛夹和钛夹钳、超声刀、血管结扎束。

（6）吸引和冲洗管：用于冲洗腹腔和吸引腹腔内的血液，以暴露手术野。

（7）腹腔镜拉钩。

（8）缝合和结扎器械：包括针持和打结器。

3.消毒方式：器械可采用高压灭菌，不耐高压的用环氧乙烷。

三、手术室腔镜管理制度

1.内窥镜仪器、设备、器械设专人管理。

2.保持室内清洁、空气流通，操作结束后应严格进行清洁与消毒。

3.内镜室工作人员必须具备预防医院内感染的相关知识，包括内窥镜的清洁、消毒或灭菌，使用中消毒剂浓度的监测、记录和保存、个人防护措施等。

4.凡进入人体无菌组织、器官或者经外科切口进入人体无菌腔室的内镜及附件，如腹腔镜、关节镜、脑室镜、膀胱镜、宫腔镜等必须灭菌；凡穿破黏膜的内镜附件，如活检钳、高频电刀等，必须灭菌；凡进入人体消化道、呼吸道等与黏膜接触的内镜,如喉镜、气管镜等必须进行高水平消毒。

5.HbsAg 阳性、已知特殊感染病人或疑似病人及急诊病人实行腔镜手术,应使用专用内窥镜或安排在每日手术的最后。

6.内窥镜及附件用后应当立即去污、清洁,清除管腔中的血液、黏液及活检孔和抽吸 L 内的残留组织,洗净的内镜应沥干水分后再进行消毒。

7.内镜及附件的清洗、消毒或者灭菌时间应当使用计时器控制。

8.禁止使用非流动水对内镜进行清洗。

9.每日监测使用消毒剂的有效浓度,记录保存;低于有效浓度立即更换。

四、手术室内窥镜器械的清洗消毒灭菌规范

1.使用后立即将内镜各关节打开、拆卸至最小单位,用流动水彻底清洗,除去血液、黏液等残留物质,用毛刷刷洗内镜管腔内表面,毛刷要伸出管腔反复刷洗。

2.擦干镜身,用高压气枪吹干镜腔,将擦干后的内镜置于多酶洗液中浸泡,时间按使用说明要求操作,多酶洗液浸泡后的内镜,用高压水枪或注射器彻底冲洗各管腔。

3.将酶洗后的内镜放入超声清洗器清洗 5~10 分钟,将内镜取出流动水下彻底清洗并擦干。

4.用高压气枪吹干并擦干镜身,打包进行消毒灭菌。

5.适于压力蒸汽灭菌的内镜或者内镜部件应当采用压力蒸汽灭菌,注意按内镜说明书要求选择温度和时间。

6.环氧乙烷灭菌方法适于各种内镜及附件的灭菌。

7.不能采用压力蒸汽灭菌的内镜及附件可以使用 2%碱性戊二醛浸泡 10 小时灭菌。

8.达到消毒要求的内镜如气管镜、支气管镜、喉镜等可用 2%碱性戊二醛浸泡 20 分钟。

9.用消毒液进行消毒、灭菌时,有轴节的器械应当充分打开轴节,带管腔的器械内应充分注入消毒液。

10.采用化学消毒剂浸泡消毒的硬式内镜,消毒后应当用流动水冲洗干净,再用无菌纱布擦干。

11.采用化学消毒剂浸泡灭菌的硬式内镜,灭菌后应当用无菌水彻底冲洗,再用无菌纱布擦干。

五、手术特点及护理要点

1.镜下手术操作与直视手术操作不仅有深浅巨细的差别,更有视觉、定向和运动协调上的差别。为配合默契,传递手术器械必须要达到平面视觉的适应、定向和协调的适应。因此,在手术中护士应能熟练观看显示屏并能主动快速传递手术所需物品。

2.手术护士应有高度的责任心,能熟练掌握各器械名称、用途、拆洗和安装方法,能排除仪器的常见故障。

3.配合中应注意的方面

（1）冷光源灯泡的亮度可自动调节，使用中注意灯泡的寿命显示。

（2）使用冷光源时，光源机发出的强光可能会引致视网膜受损；接冷光源后电线末端温度会升高，可能会烧伤病人或医护人员，甚至可能烧着手术巾。因此冷光源在使用过程中，主机应放置于通风、散热的台车上，以延长使用寿命。另外，减少光源无效工作时间，也能相应延长灯泡寿命。

（3）使用二氧化碳气腹机前，应注意各接头及高压泵管是否牢固，检查气腹机工作是否正常，若有不安全因素，应修理调试后方可使用。

（4）使用电刀时应注意以下事项：

①负极板要紧贴病人肌肉最丰富、距离手术部位较近处，以缩短安全回路的距离。

②输出功率不得大于200w，功率调试要由小到大进行。所有电缆、插头、器械绝缘部分要完好，使用时电极不能接触其他金属部分。

③电凝止血效果不佳时，应改为其他止血方法，不得任意延长止血时间。

④作用电极接触组织的面积不可过大，以直径3mm为宜，整个操作过程必须在视野范围内进行。

4.手术中要爱护器械，使用得当。使用后按程序清洗，以防受潮生锈。

5.手术护士应掌握手术中仪器的使用方法和注意事项，指导医师正确使用，以免在使用过程中因操作不当损坏仪器及器械，影响正常使用。

6.每次使用完毕后应逐一检查仪器性能是否完好，再切断电源，保持仪器的清洁，监视器、录像设备、气腹机、电凝器等在手术完成后擦净仪器上的灰尘，用防尘罩遮盖，妥善保存，防止损坏。

7.中转开腹时，手术护士应将台上的器械及时撤下，换上开腹器械，并与巡回护士清点纱布器械等。撤下的器械不可拿出手术间，以便手术结束时查对。

（赵允 吴远玲 王夫侠 孙会 王希美 刘美菊）

第四章 普外科护理常规

第一节 甲状腺手术护理

（一）术前准备

1.按外科一般术前护理常规。

2.甲状腺功能亢进者术前准备：

（1）口服复方碘化钾溶液，从/滴开始，逐日增加 1 滴至 1/滴。3 次/天；或者 10 滴，3 次/天，连续服 2 周。

（2）心率大于 90 次/分者口服普萘洛尔（心得安）10mg~20mg，每日 3 次，脉搏小于 60 次/分者，停服 1 次。

（3）测定基础代谢率，控制在正常范围。

（4）保护突眼，白天用墨镜，睡时涂眼药膏。

（5）进食高热量、高维生素饮食。

（6）术前禁用阿托品。

3.让患者了解术中体位，并指导患者做颈部固定活动的练习，以适应术后的需要。

4.准备气管切开包、氧气、吸引器。

（二）术后护理

1.按外科一般术后护理常规。

2.颈丛麻醉或全麻清醒后取半卧位，床边备气管切开包。

3.严密观察血压、脉搏、呼吸、体温的变化，观察有无声音嘶哑、呛咳、呼吸困难等症状。

4.手术当日禁食，术后 1 天进温凉流质，避免过热或刺激性食物，防止呛咳。

5.引流管护理：术后切口引流接一次性负压引流器。观察引流液的性质与量。

6.甲亢术后继续服复方碘化钾溶液 7 天，每日 3 次，从 15 滴开始逐日减少 1 滴直至停止。

7.并发症的观察及预防：严密观察病情，防止呼吸困难、窒息、声音嘶哑、失音、音调降低、误咽、甲状腺危象、手足抽搐等并发症。

（三）健康指导

1.练习颈部运动，防止瘢痕挛缩。

2.如有声音嘶哑、音调变低者出院后应继续行理疗、针灸，以促进恢复。

3.指导患者了解甲状腺功能减退的临床表现。门诊随访。

附B：

腹腔镜下甲状腺手术护理常规

随着外科微创技术的进展，腹腔镜下手术越来越被外科医生所广泛使用。腔镜下甲状腺次全切除术是外科微创手术中的一项新技术。与传统的手术方法相比.因切口小、创伤小、切口疼痛较轻、术后不留疤痕、美容效果好，正逐渐得到患者的认可。

（一）手术方法

患者气管插管行全身麻醉，在胸骨切迹的下缘和左右乳头的上缘分别作约10mm（主切口）、5mm及3mm的切口，在主切口注入CO_2气体，置入10mm的腹腔镜，于左右乳头上缘切口分别置入超声刀及操作钳，应用超声刀游离皮下组织，建立手术空间。暴露肿块后切除肿块，将肿块挤至主切口下方取出。经胸骨切迹10mm的切口放入引流管引流l根。切口用小圆针细线缝合1针，用免缝胶带对合皮肤。

（二）术前护理

见甲状腺手术护理。

（三）术后护理

1.吸氧：给予低流量吸氧且保持呼吸道通畅。有条件者，可以使用心电监护仪监测SPO_2，观察呼吸幅度和呼吸频率。有效低流量吸氧4小时~6小时即可恢复术后机体需要。

2.体位：术后患者去枕平卧4小时~6小时至全麻清醒，防止呕吐引起吸入性肺炎。对疑有上胸部皮下积血者，可以采取平卧位，上胸部加压包扎，以便于引流。

3.引流管的护理：引流管接一次性负压引流器，妥善固定，避免折、曲，引流管的长度应不短于25cm，以便于引流管挤压与病人的活动。观察引流物的颜色、性状和量，一般在术后48小时~72小时根据引流情况可以拔管。

4.并发症的观察及护理：

（1）出血：出血多发生术后24小时~48小时。术后应密切观察引流情况、呼吸情况、颈部及上胸部有无皮下积血等。一般皮下引流每小时引流量小于50ml，24小时引流量小于200ml。腔镜下甲状腺术因颈部无切口、引流管位置低。颈部活动影响相对较小，但应告之患者减少颈部活动.咳嗽时可用手掌呈V字形手势保护颈部以防止血管渗血。患者清醒6小时后可进流质饮食.以温热为宜，避免过热、过硬及刺激性食物。术后适当给予止血药物。

（2）喉头水肿及窒息：患者在术后12小时主诉咽喉部疼痛不适，惧咳痰且伴有呼吸加快。可给予低流量吸氧，鼓励病人轻咳排疾，遵医嘱雾化吸入每日3次，可稀释痰液，减轻喉头水肿。窒息可因气管塌陷、血肿压迫、喉返双侧神经损伤以及痰液阻塞等引起，应根据情况对症处理。术后病人床头应常规备气管切开包。

（3）神经损伤：了解喉返或喉上神经有无损伤，术后严密观察有无音调降低、失音、呛咳、误咽等。术后6小时可与患者简短交谈，让患者进温凉流质。如有异常情况，应立即报告医生，对症处理，同时做好患者健康教育和心理护理，以减轻心理负担。

（4）皮下气肿：腔镜下甲状腺手术使用二氧化碳气腔，压力过高可致颈部、胸部皮下气肿。少量气体可吸收，大量皮下气肿可使用抽吸放气，以免影响局部血液循环和组织愈合。

（5）甲状旁腺功能损伤：术中如甲状旁腺被误切、损伤或血液供应不足，皆可引起患者甲状旁腺功能低下出现低血钙，使神经肌肉的应激性增高，常表现为面、手足部麻木、强直，严重者全身抽搐，甚至昏迷。症状多发生在术后1天~3天，在此期间应注意面、口唇周围和手足有无针刺感和麻木。如出现上述症状可使用钙剂对抗。同时限制含磷高的食物。如牛奶、瘦肉、蛋黄等。

（6）甲状腺危象：对原有甲状腺功能亢进者，术后应继续使用碘剂，甲状腺危象多发生在术后12小时~36小时.临床表现为高热、脉速、神志改变及消化道症状。一旦发现有甲状腺危象的表现，应立即报告医生并给予紧急处理.如物理降温、激素和碘剂的使用等。

（7）其他：色素减退，临床评估为术中使用超声刀凝血所致；颈前区皮肤有水泡，考虑可能与颈前皮下游离过浅灼伤皮肤有关，一般可自行恢复。

第二节　乳腺癌根治术护理

乳癌是指乳腺组织或导管内发生的恶性肿瘤。好发年龄在40岁~60岁。主要与性激素的变化、遗传因素以及乳腺囊性增生病恶变有关。而高脂饮食也是乳腺癌发病的重要因素之一。

临床表现为乳房包块多发生在乳房外上象限，且增长速度较快，皮肤显"橘皮样"改变，破溃时呈菜花状溃疡、恶臭。乳头出现凹陷，乳头溢液，淋巴结肿大，最早发生在同侧腋窝淋巴结，晚期有血行转移。

（一）术前准备

1.按外科术前一般护理常规。

2.心理护理。

3.对于妊娠及哺乳期患者，应终止妊娠及断乳。

4.备皮范围：见"备皮法"，如需植皮，取患侧乳房上的皮肤，应注意乳头及乳晕部的清洁；取患乳对侧大腿皮肤，备皮范围应包括会阴部的阴毛，手、膝关节。

（二）术后护理

1.按外科一般术后护理常规。

2.体位：全麻清醒后半卧位，椎管内麻醉平卧6小时后改半卧位，抬高患侧上肢。

3.切口处用胸带加压包扎，注意患侧上肢皮肤的颜色、温度、脉搏，防止过紧引起肢体供血不良，过松不利皮瓣或皮片与胸壁紧贴愈合。

4.观察患者有无气胸的征兆，以及胸闷、呼吸窘迫等。

5.做好负压引流管的护理，根据患者需要凋节负压，妥善固定，引流管长度以患者床上翻身的长度为宜，观察引流液的颜色、性质和量.引流量每小时超过100ml

提示有活动性出血，应立即报告医生及时处理。引流管一般放置 3 天~5 天，引流液颜色变淡。24 小时随小于 10ml。局部无积血、积液可考虑拔管。

6.上肢的功能锻炼：3 天内患肢制动，3 天~5 天后活动肘部以上，7 天后活动肩部。拆线后加大肩部活动范围，指导患者进行患肢的爬墙运动、梳理头发等以恢复肢体功能。

（三）健康指导

1.指导锻炼，防止瘢痕挛缩。

2.遵医嘱口服他莫昔芬（三苯氧胺）等药物。

3.每月自查健侧乳房，避开月经前期及月经期。方法：坐位或直立位，健侧上肢自然下垂，对侧手平触乳房有无肿块及乳头处有无分泌物，忌刺激及捏乳房。

4.健侧或患侧局部周围有包块者请及时门诊随访。

5.化疗者按化疗期护理。

第三节　胃、十二指肠疾病手术护理

胃溃疡和十二指肠溃疡是常见的消化道疾病，发病率很高，好发于青壮年。

目前认为主要发病因素是胃酸和胃蛋白酶分泌过多、胃黏膜屏障作用的破坏以及近年发现的幽门螺旋杆菌感染。季节、情绪波动、饮食失调可诱发。胃、十二指肠溃疡经过严格的内科治疗，大多可以基本治愈。仅少数因有严重并发症或经内科治疗无效者，才需外科手术治疗。

临床以慢性过程、周期性发作与节律性疼痛为主要特征。主要并发症为出血、穿孔、幽门梗阻及癌变等。

按外科疾病手术一般护理常规。

（一）术前护理

1.纠正贫血及营养不良.指导合理膳食。

2.观察病情变化，注意有无急性穿孔、出血、幽门梗阻等并发症发生。

3.幽门梗阻者.术前应置胃肠减压管，术前 3 日每晚用 3%高渗盐水洗胃，以减轻胃壁水肿。

4.胃癌波及横结肠时应做肠道准备。选择肠道不易吸收的抗生素口服。

5.术前晚行清洁灌肠。

6.术日晨禁食、水，置胃管及导尿管。

（二）术后护理

1.血压平稳后取半卧位。

2.病情观察。

（1）观察生命体征变化，每半小时测量血压、脉搏、呼吸 1 次。

（2）观察腹胀及肠蠕动情况，术后 24 小时~48 小时禁食，术后第 3 日~4 日肠蠕动恢复后可拔除胃管，给试饮水及过渡到流质，术后第 5 日~6 日进半流质饮食，术后第 7 日~9 日根据病情进软食。忌进生硬、油炸、刺激性食物。

3.保持各种引流管通畅，妥善固定，防止引流管扭曲、受压及脱落。

4.鼓励早期活动，活动量根据个体差异而定。

5.并发症护理：

（1）胃出血：观察胃管引流情况及血压、脉搏变化。若短期内从胃管内流出大量鲜血、呕血或黑便，持续不止，趋向休克情况，应立即再次行手术止血。

（2）感染：注意切口情况及体温变化。

（3）吻合口梗阻：观察呕吐的性质及量，必要时置胃肠减压管。

（4）倾倒综合征：患者餐后应平卧 10 分钟~20 分钟，少食多餐，控制碳水化合物的摄入，使其逐渐适应，并观察进食有无出现上腹部胀痛、心悸、头晕、出汗、呕吐、腹泻甚至虚脱等症状。

（5）吻合口瘘：注意有无发热及腹膜刺激征，若出现严重腹膜炎，须立即进行手术。

（三）健康教育

1.保持心情舒畅，适当活动，避免劳累及受凉。

2.少食多餐，避免生冷、硬、辛辣等刺激性食物，忌食胀气、油脂及过甜食物，饭后卧床 30 分钟~1 小时以预防倾倒综合征。

3.保持大便通畅。

4.注意有无腹痛、反酸、嗳气、恶心、呕吐、黑便、便血，发现异常及时就诊。

5.定期复查。

第四节　胆囊摘除、胆总管探查术护理

胆石症是指胆道系统包括胆囊或胆管内发生结石的疾病。胆道感染是属于常见的疾病，按发病部位分为胆囊炎和胆管炎。

主要因素是细菌感染，胆汁淤积，胆汁成分发生变化而形成胆结石。结石形成后可影响胆汁排出，胆汁淤积、细菌繁殖又可加重感染。

临床根据结石大小、存在部位、有无引起梗阻而临床表现不同。胆囊结石常有明显症状，急性发作时出现胆绞痛；肝外胆管结石出现腹痛、寒战、发热和黄疸夏柯三联征；肝内胆管结石以右上腹持续性闷胀，痛伴畏寒、发热、败血症，休克等症状。

（一）术前准备

1.了解病情，做好解释工作，使病人保持良好的心理状态。

2.给予低脂、高蛋白、高维生素饮食，术前禁食、禁水 6 小时。

3.遵医嘱做好抗炎处理。

4.急性发作期的病情观察：腹痛的性质、范围、部位及程度，有无黄疸等。

（二）术后护理

1.按外科一般术后护理常规。术后 6 小时改半卧位，全麻患者吸氧 4 小时~6 小时。

2.观察生命体征的变化，继续观察患者腹部体征及皮肤、巩膜黄疸情况，防治术后出血及胆管梗阻、胆瘘。

3.有黄疸者，术后继续使用维生素 K，观察鼻腔、口腔、切口及引流管有无出血，全身皮肤瘙痒者可用乙醇棉球轻擦，局部忌抓、忌水烫、忌肥皂擦洗，防止皮肤出血及感染。

4.保持胃管、T 型管、腹腔引流等有效，观察引流液量、色和性质。

5.饮食：恢复胃肠道功能后给予低脂流质，渐给予低脂半流，低脂普食。

6.根据患者个体情况术后第 2 天或第 3 天可协助病人下床，刺激肠道功能恢复。

7.T 管引流 8 天~10 天可拔管，拔管前行试夹管，T 管造影。造影后 T 管开放引流 24 小时。延期拔管、带管出院病人根据相关因素加强健康指导。

（三）健康指导

1.忌进高脂、油腻食物，如感上腹部饱胀、消化不良者，服消炎利胆片、多酶片等。

2.勿暴饮暴食、忌烟酒辛辣等刺激性食物。

3.如大便不成形或腹泻者，注意调整饮食，一般术后 1 个月此症状会慢慢消失。

4.休息 1 个月，一般 3 个月后恢复正常工作。

第五节　腹腔镜胆囊切除术护理

腹腔镜胆囊切除术（1aparoscoplccholecystectomy，LC），是在电视腹腔镜引导下，利用专用器械，通过腹壁小戳口在腹腔内施行胆囊切除的微创手术。它具有创伤小、手术操作简单、术后疼痛较轻、恢复较快、住院时间短、瘢痕小等优点。

（一）手术方式

气管插管全麻，分别在患者脐上缘、右肋缘下、锁骨中线位及右腋前线位、上腹正中近剑突处作直径 5mm~10mm 的 4 个切口，经脐旁切口插入气腹针建立气腹，再置人腹腔镜，经另 3 个小孔分别置入带电凝的钳、剪及分离钩，将腹腔镜与电视摄像系统连接，通过监视器荧光屏观察腹腔内情况及胆囊切除的手术操作，最后通过腹部小切口将胆囊拉出体外。

（二）术前护理

1.心理护理：多数患者并不了解 LC 的手术过程，因而心存疑虑，包括对麻醉以及对结石是否能取出的担心。因此术前指导十分必要。应该向患者介绍手术的适应证、手术方式、可能发生的并发症以及注意事项，可让其与病房中腹腔镜术后的患者交流，以消除病人和家属的思想顾虑。

2.术前检查：术前行 B 超检查或 CT 检查，了解胆总管、肝内胆管有无结石、胆管急性炎症或疑有癌变，如有，应避免做 LC。常规检查心电图、胸片以及生化等，了解重要脏器功能情况，了解影响手术的潜在因素，使病人能安全接受手术。

3.术前常规准备：

（1）术区备皮。按上腹部手术范围备皮，因在脐旁置入腹腔镜，故特别注意脐部卫生，以松节油棉签或双氧水棉签清洗脐孔后，再用碘伏棉签擦拭，注意动作轻柔，以免擦破脐孔皮肤。

（2）胃肠道准备。术前1天进易消化的少渣半流，术前禁食6小时，一般不需常规置胃管或灌肠。

（3）术前锻炼。嘱吸烟患者戒烟，练习胸式呼吸及咳嗽、咳痰等动作，讲解床上翻身和下床活动的技巧。

（三）术后护理

1.全麻后常规护理：患者去枕平卧，吸氧4小时~6小时，术后6小时取半卧位。

2.吸氧：术后持续吸氧2L/分~3L/分，可提高氧分压，加速CO_2排除。术后应常规给氧4小时~6小时，且密切观察呼吸情况。

3.生命体征的监测：术后监测P、R、BP，4次~6次，每2小时1次至平稳，对于脉率快、血压下降者，应注意有无腹腔内出血。

4.引流管的观察：LC术后一般不放置引流管，但对于粘连较重者、术中估计有出血、胆漏时需放置引流管。要防止引流管扭曲、堵塞，定时挤压，观察引流液的性质、颜色、量，一般于术后24小时~48小时引流量小于20ml，后可拔除。

5.术后并发症的观察护理：因LC操作的不直接性及其所特有的技术、环节等因素，故存在特殊的并发症。

（1）腹腔内出血：这是LC较为常见的并发症，多为术中钛夹位置不当或脱落，引起胆囊床渗血所致。术后应观察血压情况、敷料颜色以及引流液的颜色与量。对于术后24小时出现血性引流液突然增多（大于200mL），同时伴有脉搏增快、血压下降或敷料渗液较多，应及时通知医生处理，必要时再次手术。

（2）胆道损伤、胆漏：这是最为严重的并发症之一，主要原因是肝外胆管和胆囊管处理不当。主要表现为胆汁性腹膜炎。术后应严密观察有无腹痛、腹胀、腹膜刺激征以及皮肤、巩膜的颜色和引流液的性质。发现异常，及时通知医生，必要时手术处理。

（3）皮下气肿：这是由于术中气腹压力过高或穿刺针未进入腹腔，使CO_2向皮下组织扩散所致。严重者会出现面、颈、胸、腹等处明显肿胀伴呼吸困难、血压升高、心率加快，如有上述情况，应给予低流量吸氧，半卧位，备好吸痰器。

（4）急性水肿性胰腺炎：可能是术前合并胆总管小结石或手术过程中的胆囊内小结石脱落、胆囊切除后胆道动力学改变，使胆汁逆流入胰管所致，一般发生在术后5天~7天，有急性胰腺炎的临床表现，故术后应严密观察腹痛的性质、部位以及辅助检查的结果。可给禁食、胃肠减压、抑酸等内科保守治疗；胆总管小结石可经十二指肠镜取石。

（5）肩部酸痛：肩部酸痛是LC术后轻微的并发症，可能是残留于腹腔的CO_2刺激双侧隔神经终末细枝所致。一般3天可自动缓解。应给患者做好解释工作，也可做适当的按摩和理疗。

（四）健康指导

1.注意劳逸结合

2.低脂饮食

3.门诊随诊

第六节　原发性肝癌手术护理

原发性肝癌是我国常见的恶性肿瘤之一，分别占男、女性恶性肿瘤的第三、四位。高发于东南沿海地区。可发生于任何年龄组，以40岁~49岁男性多见。

原发性肝癌的病因和发病机制迄今未明，可能与病毒性肝炎、肝硬化、黄曲霉菌、亚硝胺类致癌物、水土等因素密切相关。

临床表现早期缺乏特异性表现，晚期可有局部和全身症状，包括肝区疼痛、肝脏肿大、消化道症状、全身症状、其他症状等，常见并发症有肝性脑病、上消化道出血、癌肿破裂出血及继发性感染等。

（一）术前准备

1.按外科术前护理常规。

2.疼痛护理：遵医嘱给予止痛药或采用镇痛泵镇痛。

3.心理护理：护士应热情、耐心、服务周到，使之树立起战胜疾病的信心；介绍成功病例或请成功者现身说法，消除病人恐惧紧张心理；对行化疗和放疗所致头发脱落者，应做好心理护理，以消除其顾虑。

4.提供适当的营养：采取高蛋白、高热量饮食。对无法经口进食或进食少量者，可考虑使用全胃肠道外的静脉高营养法（TPN）。

5.注意黄疸程度、出血倾向。为防止术中渗血，可肌注维生素K3或维生素K1。按医嘱给予白蛋白、血浆、全血和保肝药物。术前给予清洁肠道，以减少血氨来源，避免诱发肝昏迷。

6.做好各项术前准备。

（二）术后护理

1.按外科术后护理常规。

2.密切观察病人的心、肺、肾、肝等主要脏器的功能情况，注意血压、脉搏、呼吸、体温、心电图及生化和尿的颜色、量、比重等的变化。

3.密切观察腹腔引流量及性状：如引流量逐日减少，且无出血及胆汁，引流管一般可在手术后3天~5天内完全拔出；如为开胸手术，在排除胸腔积液和肺不张后，可在术后2天~3天内拔出胸腔引流管；如血性渗液逐日增加，疑有内出血时，应及时向医师报告，必要时行手术探查止血。

4.肝断面出血，按医嘱正确使用止血剂、维生素K3及输入新鲜血液。术后2天若血压平稳可给予半卧位，但不宜过早起床活动，避免剧烈咳嗽，防止肝断面出血。

5.肝脏切除术后易引起低血糖，护理的主要措施有：

（1）密切监测血糖及尿糖，必要时 6 小时检查 1 次，严密观察病人有无心悸、乏力、出汗及饥饿等症状。发现问题及时报告医师。

（2）输入葡萄糖时应做到持续均匀输入。防止血糖急剧上升或下降。

6.继续应用抗生素防治肝创面、胸部、腹部及切口感染。术后注意观察病人的体温、脉搏及腹部状况。如手术 3 日后体温持续不降、白细胞升高、腹部胀痛，应考虑为有感染可能。

7.术后 2 周内应补充适当的白蛋白和血浆，以提高机体的抵抗力；广泛肝切除后，可使用要素饮食或静脉营养支持。

8.胆汁瘘是肝脏切除术后常见的并发症。应注意观察腹腔引流液的性质；保持引流管通畅，记录引流液的量及性质；观察有无剧烈腹痛、发热等胆汁漏、胆汁性腹膜炎症状。

9.肝功能衰竭是术后威胁生命的严重并发症。术后早期密切观察病人神志情况如有无嗜睡、烦躁不安等肝昏迷前驱症状；严密观察其血氨的变化，血氨高，可遵医嘱给予生理盐水 100ml 加入食醋 50ml，每日灌肠 1 次~2 次，再按医嘱配合药物治疗；半肝以上切除的病人，需持续吸氧 3 天~4 天，定时检测血氧饱和度，使其维持在 95%以上，以增加门静脉血氧饱和度。补充血容量以增加门静脉回流，并按医嘱补充葡萄糖、氨基酸、维生素 C 以及白蛋白、血浆等保肝药物，以促进肝细胞代偿和再生能力。避免使用巴比妥类及对肝细胞有害的药物。

第七节　肝脏移植手术护理

肝移植分为原位肝移植和异位肝移植。原位肝移植是目前治疗终末期肝病最有效的方法，指切除病肝后于原解剖位置植入供肝。异位肝移植是指将供肝植入受体脊柱右侧或右侧盆腔内，而原有病肝不予切除。

按外科疾病手术一般护理常规。

（一）术前护理

1.让患者及家属了解肝移植的必要性，以解除疑虑，树立信心，讲解术前准备及术后配合，以提高移植成功率。

2.给予高碳水化合物、高蛋白、低脂和高维生素饮食，以改善营养状况。

3.术前 3 日肌肉注射维生素 K1，以纠正凝血功能异常。

4.遵医嘱应用免疫抑制剂及抗生素，协助做好各项检查。

5.术前给予眼药水滴眼、制霉菌素溶液漱口，皮肤皱折处用 75%酒精擦拭。

6.肠道准备：口服肠道不吸收抗生素，术前晚、术日晨用生理盐水清洁灌肠。

（二）术后护理

1.专人护理，严格执行保护性隔离制度。

2.给予高蛋白、高碳水化合物、高维生素、适量脂肪饮食，以利肝功能恢复。

3.病情观察。

（1）监测体温：术后30分钟测体温1次，体温下降明显或不升予保暖。

（2）监测呼吸：如出现呼吸困难应给予呼吸机辅助呼吸。

（3）监测神志：准确记录其清醒时间，如长时间不清醒，应考虑有无缺血性脑病、脑水肿、肝性脑病等，应及时协助处理。

（4）严密监测心率、血压、中心静脉压等变化。

（5）观察有无黄疸，详细记录黄疸发生的时间和程度。

（6）监测肝功能，及时补充白蛋白、维生素，以纠正凝血机制异常，尽早应用护肝及利胆药物。

4.应用免疫抑制剂，以环胞素A为主，服以硫唑嘌呤和甲基强的松龙的三联用药，观察药物的副作用，每日测定环胞素A全血低谷浓度，持续至术后3个月。

5.保持各种引流管通畅，观察引流液量、颜色及性质，并详细记录每小时出入量（包括尿量、胃液、胆汁及腹腔各种引流液）。

6.并发症护理：

（1）急性排斥反应：观察神志，皮肤、巩膜有无黄染，腹部体征，体温，胆汁量及肝功能情况，出现异常立即遵医嘱给予甲基强的松龙作激素冲击疗法。

（2）血管吻合口破裂：观察生命体征及腹部体征变化，注意切口渗血及腹腔引流液情况。

（3）肝动脉血栓形成：如体温突然升高、肝功能异常、肝脾肿大、腹痛等，一旦发生，及时协助处理，遵医嘱应用低分子右旋糖酐、复方丹参静脉滴入，口服阿司匹林、潘生丁，每周行彩超检查肝动脉血流情况。

（4）感染：严格执行消毒隔离制度，及时应用广谱抗生素及抗病毒药物，并给予2%碳酸氢钠溶液漱口及制霉菌素涂手足指（趾）甲及皮肤皱折处。

（三）健康指导

1.恢复期，注意体力锻炼，适当户外活动，避免劳累。

2.采用高蛋白、高碳水化合物和低脂饮食，避免生、冷、刺激性食物及饮酒。每周测体重一次。

3.指导患者正确服药，注意观察有无肝肾毒性、血压升高等不良反应。

4.做好出院指导，详细介绍出院后的注意事项。告知患者，定时来院复诊；正确服用免疫抑制剂；尽量避免到公共场所；注意"T"管保护等。

第八节　急性胰腺炎手术护理

急性胰腺炎分为单纯水肿型和出血坏死型两类，前者多见，经内科治疗后大多数均能痊愈；后者病情严重、凶险，进展快，并发症多，常因并发休克、多脏器功能衰竭而危及生命。

主要病因为胰液排出受阻，过量饮酒，暴饮、暴食，创伤，胰腺缺血及其他因素如代谢紊乱、高脂血症、某些药物所致。

临床以腹痛、恶心、呕吐与腹胀、发热与黄疸、休克、腹膜刺激征、出血征象为主要特征。

（一）术前护理

按外科手术前一般护理常规。

1.禁食，胃肠减压。

2.遵医嘱抑酶、抗感染，纠正水、电解质紊乱。

3.对症处理，促进胃肠道功能的恢复。腹胀者，可使用生大黄导泻。

4.监测血尿淀粉酶、血糖、肝、肾功能及生化指标，监测 SPO_2、尿量、生命体征，了解重要脏器的功能。

5.黄疸者术前常规补充维生素 K，改善凝血功能。

6.手术日晨置胃管及导尿管。

（二）术后护理

1.按外科手术后一般护理常规及麻醉后护理常规。

2.禁食，胃肠减压。

3.半卧位。

4.严密观察体温、脉搏、呼吸、血压、监测血尿淀粉酶、血糖与尿糖，了解重要脏器功能情况，遵医嘱对症治疗。

5.完全胃肠外营养以及肠内营养按有关章节护理常规。

6.各种引流管的护理：

胃管、尿管、腹腔双套管（冲洗引流管）、T 型管的护理参照有关章节。

肠造瘘管、胰引流管的护理：

(1) 保持引流管的通畅。

(2) 观察引流液的量、颜色、性质，并记录。

(3) 更换引流袋及倾倒引流液时需注意无菌操作，防止逆行感染。

(4) 空肠造瘘管早期作胃肠减压使用，待恢复肠蠕动后可给予要素饮食，2 周~3 周后恢复饮食可拔除空肠造瘘管。

(5) 胰引流管待 2 周后引流液转为无色透明、量逐日渐少、腹部无阳性体征、切口愈合好即可予以拔管。

7.急性出血坏死性胰腺炎术后行腹腔冲洗时，要正确记录冲洗量及引流量，病情较重者记录出入量。

（三）健康指导

1.饮食宜清淡，忌油腻，勿暴饮暴食。

2.忌烟酒等刺激性的食物。

3.积极治疗肠道蛔虫、胆总管结石等病症。

4.遵医嘱服药。

第九节　腹部损伤护理

腹部损伤是指腹部受到外界各种致伤因素所致的损伤，主要是外界直接暴力作用于腹部引起的腹壁或内脏的损伤；利器或爆震作用于腹部引起的穿透性损伤。

常见的腹部损伤根据腹腔与外界是否相通分为开放性和闭合性损伤，根据损伤的脏器分为实质性脏器损伤（如肝、脾、胰、肾的损伤）和空腔脏器损伤（如胃、肠、膀胱、胆囊的损伤）。

临床以休克、急性腹膜炎及内出血为主要特征。

按外科疾病手术一般护理。

（一）术前护理

1.卧床休息，避免搬动。

2.观察期间应禁食、水，必要时行胃肠减压。

3.禁用镇痛剂，以免掩盖病情；禁止灌肠，以免加重病情。

4.病情观察：

（1）定时测量体温、脉搏、呼吸、血压，注意有无休克发生。

（2）观察腹痛的性质、部位、范围，有无压痛、肌紧张及反跳痛等。

（3）观察有无合并伤及程度和进展情况。

（4）监测各种相关的生化指标，必要时行腹腔穿刺，观察穿刺液的性状。协助诊断。

5.选择有效抗生素，防止腹腔内感染。

6.如需手术治疗，做好术前准备。

（二）术后护理

1.按麻醉后护理常规，血压平稳后取半卧位。

2.禁食、胃肠减压，并观察肠蠕动恢复情况，根据病情逐步恢复饮食。

3.观察生命体征、尿量和中心静脉压，若出现血压下降、高热、少尿、无尿时均应做出相应处理。

4.保持腹腔引流通畅，观察引流液的量、颜色及性质，同时了解腹痛情况及腹部体征的变化。

5.根据病情记录出入量。维持水、电解质及酸碱平衡。

6.鼓励患者早期离床活动。防止术后肠粘连，减轻腹胀，促进肠蠕动的恢复。

（三）健康指导

1.平时多食易消化、营养丰富的食物。

2.保持大便通畅，如有腹痛、腹胀、排气停止，应及时就诊。

3.适当活动，防止术后肠粘连。

第十节　门静脉高压症手术护理

正常门静脉压力约为 1.27kPa~2.35kPa（13cmH$_2$O~24cmH$_2$O），当门静脉血流受阻，血液淤滞，压力大于 24cmH$_2$O 时，称为门静脉高压症。肝门静脉简称门静脉，主干包括 4 个交通支：胃底。食管下段交通支；直肠下端、肛管交通支；前腹壁交通支；腹膜后交通支。约 90% 以上的门静脉高压症由肝硬化引起。

主要临床表现有脾肿大、脾功能亢进，呕血和便血，腹水以及其他症状，如肝大、黄疸、蜘蛛痣等。

（一）术前准备

1.按外科术前护理常规。

2.观察出血倾向，防止曲张静脉破裂急性大出血；观察皮肤、牙龈有无出血及黑便等内出血的征兆；尽量避免使用肌肉注射，必须注射时，应尽量使用最小针头。注射后采用压迫法 5 分钟~10 分钟，不能按摩。

3.合并有食管静脉曲张的病人，应特别注意指导病人避免食用粗糙或刺激性的食物，避免用力解便、打喷嚏、抬重物等增加腹内压的运动；观察病人是否有黑便、呕吐现象。及时发现异常，及时处理。必要时做好急症手术准备。

4.合理供给营养。给予高糖、高维生素和高蛋白（肝昏迷病人除外）易消化饮食，总热量一般在 2000 卡~3000 卡。

5.适当补充液体和电解质，严密观察水、电解质紊乱的症状和征象。对腹水和水肿病人，记录出、入量，并依据医嘱限制钠的摄入量。对使用利尿剂的病人，严密观察其水电解质的变化，避免低钾低钠现象。

6.休息与活动。宜卧床休息，适度活动，避免劳累，以免加重肝脏负担。

7.协助病人做好心、肺、肝、肾等重要脏器功能的检查，术前一周起应用维生素 K3。

（二）术后护理

1.按外科术后护理常规。

2.监测呼吸、脉搏、血压，观察面色、肢端毛细血管充盈时间等休克体征，并观察有无胃体出血等症状。

3.发热是术后常见的反应，一般 38℃左右，2 日~3 日后恢复正常，如持续发热在 38.5℃以上，多为并发症所致。如手术切口感染、胸膜炎或肺部感染、深静脉血栓性静脉炎、肝细胞损害等，须加以注意。

4.严防肝昏迷。手术和麻醉均可影响肝脏功能，尤其是分流术后，肝血流动力学改变，肠道所产生的氨等有害物质直接进入体循环。所以要注意有无肝昏迷的征象。如行为改变、嗜睡、冷淡、神志恍惚、瞻望、扑翼样震颤、肝性口臭等。紧急处理的措施有：

（1）限制牛奶、鸡蛋的摄入，采用低蛋白、糖类为主的食物，且应少量多餐。

（2）限制输入水解蛋白、库存血。

（3）减少客人来访，注意安全，定期呼唤并观察意识的改变。

（4）使用缓泻剂灌肠和口服乳果糖以促进氨气排泄，合理使用抗生素，防止感染。

5.门奇静脉断流术后可发生胃瘘，为结扎血管使局部胃壁缺血坏死所致，其表现为膈下引流液量增加，或引流管驱除后有左上腹疼痛、发热、白细胞增高，B超可协诊。可出现腹水或水肿，严重者可导致切口延迟愈合，感染。

6.补液注意事项：保持输液通畅，按医嘱注意补充葡萄糖、氨基酸、维生素C及白蛋白、血浆等保肝药物，维持水电解质平衡。

7.做好病人的生活护理。

（三）健康指导

1.指导病人及家属认识门静脉高压症的症状和严重程度。

2.指导病人合理饮食。饮食要有规律，少量多餐，以糖类食物为主；无渣饮食，避免食用粗糙、坚硬、油炸和辛辣的食物；肝硬化者应根据病人不同病情、病程分别给予高蛋白饮食、低蛋白饮食或限制蛋白饮食。

3.指导病人建立健康的生活习惯。避免劳累和过度活动，保证充分休息；鼓励病人自我照顾；指导病人戒烟酒，认识其必要性；病人不能穿过紧衣服。

4.指导病人或家属学会发现出血先兆和主要护理措施。

第十一节　结肠、直肠癌根治术护理

（一）术前准备

1.按外科一般术前护理常规。

2.无结肠、直肠梗阻者术前3天进少渣半流质，术前1天流质，手术日晨前12小时禁食。

3.口服肠道抗菌药物，遵医嘱按时正确给药。

4.口服肠道灌洗液清洁肠道。

5.纠正营养状况，监测重要脏器功能。

6.手术日晨置胃管、导尿管。

7.术前心理护理及健康指导。

（二）术后护理

1.按外科术后一般护理常规。

2.按全麻或椎管内麻醉术后常规护理。术后24小时如病情稳定，改为半卧位，有利腹腔引流。

3.严密观察生命体征的变化，切口渗出情况，必要时记录出入量。

4.引流管护理：保持腹腔引流管或盆腔引流管、导尿管、胃管的有效引流。

5.会阴部护理：保持会阴部清洁、干燥，及时换药，预防褥疮的发生。

6.饮食：一般术后 3 天~4 天待胃肠道蠕动、恢复肛门排气或结肠造口开放后，给予流质，1 周后进半流质或软食。

7.有人工肛门者，按人工肛门护理常规。

8.化疗者按化疗护理常规。

（三）健康指导

1.指导病人正确进行造口护理

2.指导病人进行适量运动及社交活动。

3.发现人工肛门狭窄或排便困难者及时就医。

4.使用化疗者，定期复查白细胞及血小板计数。

第十二节　人工肛门护理

1.严密观察造口血液循环、颜色等情况，是否有出血、水肿、回缩、坏死等并发症。

2.观察造口袋内有无气体或粪便排出，了解肠蠕动恢复情况。

3.早期造口周围需用凡士林纱布保护，勤换药，直到周围切口愈合。

4.造口袋内排泄物要及时倾倒或更换造口袋，减少排泄物对造口周围皮肤刺激，周围皮肤用氧化锌外涂。

5.使用造口袋前，应测量造口大小，剪口要比造口大 1mm~2mm 左右，夹紧开口端。

6.饮食指导：术后由流质——半流一普食，饮食量均衡，避免刺激饮食（如辛辣、咖啡等），禁食坚果类食物（如：花生、杏仁等），少食洋葱、大蒜等易产气食物。进食应有规律，以便养成定时排便的习惯。

7.术后 3 个月内定期进行扩肛，动作轻柔，防止人工肛门狭窄。

8.术后适当活动，但避免超负荷运动，防止过度增加腹压，导致人工肛门结肠黏膜脱出。

9.指导患者及家属进行造口的基本护理和观察，教会其正确使用造口袋。

第十三节　腹股沟疝修补术护理

（一）术前准备

1.按外科手术前一般护理常规。

2.术前 2 周禁止吸烟，有气管炎、支气管炎、慢性咳嗽等及时治疗控制。

3.注意保暖，防止感冒咳嗽。

4.多食粗纤维食物。保持大便通畅。

5.备小沙袋（约 500g 重）。

（二）术后护理

1.按外科手术后一般常规护理。

2.术后平卧位，膝下垫枕，使髋关节屈曲，减轻疼痛。

3.切口处置小沙袋，压迫 24 小时后阴囊抬高。

4.保持会阴部清洁干燥，防止切口感染。

5.术后 6 小时可进流质或半流质，第 2 天可进普食，多食粗纤维食物。

6.注意保暖，防止受凉引起咳嗽，保持大便通畅，若有便秘用通便药物。

7.术后卧床休息 3 天，3 天后可起床轻度活动，7 天后可适当活动。如行无张力疝修补术后第二天可下床活动。

（三）健康指导

1.出院后半年内避免重体力劳动，如提重物、抬重物及持久站立等。

2.多食粗纤维食物，如芹菜、笋等，保持大便通畅。

3.避免受凉感冒，防止咳嗽、打喷嚏致腹压升高导致疝复发。

第十四节　肠梗阻手术护理

肠梗阻是指任何原因引起的肠内容物通过障碍，统称为肠梗阻，是外科常见的急腹症之一。

按病因分为机械性肠梗阻、动力性肠梗阻和血运性肠梗阻；按肠壁血运有无障碍分为单纯性肠梗阻和绞窄性肠梗阻；按梗阻部位分为高位小肠梗阻、低位小肠梗阻和结肠梗阻。

临床以腹痛、呕吐、腹胀，排气、排便停止为主要特征。

（一）术前准备

1.禁食、胃肠减压，观察引流液的量与性质。

2.建立静脉通道，补液，纠正水、电解质紊乱及酸碱失衡，必要时输血或血浆等，防止休克。

3.病情观察：

（1）观察患者体温、脉搏、呼吸、血压的变化，注意有无休克先兆。

（2）观察腹痛的性质、程度及范围，有无腹膜刺激征状。

（3）观察呕吐物的量、颜色及性质等。

4.遵医嘱应用抗生素及解痉剂。

5.无休克者取半卧位，以减轻腹痛、腹胀，有利于呼吸及炎性渗液的局限。

6.如需手术治疗，做好术前准备。

（二）术后护理

1.按麻醉后护理常规，血压平稳后取半卧位。

2.禁食、胃肠减压，保持其效能，并观察肠蠕动恢复情况。根据病情进行饮食指导。

3.保持腹腔引流管通畅，注意其引流量、颜色及性质。

4.病情观察：

（1）监测生命体征变化。

（2）观察腹部体征，注意有无腹胀、腹痛、肛门排气等情况。

（3）注意有无肠瘘、腹腔感染等并发症发生。

5.维持水、电解质平衡，应用有效抗生素防止感染。

6.鼓励患者早期下床活动。防止肠粘连。

（三）健康教育

1.给予易消化的饮食，避免暴饮、暴食。

2.避免饭后剧烈活动。

3.养成良好的卫生习惯，保持大便通畅。

4.若有腹痛等不适，及时就诊。

第十五节　胆囊胆道引流管的护理

1.妥善固定引流管。引流管安置部位，分别写明标志，如胆囊造瘘管、胆总管 T 型管、胆肠吻合口内支撑管等，并分别接床边无菌引流袋，妥善固定引流管，防止滑脱。

2.保持引流管的通畅，如发现引流不畅，可以用手挤捏导管或用无菌盐水冲洗，但压力不宜过大，以免引起胆管炎。

3.严格观察引流量并记录。并注意其颜色、性质。定期更换引流瓶，注意无菌操作。

4.引流管长期放置会造成胆汁的大量丢失，影响消化功能，如单纯行 T 型管引流者术后 7 天左右即可用抬管方法，减少胆汁丢失。

5.胆道引流管的拔除。胆囊造瘘管一般在术后 2 周以后拔除。胆总管 T 型管于术后 10 天~14 天拔除，如体温正常，黄疸消失，胆汁每天减少至 200ml~300ml 左右.先行夹管 1 小时~2 小时，细心观察，若无饱胀、腹痛、发热、黄疸出现，全日夹管 1 天~2 天后拔管，或术后 10 天~14 天行常规 T 型管逆行胆道造影，开放引流胆道造影剂 1 天~2 天后拔管。拔管前先引流胆汁 1 小时~2 小时后再拔管，拔管时应注意用手下压腹壁，轻轻拔除，防止暴力，以免将导管窦道撕断，造成胆汁性腹膜炎。拔管后用无菌纱布包扎引流口处，并及时更换敷料，注意严格无菌操作。

第十六节　逆行性胰胆管造影术（ERCP）护理

（一）术前护理

1.详细向病人介绍操作步骤及术中可能出现的问题，以取得病人最大限度的配合。

2.详细询问病人有无碘过敏史，并做碘过敏试验。

3.对疑有胆道梗阻或胰腺假性囊肿者，术前 1 小时开始静脉滴注抗生素，如头孢类或喹酪酮类抗生素。

4.病人最好于术前一天晚上开始禁食，最少亦需要禁食 4 小时以上。

5.患者采取左侧卧位，以便于操作，减轻病人不适。

6.乳头切开术前常规检测血小板计数、凝血酶原时间和出血时间、凝血时间，若有异常应及时纠正。

7.常规准备好各种并发症的应急措施。

8.术前 1 小时常规应用广谱抗生素。

（二）术后护理

1.一般护理

（1）观察腹痛及体温情况。对腹痛较轻的患者，可予镇静和解痉剂，一般不主张使用强镇痛药；严重的腹痛，须观察腹肌紧张情况，防止胆管炎、胰腺炎等并发症。

（2）术后 6 小时后可进食流质。

（3）术后应用抗生素及有效的胆汁引流，可明显减少 ERCP 术后脓毒血症的发生。

2.乳头切开术后护理：

（1）24 小时内监测生命体征，禁食 48 小时后可予温凉流质。

（2）观察有无黑便，若有黑便，则为出血现象，应予止血剂应用。

（3）观察有无腹痛等穿孔征象。

（4）监测血清淀粉酶，预防术后胰腺炎。

（5）抗生素应用预防胆道感染。

（孙会　魏飒　孔祥其）

第五章　神经外科疾病护理常规

第一节　神经外科一般护理常规

1.按外科一般护理常规。

2.给予高蛋白、高热量、高维生素、易消化饮食，但应限制水及钠盐摄入。不能进食者静脉补液。

3.卧位。颅内压增高清醒者及手术后清醒者取头高位（15°~30°），昏迷者侧卧位，休克者平卧位，躁动者加床档等。

4.有意识不清、走路不稳、视物不清或失明、定向障碍、精神症状、幻觉、复视及癫痫等病史者，应用床档，防止坠床。

5.严密观察意识、瞳孔、血压、脉搏、呼吸及体温变化。

6.加强呼吸道管理，保持呼吸道通畅。

7.严密观察颅内压增高的临床表现。颅内压增高者，静脉输液速度宜慢，每分钟30滴~40滴，使用脱水剂、利尿剂时，速度应快。并注意观察血清钾变化。

8.休克、开放性颅脑损伤，以及脑脊液漏者，如出现有挤压性头痛、坐位或头高位时疼痛加剧、头晕、恶心、呕吐等症状，应警惕低颅压发生需及时处理。

9.严重颅脑损伤，有昏迷高热者，头部置冰帽或冰袋。

10.颅腔引流时，应严格执行无菌操作，并记录引流液的性质及量。

（1）脑室引流应将引流瓶悬挂于床头，距侧脑室的高度为10cm~15cm，绝不可随意放低，以维持正常的颅内压。

（2）脓腔引流瓶应低于脓腔至少30cm。

（3）硬膜外负压引流，注意保持负压状态。

11.保持大便通畅。

12.配合医生进行各项检查。

13.脑室引流者，搬动前应夹闭引流管，防止在短时间内流出多量脑脊液而出现颅低压症或小脑幕裂孔疝。

14.脑脊液耳、鼻漏者，护理见有关章节。

15.昏迷病人按昏迷护理常规。

16.癫痫者按癫痫护理常规。

17.昏迷、有脊髓压迫症状病人及肢体瘫痪或功能障碍者，应做好预防褥疮护理。

18.恢复期病人，应定时督促并协助做肢体功能锻炼，利于早日康复。

第二节　抽搐护理常规

（一）抽搐发作时的护理

1.应有专人护理，做好安全防护，防止病人坠床或摔伤。

2.口腔内放入牙垫，防止舌咬伤。

3.保持呼吸道通畅。防止误吸和舌后坠而引起窒息。及时清除呼吸道分泌物，必要时气管切开。

4.详细记录发作情况及肢体抽搐时间，对连续发作者要记录发作次数。

5.发作时不能强行喂食或用物理方法阻止病人的抽动，预防并发症发生。

6.维持合理的营养供给。持续发作者，给予鼻饲。

7.加强基础护理，保持病人舒适。

（二）抽搐发作停止后的护理

1.尽量让病人安睡以恢复体力。

2.持续发作停止后，应注意有无精神异常情况。

3.做好基础护理，保持病人舒适，预防并发症发生。

4.督促病人按时服用抗癫痫药物，无特殊情况不可减量或停药。

第三节　呃逆护理常规

呃逆多见于危重病人，常因脑干、颈髓病变、胃内大量积血等所引起的膈肌痉挛所致，多顽固而持续，常影响呼吸和进食，对病人体力消耗较大，故应密切观察和及时处理。

1.呃逆如系肺部感染或胃出血所致，应及时吸除呼吸道分泌物或胃内容物，以减少对膈肌的刺激。

2.维持合理的营养供给。应安排好进食时机，必要时给予鼻饲并做好护理。

3.呃逆持续时间较长者，病人常有上腹部疼痛（由于膈肌的腹壁肌长时间痉挛所致）可进行腹部按摩或热敷，以减轻病人的痛苦，必要时进行体针或耳针疗法。影响入睡者，可于睡前给予适当的安眠药物。

第四节　颅内压增高护理常规

颅内压增高是颅脑外科疾病的共有征象。颅内压是指颅内容物对颅腔所产生的压力，通常用脑脊液的压力来代表。

正常颅内压成人为。70mmH$_2$O~200mmH$_2$O，儿童为 50mmH$_2$O~100mmH$_2$O，颅

内压持续地超过 200mmH$_2$O 时称为颅内压增高。

1.保持病人安静，嘱病人卧床休息，勿随意外出活动。

2.密切观察病人的意识、瞳孔、血压、脉搏、呼吸的变化，每 4 小时测量 1 次并记录。

3.如有阵发性剧烈疼痛，频繁呕吐，往往是脑疝的前驱症状，除加强观察、应用脱水剂外，需通知医师给予处理。禁用杜冷丁、吗啡等麻醉类药物。

4.如有反复呕吐，遵医嘱应用止吐药物，暂禁食。

5.预防便秘，遵医嘱给予病人通便剂。注意不可高位灌肠，以免增加颅内压导致脑疝形成。

第五节　脑疝护理常规

(一) 小脑幕切迹疝

1.病情观察：

(1) 颅内压增高病人如头痛剧烈、呕吐频繁，可考虑为脑疝先兆，应立即报告医师。

(2) 意识障碍者，初期可出现烦躁不安，嗜睡，继而出现浅昏迷至昏迷，通过谈话和疼痛刺激能判断意识情况。

(3) 颞叶沟回疝，压迫动眼神经，表现病侧瞳孔散大，光反应消失，病危病人，可出现病变对侧瞳孔散大，光反应消失，为预后不良征象。

(4) 脑干锥体束受累可引起病变对侧肢体瘫痪，病危者可出现去大脑强直。

(5) 脑疝初期可表现为血压升高，脉搏缓慢，呼吸深慢，脑干功能衰竭时血压下降，脉搏快弱，呼吸不规则，或出现叹息样呼吸，最后心跳停止。

2.一旦出现脑疝症状，按医嘱快速静滴 20%甘露醇，降低颅内压。

3.迅速做好手术前准备，及早进行手术治疗。

(二) 枕骨大孔疝

1.除观察头痛 (常见枕顶部疼痛)、恶心呕吐外，还须注意延髓受压症状，如呼吸变慢、意识不清等，发现异常应及时通知医生。

2.立即给脱水药物。

3.对呼吸骤停者立即行人工呼吸和给氧，必要时，配合医师气管插管，使用呼吸机辅助呼吸。

4.配合医师进行脑室穿刺，实施脑室持续引流术，以降低颅内压。

5.脑疝症状缓解后，做好颅后窝开颅探查术的准备。

第六节　中枢性高热护理常规

1.凡易引起中枢性高热的手术或颅脑损伤手术后，应每小时测体温 1 次，如体温逐渐升高，应及早采取降温措施。

2.预防手术后中枢性高热，可手术前使用肾上腺皮质激素或手术后使用冬眠疗法。

3.冬眠疗法常遵医嘱首先给予足量冬眠药物，如冬眠Ⅰ号合剂（包括氧丙嗪、异丙嗪及哌替啶）。用冬眠药期间护理上应注意下列事项：

（1）专人监护。严密观察病情变化，在治疗前应观察并记录生命体征、意识状态、瞳孔和神经系统病征，作为治疗后观察对比的基础。

（2）取平卧位。注意保持血压平稳，防止体位性低血压。

（3）保持呼吸道通畅，预防肺部并发症。

（4）加强皮肤护理，预防褥疮。但翻身动作应缓慢、轻稳。

（5）观察有无冬眠药物不良反应，如皮疹、白细胞减少、黄疸等，及时发现异常。

（6）做好饮食护理。

4.降温还可用冰帽或冰袋，放置于头、颈、腋窝、腹股沟大血管附近，但要注意预防冻伤。

第七节　脱水疗法护理常规

脱水疗法主要是经静脉输入各种高渗性药物，减轻脑水肿，从而使颅内压下降，故常用以防治颅内压增高。但病人如合并有休克、肾功能衰竭、心力衰竭等禁用。

1.常用的脱水药物的用法：

20%甘露醇每公斤体重1.5g~2g，在15分钟~30分钟内点滴完，紧急情况下可加压推注，注射10分钟~20分钟后起降压作用，可维持5小时~8小时。室温低时，溶液析出结晶，需加热溶解后使用。

2.高渗性脱水药物，应快速滴注，否则影响作用效果，滴注时要防止药物漏出血管外，以免引起皮下组织坏死。

3.用药时要密切观察血压、脉搏及呼吸、意识、瞳孔变化。

4.记录24小时尿量，应注意及时调整水与电解质的平衡，特别注意有无低血钾。

5.多次用药时应变换静脉穿刺部位，以免引起静脉炎。

第八节　大脑半球肿瘤切除术护理常规

颅内肿瘤是指包括来自脑、脑血管、脑垂体、松果体、颅神经和脑膜等组织的颅内原发性肿瘤，也包括一小部分来源于身体其他部位转移到颅内的继发性肿瘤。

（一）术前准备

1.患者入院按医嘱做常规检查，如肝肾功能，血尿常规。出、凝血时间，配血、备血，药物过敏试验。

2.有癫痫病史患者禁用口表测量体温。

3.有颅内压增高者切忌灌肠，3天无大便者可用开塞露等。

4.有精神症状者。为预防意外需家属陪伴，并做好交接班。

5.患者需做特殊检查（如CT、脑电图、超声波及各种造影）应由医院工作人员陪同前往。

6.皮肤准备：术前1天备皮并仔细检查手术野有无感染及破损处。

7.女性患者月经期停止手术，有发热或腹泻者通知医生另作决定。

8.做好心理护理。消除对手术的恐惧心理。术前晚，必要时给予适量的镇静药或安眠药。

9.手术前12小时禁食（针麻、局麻除外），哺乳婴儿术前4小时禁食。备齐手术中用物。

10.术日晨按医嘱给药。

（二）术后护理

1.按神经外科一般护理常规及麻醉后护理常规。

2.卧位：全麻患者在麻醉未醒之前取平卧位，头转向一侧。意识清醒、血压稳定后，宜抬高床头15°~30°。

3.手术日禁食，第2天可进流质、半流质或遵医嘱。

4.病情观察：观察意识、瞳孔、脉搏血压每半小时~1小时1次，连续6次以后每2小时1次，连续12次。如观察过程中有异常发现（如瞳孔大小、意识改变、肢体瘫痪、血压不稳）应及时与医师联系。

5.注意切口引流液情况。经常保持敷料干燥，拔出引流管后须注意有无脑脊液渗漏，发现渗漏者及时通知医师。

6.术后当日不用镇静剂或安眠药。

7.手术后6小时~8小时仍不能排尿者，可给予导尿。

（三）健康指导

1.树立恢复期的信心，对疾病要有正确的认识。避免因精神因素而引起疾病的变化，加强全身支持疗法。多进高蛋白食物，保证良好的营养。

2.按时服药，切忌自行停药。定时门诊随访，了解病情的转归。

3.术后放射治疗的患者，一般在出院后2周或1个月进行。放疗期间定时查血象，放疗治疗中出现全身不适、食欲不振等症状，停药后可自行缓解。

4.如去颅骨骨瓣患者，术后要注意局部保护，外出要戴帽，尽量少去公共场所，以防发生意外，出院后半年可来院做骨瓣修补术。

5.为防肿瘤复发，一般每年须做CT检查，以了解病情变化。

第九节　后颅肿瘤摘除术护理常规

（一）术前准备

1.按神经外科手术一般护理常规。

2.皮肤准备：备皮范围除了全部头发外还需包括后颈部至肩胛皮肤，备皮方法按神经外科手术一般护理常规。

（二）术后护理

1.按神经外科护理常规。

2.卧位：根据手术时的卧位，座位手术患者回病室后给半卧位，侧卧位手术患者回病室仍给侧卧位，麻醉未醒前可向健侧卧。

3.手术当日禁食，第2天按医嘱给饮食。

4.病情观察：观察意识、瞳孔、脉搏、血压等情况，定时测量并记录，及时发现异常。

5.保持呼吸道通畅，备好吸痰用具，以备急用。

6.搬动患者时双手应托住颈部，保持水平位置。

7.绝对卧床休息。

8.注意切口渗液情况，拔除引流条后观察有无脑脊液漏。

9.尿潴留患者要及时给予导尿。

（三）健康指导

1.做好患者及家属的健康教育.使其对疾病要有充分的认识，积极配合术后治疗和护理。

3.术后仍有眼睑闭合不全者按时滴眼药水或涂金霉素眼膏。加用眼罩或纱布覆盖；有步态不稳、吞咽困难等症状的患者，需按时门诊随访，定时服药，加强功能锻炼。

4.户外活动须有人陪护，防止发生意外.并注意保暖.以防感冒而引起并发症。

5.手术不能全部切除肿瘤的患者，一般在术后1个月内需进行放疗，放疗期间定时查血象，注意营养与休息。

6.定期门诊随访，每年CT复查1次。

第十节　经蝶垂体瘤切除术护理常规

（一）术前准备

1.按神经外科手术一般护理常规。

2.皮肤准备，不需剃头，剪清双侧鼻毛。必要时准备右大腿外侧皮肤。

3.垂体或鞍区病变者，需做垂体功能测定。

（二）术后护理

1.按神经外科护理常规。

2.手术日禁食，记录24小时尿量1天~3天。

3.注意观察双鼻孔内渗液情况。

4.术后 24 小时后可进流质饮食，并做好口腔护理。

5.24 小时后去除唇部压迫绷带，鼻腔内指套纱条 48 小时后拔除。随时观察鼻孔内有无清水样液体流出，同时用呋喃西林麻黄素液滴鼻每日 4 次，连续 14 天。鼻腔干燥者可根据需要用消毒液状石蜡滴鼻。

6.避免术后剧烈咳嗽和用力擤鼻涕，以防脑脊液鼻漏。

7.术后绝对卧床 1 周。

8.术后第 10 天复查垂体功能，检查内容同术前。

（三）健康指导

1.做好心理护理，垂体瘤属脑内良性肿瘤，手术效果好，痊愈后可参加正常工作。

2.加强营养。多食新鲜的、高蛋白质的食物，增强体质，促进早日康复。

3.放疗时间一般在术后 1 个月左右，放疗期间少去公共场所，注意营养，定期查血象。

4.按医嘱服药，1 年 CT 复查 1 次。

第十一节 脑血管
（动静脉畸形、动脉瘤）手术护理常规

颅内动静脉畸形为先天性脑血管异常，主要缺陷是脑的局部缺少毛细血管，使脑动脉与脑静脉之间形成短路，引起一系列脑血循环动力学的改变。

颅内动脉瘤是指颅内动脉管壁上的异常膨出部分，80%发生在大脑动脉环的前部或邻近的动脉主干上。

（一）术前准备

按神经外科手术前的一般护理常规。

（二）术后护理

1.按神经外科术后护理常规。

2.密切观察生命体征的变化，常规记录 24 小时出入量。

3.卧位：根据手术时的卧位，血压平稳可给予翻身，翻身动作应轻稳。

4.根据医嘱控制血压在正常范围，防止术后再出血。

5.做好中心静脉导管的护理。

6.保持大小便通畅，小便不能自解者，保留导尿。2 天无大便，需给予通便剂。

7.保持呼吸道通畅，及时清除呼吸道分泌物，防止误吸而引起吸入性肺炎。

8.注意保暖，预防手术后并发症。

（三）健康指导

1.按神经外科一般护理常规。

2.保持大便通畅，便秘可适当用些通便剂。多食粗纤维食物，切忌用力过度，避免再次发生出血。

3.外出须有陪护，预防发生意外。

第十二节　脊髓肿瘤（髓内、外）切除术护理常规

（一）术前护理

1.按神经外科术前一般护理常规。

2.皮肤准备：以病变为中心上、下五个椎体的皮肤范围备皮。

3.手术前夜给开塞露通便，术前 12 小时禁食禁水，哺乳婴儿术前 4 小时禁食。

4.术晨保留导尿。

（二）术后护理

1.搬动患者时要保持脊髓水平位，尤其是高颈位手术，更应注意颈部不能过伸过屈，以免加重脊髓损伤。

2.卧位：根据手术定卧位，高颈位手术取半卧位，脊髓手术取侧卧位，脊髓修补取俯卧位。术后 2 小时翻身 1 次，翻身时注意保持头与身体的水平位。宜睡硬板床。

3.麻醉清醒后可进流质或半流质，呕吐暂不进食。

4.观察：血压每小时测量 1 次，连续 3 次，平稳后改为每 2 小时 1 次，至停止。

（1）高颈位手术：麻醉清醒后观察四肢肌力活动，注意呼吸情况，术后可能会出现颈交感神经节损伤症（霍纳综合征：患侧瞳孔缩小，眼睑下垂，眼球凹陷）一般不需处理。

（2）胸椎手术：上肢不受影响。术后观察下肢肌力活动，术后常会出现腹胀，排泄困难，可肌肉注射新斯的明 0.5mg 或肛管排气。

（3）马尾部手术：观察下肢肌力活动度情况及肛周皮肤感觉有否便意，在观察过程中如发现感觉障碍平面上升或四肢活动度有减退，应考虑脊髓出血或水肿，应立即通知医师采取紧急措施。

5.截瘫患者按截瘫护理。

6.术后 6 小时~8 小时不能排尿者给予保留导尿。并按保留导尿护理常规。

（三）健康指导

1.了解患者心理反应，应给予鼓励，树立战胜疾病的信心。

2.预防褥疮：按时翻身，避免局部长期受压。并保持皮肤及床单的清洁平整。

3.预防并发症发生。感觉麻木或消失的肢体应忌用热水袋，防止烫伤，瘫痪肢体要保持功能位，预防关节畸形、足下垂等。

4.保持大小便通畅，保留导尿者，应保持尿道口的清洁，做好保留导尿护理。便秘时可用通便剂。大便稀薄者，肛门周围皮肤可涂用金霉素油膏。以保护肛周皮肤。

5.指导患者肢体功能锻炼，做到主动运动与被动运动相结合。促进肢体功能恢复。并教育患者自我护理的方法。

6.加强营养，进高蛋白、高维生素、高热量的饮食。多食水果、蔬菜，以增加肠蠕动。

7.按时服药，定期门诊随访。

第十三节　脑脓肿护理常规

脑脓肿是指化脓性细菌侵入脑组织引起化脓性炎症，并形成局限性脓肿，主要原因有慢性中耳炎或乳突炎引发的耳源性脑脓肿、脓毒败血症引发的血源性脑脓肿以及外伤鼻源性和原因不明的隐源性脑脓肿。

临床以全身感染症状、颅内压增高及局灶症状为主要特征。

按神经外科疾病手术一般护理常规。

（一）术前护理

1.给予心理支持，当患者出现失语、视野缺损、偏瘫时给予安慰，避免情绪激动。

2.取平卧位，抬高床头 15°~30°，避免颅内压增高的因素，如咳嗽、用力排便等。

3.密切观察患者神志、瞳孔及生命体征的变化。

4.高热者按高热护理常规。

5.合理使用抗生素及脱水剂，注意药物副作用及效果。

6.小脑脓肿可引起步态不稳，应注意安全，防止意外发生。

7.协助各项检查。

8.术前常规皮肤准备。

（二）术后护理

1.麻醉未清醒前取平卧位，头偏向健侧；清醒后取头高位 15°~30°，躁动者加床档。

2.给予高蛋白、高热量、易消化饮食。鼓励多饮水。

3.病情观察。

（1）观察神志、瞳孔、生命体征变化，注意切口渗血情况。

（2）观察脓腔引流的量、颜色及性质，保持各引流管通畅，防止扭曲、挤压，冲洗引流管后需夹管 2 小时再开放。

（3）高热者按高热护理常规。

（4）观察头痛程度，注意有无颅内压增高症状。

4.合理使用抗生素及脱水剂，注意药物副作用及效果。

（三）健康教育

1.加强营养，增强体质。

2.注意头痛情况及体温变化。

3.治疗原发病，加强功能锻炼。

4.遵医嘱服用抗生素并注意有无不良反应。

5.定期复查。

第十四节　听神经瘤手术护理常规

听神经瘤为颅内常见的良性肿瘤，约占颅内肿瘤10%，发生于第Ⅳ脑神经的前庭支，一般位于桥小脑。主要原因是由于前庭神经鞘细胞增生，逐渐形成肿瘤。发病年龄30岁~60岁，女性多于男性。

临床以听神经、面神经及三叉神经为主要的颅神经损害症状，如耳鸣、耳聋、面部感觉减退、轻度面瘫、共济失调、颅内压增高等为主要特征。

按神经外科疾病手术一般护理常规。

（一）术前护理

1.注意安全，对步态不稳的患者，嘱勿自己行走，必要时须有人搀扶，以免摔伤；对喝水呛咳的患者给予饮水、进食指导，以免误吸。

2.训练床上排便习惯，增强术后的适应性。

3.协助各项检查。

4.常规皮肤准备。

（二）术后护理

1.密切观察患者神志、瞳孔、生命体征变化，注意切口有无渗出等。

2.保持呼吸道通畅，鼓励患者深呼吸，协助排痰。

3.眼睑闭合不全者，用0.25%氯霉素眼药水滴眼或金霉素眼药膏涂眼，覆盖凡士林纱布，防止角膜溃疡。

4.后组颅神经损伤进食吞咽困难、呛咳者给予鼻饲流质。

5.保持皮肤清洁，定时翻身，按轴线翻身方法进行。

6.患侧面部及口角出现带状疱疹时遵医嘱涂干扰素或消炎软膏。

（三）健康教育

1.指导患者早期配合康复锻炼，提高自理能力。

2.步伐不稳者外出活动须有人陪伴，防止发生意外。患侧面部感觉减退者应防止烫伤。

3.术后仍有眼睑闭合不全者按时滴眼药水或涂金霉素眼药膏。

4.定期复查。

第十五节　颅骨缺损修补手术护理常规

颅骨缺损是指由于先天性、外伤性或手术后引起的缺损，当直径大于2cm时，造成外形或功能受影响者，应行颅骨缺损修复术。

临床表现以局部可触及颅骨缺损，可见脑组织外膨、搏动为主要特征。

按神经外科疾病手术一般护理常规。

（一）术前护理

1.向患者讲解颅骨修补的重要性，使之消除不良心理，配合治疗。

2.注意安全，避免缺损处碰撞及强光照射。

3.遵医嘱服用抗癫痫药物，并观察药物作用及副作用。

4.密切观察病情变化，注意有无癫痫发作先兆。

5.协助各项检查。

6.保持头皮清洁，检查头皮有无炎症性病变。

7.准备修补材料，材料塑形时应注意患者形象美观。

（二）术后护理

1.麻醉未清醒前取平卧位，头偏向健侧，清醒后取头高位 15°~30°。

2.病情观察

（1）密切观察患者神志、瞳孔及生命体征变化。

（2）注意切口渗血情况，观察局部有无肿胀、积液，以防排异反应发生。

3.遵医嘱服用抗癫痫药物，并观察药物作用及副作用。

（三）健康教育

1.加强营养，增强体质，促进头皮伤口生长。

2.保持头皮清洁，如皮下有积液应及时就诊。

3.按时服用抗癫痫药，并注意药物不良反应。

4.定期复查。

第十六节　脊髓压迫症手术护理常规

脊髓压迫症是一组由不同病因产生的脊髓及神经根受压的疾患，是神经系统的常见病。主要是由于脊髓先天性疾病、外伤性脊髓疾病、脊髓炎症、脊髓肿瘤、脊髓血管畸形、寄生虫等所致。

脊髓受损平面的不同，临床表现也各异。上颈段受损可出现四肢痉挛性瘫痪；颈膨大损害可出现上肢弛缓性、下肢痉挛性瘫痪；胸段损伤表现下肢痉挛性瘫痪；腰膨大损害可出现下肢弛缓性瘫痪；马尾圆锥损害可出现马鞍区感觉障碍及双下肢弛缓性瘫痪等。

按神经外科疾病手术一般护理常规。

（一）术前护理

1.向患者讲解治疗目的、意义，使其消除顾虑，配合治疗，树立战胜疾病的信心。

2.训练床上排便习惯。

3.协助各项检查。

4.感觉障碍者注意避免烫伤。

5.肢体运动障碍者应置功能位，防止畸形，协助更换体位，预防褥疮发生。

6.术前一日备皮。

7.如病变在骶尾部，术前 1 日晚及次日晨各灌肠 1 次，术晨留置导尿管。

8.术前 6 小时~8 小时禁食、水。

（二）术后护理

1.卧硬板床，取仰卧位或侧卧位，防止脊柱畸形。

2.高颈髓占位及受累脊髓节段较多的患者翻身时，应注意保持头、颈、躯干一直线，防止引起呼吸及脊柱功能的改变。

3.病情观察。

（1）观察患者生命体征的变化。

（2）观察肢体感觉、运动状况。

（3）注意切口渗液、渗血情况。

4.高位颈髓占位者须颈托固定，保持呼吸道通畅，吸氧。

5.肢体感觉障碍者，防止烫伤等意外发生；肢体运动功能障碍者，置功能位，术后 10 日~14 日进行肢体功能锻炼。

6.给予高热量、高蛋白、多维生素、粗纤维饮食，禁食辛辣、刺激性食物，多饮水。

7.保持大便通畅，便秘者给予缓泻剂。

8.保留导尿者，做好保留导尿的护理。

9.保持皮肤清洁，预防褥疮发生。

（三）健康教育

1.防止肢体畸形，上肢瘫痪者恢复先从屈伸运动开始；下肢瘫痪者进行健侧肢体肌力练习，诱发患侧无力肌群的收缩；坐起锻炼术后 1 个月左右开始，从仰卧逐渐改为半卧，再转为床上坐起；下地前锻炼术后 2 个月左右开始，练习腹肌、背肌、臂力等。

2.配合理疗、针灸、推拿，促进功能恢复。

3.排尿障碍留置导尿管者，试夹管 4 小时开放尿管 1 次，训练膀胱功能。便秘者应增加粗纤维饮食或缓泻剂。

4.感觉功能异常者，应防止烫伤、冻伤、压疮、扭伤。

（赵允 吴远玲 王夫侠 孙会 王希美 刘美菊 殷允宸 赵静）

第六章　骨科疾病护理常规

第一节　骨科手术一般护理常规

（一）术前准备

1.按一般外科护理常规。

2.皮肤准备：将准备范围内皮肤上的汗毛或毛发剃净，再清洗擦干。

（二）术后护理

1.选用硬板床按照一般外科术后护理常规及麻醉后常规护理。

2.卧位：

（1）四肢手术后，抬高患肢，以利于血液回流。

（2）对石膏外固定的肢体摆放，应以舒适、有利于静脉回流、不引起石膏断裂或压迫局部软组织为原则。

3.严密观察患肢血液循环。

4.骨科手术后一般 10 天~14 天拆线。

（三）健康指导

1.指导患者及时恢复功能锻炼，目的是恢复局部肢体功能和全身健康，防止并发症，使手术达到预期效果。

一般术后锻炼可分为 3 期：

（1）初期：术后 1 周~2 周，在医护人员的辅助下活动量由轻到重，幅度由小到大。

（2）中期：从手术切口愈合、拆线到去除牵引或外固定用物一段时间.可根据病情需要，在初期锻炼的基础上及时增加运动量、强度、时间。

（3）后期：加强对症锻炼，使肢体功能尽快恢复。

2.鼓励患者早期床上运动，手拉吊环，抬高身体，增加肺活量及促进循环，防止肺不张、肺部感染、下肢深静脉血栓形成。

第二节　石膏固定护理常规

（一）一般护理

1.凡行石膏固定患者应进行床头交接班，倾听患者主诉，并观察肢端皮肤颜色、温度、肿胀、感觉及运动情况，遇有血液循环障碍，立即报告医师，并协助处理。

2.石膏未固前需搬运患者时.须用手掌托住石膏，忌用手指捏压，预防变形与折断。寒冷季节，未干固的石膏需覆盖被毯时应用支架托起。

3.石膏包扎不宜过紧，以免产生压迫。将患肢抬高，预防肿胀、出血。寒冷季节更需注意石膏固定部位的保暖，以保障患肢远端的血液循环。观察和判断石膏固定肢体的远端血液、感觉和运动状况。密切注意患肢肿胀程度，皮肤温度、颜色及感觉的改变等。

4.会阴及臀部周围的石膏易受大小便污染，固除保持局部清洁外，该部位石膏开窗大小要适宜。有污染时，及时用软毛巾擦拭干净。换药时，及时清除分泌物，严重污染时，更换石膏。

（二）预防褥疮

经常观察和检查露予石膏外的皮肤，石膏边缘及足跟、肘部等未包石膏的骨突处，每日按摩2次以促进血循环，防止褥疮形成。

（三）出血观察

1.石膏内面切口出血时，应观察石膏表面、边缘及床单有无血迹。

2.判断石膏表面血迹是否扩大，若发现石膏表面有血迹渗出，应在血迹边缘用笔画圈标记，并注明日期和时间。如发现血迹边界不断扩大，应报告医师。

（四）功能锻炼。

指导病人加强未固定部位的功能锻炼及固定部位的肌肉等长舒缩活动。定时翻身，患肢置功能位。病情允许时，适度下床活动。

第三节　牵引术护理常规

牵引术是利用适当的持续牵引力和对抗牵引力达到整复和维持复位。包括皮牵引和骨牵引。

按骨科一般护理常规

1.做好心理护理，消除恐惧心理。

2.维持有效血液循环。加强肢端血液循环观察，重视病人的主诉；及时检查有无局部包扎过紧、牵引重量过大等所致的血液循环障碍，发现异常，及时汇报处理。同时，严密观察有无血管、神经损伤症状。发现相应临床征象，及时汇报处理。

3.保持有效牵引。皮牵引时，注意防止胶布或绷带松散、脱落。

颅骨牵引时，注意定期拧紧牵引弓的螺母，防止脱落。牵引时，应保持牵引锤悬空，滑车灵活。适当垫高病人的床头、床尾或床的一侧，牵引绳与患肢长轴平行。牵引治疗期间，必须保持正确的体位。明确告之病人及家属，不得擅自改变体位，达到有效牵引。牵引重量不可随意增减。不可随意放松牵引绳。

4.预防并发症。预防褥疮。骨突部位经常按摩，并保持皮肤、床单位清洁、干燥。皮牵引者，及时观察有无胶布过敏现象。预防牵引针、弓滑落。及时观察，发现有牵引针移位，牵引弓螺母松动现象，及时处理。预防牵引针眼感染。钉孔处每日滴75%酒精2次，避免牵引针滑动。预防关节僵直，应鼓励病人进行主动和被动运动，包括肌肉等长收缩、关节活动和按摩等。预防足下垂。下肢牵引时，在膝外侧垫棉垫，防止压迫腓总神经。应用足府托板，置踝关节于功能位，加强足部的主动和被动运动。预防坠积性肺炎，定期翻身、拍背、促进排痰，预防便秘。

（三）健康指导

1.坚持功能锻炼。

2.保持牵引的有效性。

3.做好出院指导。

第四节　关节镜术护理常规

（一）术前准备

1.心理护理：向患者解释手术的目的，取得配合。

2.按硬膜外麻醉术前常规护理。

3.根据医嘱备齐各项常规检查报告，如血常规、尿常规、出凝血时间测定、肝肾功能、心电图、患肢的X线片。

4.手术野皮肤准备：患侧肢体切口的上、下各20cm处。

5.手术前1天，根据医嘱做血型测定、备血，完成常规药物的皮肤敏感试验，手术前晚10时后禁食，12时后禁水。

6.手术日晨按医嘱给术前用药。

（二）术后护理

1.腰麻后常规护理。

2.卧位：术后6小时平卧位，头侧向一侧。

3.根据医嘱定期观察并记录体温、脉搏、呼吸、血压。

4.患肢抬高约20°，保持膝关节接近伸直位，减轻肿胀。

5.注意观察切口出血情况，一般切口采用加压包扎的方法。如果切口渗血较多，应及时通知医生更换敷料，并保持床单位的清洁。

6.观察足趾的末梢循环，温度、肤色和运动，防止因包扎过紧引起血液循环障碍。

7.功能锻炼：术后第1天开始练习股四头肌等长收缩，促进血液回流，减轻肿胀，为抬腿运动做好准备。术后第2天开始做抬腿运动。

8.如果关节腔内积液消退，可做膝关节伸屈练习，过早练习会加重关节腔内积液。

9.应早期下地活动，但不可过早负重。

（三）健康指导

1.膝关节保暖，夜间抬高下肢。

2.按照要求进行下肢的功能锻炼，直到关节的疼痛消失、下肢行走如常。

3.定期随访。

第五节　手外科一般护理常规

（一）术前准备

1.心理护理：向患者解释手术的目的、方法和注意事项。了解患者对手术的要求，取得患者密切配合。

2.按臂丛或全麻术前常规护理。

3.根据医嘱备齐各项常规检查报告，如血常规、尿常规、出、凝血时间测定、肝肾功能、B超、血管造影、肌电图、X线片等。

4.手术野皮肤准备：原则是超过手术部位上下两个关节以上。

5.手术前1天：

（1）根据医嘱做血型测定、备血，完成常规药物的皮肤过敏试验。

（2）手术前晚10时后禁食.12时后禁水。

6.手术日晨按医嘱给术前用药.并将病历及患肢X线片带入手术室。

（二）术后护理

1.按臂丛或全麻术后常规护理。

2.体位：平卧位，患肢抬高20°~30°，以促进血液循环，减轻肢体肿胀。显微外科手术患者需绝对卧床10天~14天。

3.严密观察指端皮肤颜色、温度、肿胀、感觉、运动及切口渗血情况，如有异常情况应及时与医生联系。

4.按医嘱给予抗生素及扩血管药物，并观察药物反应。

5.如用石膏固定或用外固定支架者，按石膏固定或外固定支架常规护理。

6.恢复期必须进行早期功能锻炼，尤其是肌腱损伤者，术后3天~4天后应立即进行伸屈指运动。

（三）健康指导

1.带石膏固定出院者应按期来院拆石膏。

2.带外固定支架出院者，遵医嘱随访，并注意保持钉孔的清洁和干燥。

3.按医嘱定时服药。

4.加强主动和被动运动，并逐渐加大运动幅度和量，直至手的功能恢复为止（肌腱损伤手术后，以主动锻炼为主；周围神经损伤手术后，以被动锻炼为主）。

第六节　断指（肢）再植术护理常规

断肢（指）再植是指完全或不完全断离的肢体在光学放大镜的助视下重新接回

原位，恢复血液循环，使之成活并恢复一定功能的高精细手术。

常见的致伤原因有切割伤、碾轧伤、挤压伤、撕裂伤及火器伤等。根据损伤程度不同.一般可分为完全性断离，不完全性断离，多发性断离。

临床以低血容量性休克、中毒性休克为主要特征。

（一）现场急救

1.注意伤员的全身情况，如有休克或其他危及生命的合并损伤，应配合医生迅速抢救。

2.做好现场急救处理，止血、包扎。

3.正确保存断离肢体。

（1）离体的肢体应用无菌敷料或清洁布类包裹。

（2）转送时间久或炎热季节，应将离断肢体保存在低温环境中。

（3）保持肢体干燥，切忌使用任何液体浸泡。

4.迅速转送有条件进行肢体再植的医院。

（二）急诊科处理

1.注意患者全身情况，遵医嘱严密观察体温、脉搏、呼吸、血压等。

2.如患者全身情况稳定，遵医嘱摄患肢 X 线片、配血及送必要的化验检查等术前准备工作。

3.连同离断肢体送手术室施行手术。

4.遵医嘱常规 TAT 预防注射。

（三）术后护理

1.病室要求：相对无菌，室温保持 23℃~25℃，湿度 60%为宜。

2.按臂丛或硬膜外麻醉后常规护理。

3.遵医嘱观察再植肢体的皮温、肤色、毛细血管充盈情况。

（1）皮温：正常应与健侧相似或略高 1℃~2℃。

（2）肤色：颜色应与健侧一般红润，皱纹明显，指（趾）腹丰满。

（3）毛细血管充盈时间正常：指压皮肤和甲床后，在 1 秒~2 秒内恢复充盈。

（4）观察伤口渗血情况。

（5）动态观察病情变化且详细记录，及时发现问题。

4.平卧 10 天~14 天。患肢略高于心脏水平。

5.保暖，促进血液循环：术后遵医嘱可用 60W~100W 照明灯照射再植的肢体，灯距约为 30cm~45cm，24 小时持续，一般约需 2 周左右。

6.防止血管痉挛，如有以下情况需及时处理：

（1）疼痛：给予止痛剂，禁用血管收缩剂。

（2）呕吐：镇静止吐。

（3）尿潴留：应及时导尿。

（4）便秘：禁用灌肠，可用开塞露通便，或口服泻药保持大便通畅。

7.术后 2 周~3 周，可做理疗以减轻患肢肿胀。

（四）健康指导

1.患肢保暖。

2.告诉患者术后 2 周~4 周经摄片证实骨折愈合，拔除钢针后，即可行主动或被动锻炼，并教会患者锻炼方法。

3.定期门诊随访，如有特殊情况，随时就诊。

第七节　游离足趾移植再造手指术护理常规

（一）术前护理

1.做好心理护理：告知患者手术名称、方法、效果及配合等，取得配合。

2.按医嘱对有脚癣或炎症患者进行处理。

3.术前 1 周训练床上大小便，以防术后大小便困难导致血管痉挛，影响手术成功。

4.术前遵医嘱做好各种检查，并做好配血准备及药物过敏试验。

5.皮肤准备：修剪指（趾）甲，剃去毛发。一般备皮范围上、下超过两个关节。

6.手术日晨测体温、脉搏、呼吸，如有病情变化，如发热、感冒、月经来潮应延期手术。双手缺失患者需留置导尿。

7.进手术室前，按麻醉要求遵医嘱常规给药。

（二）术后护理

1.按全麻护理常规。

2.遵医嘱密切观察再造手指的血循环，一旦发现血管危象，及时通知医生。

3.观察游离移植足趾端渗血情况，如有出血，加压包扎。

4.引起血管痉挛因素是多方面的，如剧烈疼痛、尿潴留、精神紧张、呕吐、大小便困难、经常翻身、身体压于患侧、寒冷刺激等，针对上述各种原因，要及时采取相应措施。

5.再造手指术后 2 周~4 周，遵医嘱可做再造手指主动或被动锻炼。

第八节　游离皮瓣移植术护理常规

（一）术前护理

1.心理护理：手术后被动体位时间久，生活绝对不能自理，要有心理准备。

2.协助做好各种检查，肝肾功能、心电图、出凝血时间测定。

3.术前训练床上大小便，以适应术后卧床需要，劝其戒烟。

4.手术野皮肤准备：术前 1 天备皮，包括受区与供区皮肤。

5.术前 1 天，遵医嘱做血型测定、备血，完成药物过敏试验。

6.手术日晨按医嘱使用术前用药。

（二）术后护理

1.按硬膜外麻醉或全麻护理常规护理。

2.卧位：平卧 14 小时左右，患侧抬高，略高于心脏水平。双下肢桥式交叉皮瓣应四周垫稳，搬动时，双下肢同时抬高，防止皮桥血管蒂撕脱。

3.严密观察生命体征，定期记录体温、脉搏、呼吸，必要时吸氧。

儿童游离背阔肌皮瓣禁用呼吸抑制剂，如哌替啶等。

4.局部观察：遵医嘱局部烤灯照射 14 天左右，方法同上。注意观察皮温、肤色、毛细血管充盈，并与健侧对比。发现皮瓣血循环障碍，及时通知医生。

5.做好裸露部位的保暖，防止感冒及肺部感染发生。

6.预防皮肤感染：背阔肌皮瓣创面大、渗血多，无菌巾直接垫于床上。保持创面清洁及床单干净。

7.按石膏固定护理。

8.正确进行皮温测定，并定时定点与健侧皮温相比较。

第九节　臂丛神经损伤手术护理常规

（一）术前准备

1.心理护理：向患者解释手术的目的及手术后功能恢复情况，取得配合。

2.备齐各项常规检查报告，如血常规、出凝血时间、肝肾功能、心电图、X 线片。

3.手术前 1 天，做好药物过敏试验，并做好记录。

4.皮肤准备：认真做好手术野皮肤的清洁，术前可沐浴 1 次，并修剪指甲，减少术后感染。清洁范围：患手、患肢，如臂丛神经损伤者，增加患侧颈部、胸部、腋下。

5.使患者掌握术后石膏固定的体位及注意事项。

6.手术前日晚 10 时后禁食，必要时给予镇静药物。

7.手术日晨，按医嘱给予术前用药。

（二）术后护理

1.按臂丛麻醉或全麻术后护理。

2.定时观察、记录体温、脉搏、呼吸、血压，按病情需要，认真做好分级护理。

3.患侧肢体保持功能位，可适当抬高。

4.做好石膏固定护理。注意患肢有无被石膏压迫的症状，如观察指端皮肤颜色、温度、肿胀及感觉运动情况，如果发现异常，及时向医师汇报。

5.臂丛神经损伤者。术后如上臂于内收位，屈肘置于胸前的固定者，应观察石膏是否过紧，影响呼吸。如发现异常，应向医师汇报，以便及早处理。

（三）健康指导

1.经常活动患肢手指，防止关节僵硬。

2.术后应遵照医嘱长期应用神经营养药物，促进神经再生。

3.石膏绷带一般固定 3 周~6 周，去除石膏托或石膏筒后逐步伸直锻炼。

4.在神经再生过程中，可同时进行物理治疗。

第十节　腰椎间盘突出症手术护理常规

（一）保守疗法护理

1.按骨科疾病一般护理常规。

2.卧硬板床。急性期严格卧床三周，禁止坐起和下床活动。卧床期间宜在腰部垫小枕，根据病人耐受程度逐日增高至 10cm~15cm。

3.给予局部热敷和按摩。

4.起床时使用腰围，睡倒时脱下，无症状即应除去。

5.加强腰背肌锻炼。

6.恢复期禁止举重和弯腰。

7.向病人讲解发病机理，防止复发。

8.进行牵引治疗的病人，按牵引护理常规。

（二）手术治疗护理

1.术前护理：

（1）按骨科疾病一般护理常规。

（2）卧硬板床。

2.术后护理：

（1）按骨科一般护理常规。

（2）平卧 6 小时后协助病人翻身。

（3）观察伤口渗血情况，若渗出液过多，病人有恶心、呕吐、头痛等症状，须考虑脊膜破裂。如脊髓液外流，应立即处理。

（4）做好病人生活护理。

（5）术后 1 周帮助病人锻炼腰背肌，做背伸活动，并指导病人做直腿抬高活动，避免术后神经根粘连。

第十一节　骨盆骨折护理常规

1.按骨科严重创伤护理常规。

2.卧硬板床。

3.观察有无腹胀、腹痛、肛门流血情况。

4.观察有无泌尿系统损伤表现，必要时行导尿术。

5.如有皮下出血和肿胀，应在皮肤上标记其范围，观察出血进展情况。

6.如骨折不移位或移位不显著，可使髋部屈曲，以减少疼痛。

7.骨盆悬吊牵引者，吊带应平坦，完整无褶，以防褥疮。吊带宽度要适宜，不应上下移动。大小便时注意清洁。

8.尿道损伤病人保留导尿应严格无菌操作。观察尿液性质、量及颜色并记录。

9.保持病人大便通畅，多饮水、多食水果、蔬菜，必要时服缓泻剂。

10.为防止骨折移位，勿随意搬动或更换体位。每1小时~2小时用50%红花酒精按摩尾骶部及其他骨突部位，以防褥疮形成。

11.行牵引的病人，按牵引护理常规。

12.指导病人做股四头肌收缩和踝关节伸屈等被动活动。

第十二节　全髋和人工股骨头置换术护理常规

（一）术前准备

1.按骨科手术一般护理常规。

2.按硬膜外麻醉或全麻术前常规护理。

3.备齐各项常规检查报告，如血常规、尿常规、出凝血时间测定、肝肾功能、髋部及胸部X线片、心电图等。

4.术前2天~3天开始按医嘱使用抗生素。

5.手术野皮肤准备：上至剑突以下，下至膝关节以上，前面超过腹中线6cm~7cm，后面超过脊柱6cm~7cm。

（二）术后护理

1.按硬膜外或全麻术后常规护理。

2.保持患肢外展、中立位，术后6周内避免做如内收、屈曲动作，以防髋关节的脱位。

3.密切观察患者体温、脉搏、呼吸、血压等全身情况及局部切口出血情况。

4.切口负压吸引，保持引流管通畅，注意引流液的性质和量。

5.患肢皮肤牵引2周~3周。一般采用皮肤牵引，老年人皮肤易受到胶布粘贴而过敏、破溃，可使用海绵包扎做牵引，牵引重量应小于2kg。

6.功能锻炼：

（1）术后6小时~12小时后即进行股四头肌锻炼。

（2）牵引拆除后，可将上身抬高20°~30°，在膝关节下垫软枕1只，使膝关节保持微屈状态。同时可以活动踝关节，以防远端关节僵硬。

（3）6周内忌屈曲、内收及内旋，可在两下肢中间放软枕1只，以防止髋关节脱位。

（4）6周~8周后可下床，适当负重。

7.预防并发症及感染：

（1）预防肺炎、肺栓塞及血栓性静脉炎，鼓励患者利用牵引架上拉手抬高身躯，以促进呼吸及血液循环。

（2）经常保持床铺平坦、干燥、清洁、无渣屑，预防褥疮。

（3）预防泌尿系统感染。

8.预防髋关节脱位：术后 6 周内应嘱患者勿将两腿在膝部交叉放置，3 个月内勿坐小矮凳，勿蹲下，勿爬陡坡。

第十三节　化脓性关节炎手术护理常规

化脓性关节炎是指化脓性细菌引起的关节内感染，多见于儿童。

常发生在大关节，以膝、髋关节为多。

最常见的致病菌为金黄色葡萄球菌，其次为溶血性链球菌、肺炎球菌等。主要是因关节开放性损伤、急性血源性感染或因关节疼痛封闭治疗时消毒不严而引起。

临床表现为起病急，高热、寒战等急性感染全身表现，关节局部红、肿、热、痛，表浅关节有波动感，活动受限，剧痛；关节多处于屈曲畸形位，久之发生关节挛缩，并发病理性脱位、半脱位。

按骨科疾病手术一般护理常规。

（一）术前护理

1.卧床休息，患肢给予制动，固定于功能位，搬动时动作要轻稳，以免引起疼痛。

2.给予高蛋白、高热量、多维生素、易消化饮食，必要时给予输血、血浆、白蛋白等。

3.密切观察神志、体温、脉搏等变化，注意有无高热、惊厥及转移性脓肿征象。

4.高热者按高热护理常规。

5.必要时协助做脓液培养、血培养、药物敏感试验。

（二）术后护理

1.密切观察患者生命体征变化。

2.局部开窗或钻孔冲洗引流护理。

（1）保持切口引流通畅，引流袋应低于患肢 50cm，以防止引流液反流。引流袋每日更换 1 次。

（2）观察引流液量、颜色及性质，并记录。

（3）注意引流管内有无血凝块、脓液堵塞、管道受压、扭曲、松动及脱落，应及时处理。

（4）及时更换冲洗液及倾倒引流液，严格无菌操作，避免逆行感染。

（5）合理调节滴速，随着冲洗液颜色变淡逐渐减量，直至引流液澄清为止。

3.采用皮牵引或石膏托患者应限制患肢活动以减轻疼痛，防止病理性骨折和关节畸形。

4.应用大剂量抗生素时观察其疗效和不良反应。

5.功能锻炼：

（1）急性炎症期卧床休息，行股四头肌等长收缩、踝关节运动。

（2）急性炎症消退后，关节、骨质未见明显破坏，体温正常 2 周后可鼓励患者逐渐进行关节伸屈功能锻炼。

（3）必要时辅以理疗。

6.长期卧床者应防止肺部感染、泌尿系统感染及褥疮等并发症发生。

（三）健康教育

1.加强营养，增强抵抗力。

2.指导患者关节功能和肌肉锻炼。

3.定期复查，如有红肿等感染现象，应立即就诊。

第十四节　单纯性脊柱骨折手术护理常规

脊柱骨折是骨科常见的损伤，胸腰段骨折发生率最高，尤其为颈椎、腰椎。主要是由于外伤所致，如高处坠落、车祸、躯干部挤压伤等。

临床表现为局部疼痛和压痛。腰椎部肌痉挛，不能站立，翻身困难，腰椎骨折致腹膜后血肿，出现腹胀、肠蠕动减慢等。

按骨科手术一般护理常规。

（一）术前护理

1.平卧硬板床，保持脊柱的稳定性。搬动时保持脊柱水平位，并在一直线上，切忌躯干扭曲。

2.给予高热量、高蛋白、多维生素、富含粗纤维的食物。

3.急性症状未控制时切忌床上活动。胸、腰段脊柱骨折应鼓励患者床上行四肢主动运动。

4.训练床上排便习惯，切忌离床排便。

5.保持皮肤清洁，每 2 小时翻身 1 次，防止褥疮发生。

（二）术后护理

1.平卧硬板床，保持脊柱的稳定性，可垫海绵垫、水垫等，床铺要平整、干燥以防褥疮。

2.病情观察：

（1）观察患者生命体征变化及肢体活动度。

（2）注意切口部位渗血、渗液情况.保持引流通畅。

3.保持大便通畅，必要时给予缓泻剂。

4.根据病情鼓励患者行床上腰背肌锻炼，具体为仰卧位（挺胸、背伸）、俯卧位（飞燕点水姿势）。

5.给予心理支持，保持心理健康。

（三）健康教育

1.加强腰背肌锻炼，术后 6 周可协助患者离床活动。

2.嘱患者勿弯腰，逐渐增加运动量，必要时给予腰围保护。

3.定期复查。

第十五节　截瘫护理常规

截瘫是指脊柱的骨折和脱位、骨骼本身的病变、肿瘤等造成的脊髓平面以下的感觉、运动和反射丧失。

临床表现为不同平面节段的脊髓损伤，表现不同临床征象。颈髓损伤表现为四肢瘫；胸髓损伤表现为截瘫；腰髓、脊髓圆锥损伤表现为下肢肌张力增高、腱反射亢进；马尾损伤出现受伤平面以下感觉和运动障碍及膀胱和直肠功能障碍等。

按骨科疾病手术一般护理常规。

（一）一般护理

1.休息：平卧硬板床，保持脊柱的稳定性，翻身时头、颈、胸、腰段脊柱呈一直线，勿扭曲。高位截瘫者，颈部两侧给予沙袋制动。

2.饮食：给予高热量、高蛋白、多维生素、粗纤维饮食，鼓励多饮水。

3.心理护理：了解患者心理变化，有针对性地进行安慰，解除长期卧床、生活不能自理以及担心预后出现的焦虑、压抑的心理。

4.保持皮肤清洁，定时翻身.预防褥疮的发生。

5.保持大便通畅，必要时服缓泻剂或灌肠。

（二）保持呼吸道通畅，预防肺部感染

1.经常变换体位。

2.鼓励咳嗽、咳痰，协助拍背，痰液黏稠不易咳出给予雾化吸入。

3.对高位截瘫者早期行气管切开术者，按气管切开术护理常规。

4.若发生肺部感染，遵医嘱应用抗生素。

（三）长期保留导尿者应预防泌尿系统感染

1.保持尿管、引流袋无菌，必要时膀胱冲洗。

2.训练膀胱收缩功能。

3.导尿管每 2 周更换 1 次。

4.若发生泌尿系统感染，遵医嘱应用抗生素。

（四）正确估计截瘫程度，协助患者进行功能锻炼

1.肢体未瘫痪部位进行主动运动，如利用哑铃或拉弹簧锻炼上肢及胸背部肌肉；仰卧或伏卧位时锻炼腰背肌；借助辅佐工具练习站立和行走。

2.已瘫痪的下肢每日协助做充分伸直和外展，防止关节僵直的被动运动。

（五）行颅骨牵引者，按颅牵引护理常规。

（六）健康教育

1.教会正确搬动方法。

2.制订功能锻炼计划，使残存功能最大限度地发挥，增强日常生活自理能力。

第十六节　截肢手术护理常规

截肢是指通过手术切除失去生存能力、生理功能及危及生命的部分或全部肢体。以挽救患者的生命。

适用于四肢严重毁损伤；肢体广泛挤压伤合并急性肾衰；肢体有严重特异性感染危及生命；冻伤或烧伤而致肢体坏死；血管疾病并发肢体坏死；四肢恶性肿瘤无远处转移；慢性骨髓炎久治不愈，肢体又难以恢复功能；四肢先天性畸形不能手术矫正，严重影响功能。

按骨科疾病手术一般护理常规。

（一）术前护理

1.危重患者应先抢救生命，纠正休克，并监测生命体征变化。

2.向患者及其家属介绍截肢的必要性，消除顾虑，配合手术。

3.患肢制动。

4.严密观察患肢局部皮肤色泽、伤口出血、渗出以及肢端血液循环等情况，及时为医生提供病情变化的动态信息。

（二）术后护理

1.床旁使用护栏，防止患者坠床。

2.病情观察。

（1）观察患者生命体征变化。

（2）观察残端伤口出血情况，若有大出血倾向，立即应用止血带止血，高位截肢发生大出血时应用沙袋压迫止血。

3.保持引流管通畅，观察引流液的量、色和性质。

4.抬高残端，2日后放平肢体。局部弹力绷带加压包扎固定，以防残端关节挛缩。

5.残肢疼痛时，遵医嘱适量应用镇痛剂、镇静剂。

6.残肢反应期后，鼓励患者床上行残肢后伸锻炼，2周后拆线可扶拐下地，并进行残肢肌肉、关节主动性运动，适度撞击、拍打增强皮肤耐受性。为安装假肢做准备。

（三）健康教育

1.术后6个月可装配假肢，教会患者残肢锻炼。

2.培养独立生活能力。

3.定期复查。

（赵允 吴远玲 王夫侠 孙会 王希美 刘美菊 杨春丽 孟静雨）

第七章 泌尿外科疾病护理常规

第一节 泌尿外科一般护理常规

1.按外科手术前后护理常规。

2.正确、及时地收集送检新鲜尿液标本及肝。肾功能测定。

3.如需留取 24 小时尿液标本，必要时加入防腐剂。

4.鼓励病人多饮水。肾功能不良、高血压、水肿者应控制水、钠盐、蛋白质摄入量。

5.有尿瘘或尿失禁病人，注意会阴部皮肤清洁干燥，防止发生湿疹，床单保持清洁干燥。

6.注意尿液的颜色、性质及量，如有异常，留取标本，通知医师。

7.保留导尿护理：

（1）引流管长短适宜，用别针固定于床单上，引流袋固定于床旁。

（2）保持引流管通畅。

（3）注意尿的颜色、性质，记录 24 小时尿量。

（4）保持尿道口清洁，每日会阴擦洗 2 次。

（5）严格无菌操作，导尿管每周更换 1 次，如滑出，应及时更换。定时更换尿袋。

第二节 肾脏损伤护理常规

肾脏损伤是指外来暴力直接或间接作用于肾区所致，分为开放性损伤、闭合性损伤、医源性损伤。临床以休克、血尿、疼痛以及腰腹部肿块为主要特征。

按泌尿外科疾病手术一般护理常规。

（一）一般护理

1.休息：取平卧位，绝对卧床休息 2 周~4 周，减少搬动。

2.心理护理：消除患者紧张情绪，增加其安全感。

3.注意保暖，防止呼吸道感染。

4.预防便秘，常规使用缓泻剂，防止腹压增加引起继发性大出血。

（二）病情观察

1.观察患者生命体征变化，注意有无出血性休克发生。

2.注意尿液的量、颜色及性质，如尿色加深且腹部包块增大伴血压下降，应积极做好术前准备。

3.观察肾区及腹部体征变化，注意有无腹痛、腹胀等腹膜刺激征。

4.定时测量体温，如体温升高持续不退，警惕肺部及肾周感染。

（三）健康教育

1.3 个月内勿参加重体力劳动。

2. 注意血压变化。

第三节　肾脏手术护理常规

（一）术前护理

按泌尿及男性生殖系统外科一般护理常规。

（二）术后护理

1.按泌尿及男性生殖系统外科一般护理常规。

2.卧床休息 2 天~3 天后逐步下床活动。对肾修补、肾盂切开的病人，有继发出血可能，应卧床至 1 周。肾部分切除术患者应卧床 2 周，取头低脚高位，以防肾下垂。

3.术后 24 小时禁食。如肠功能恢复良好，可逐步进食，注意少进易胀气食物。如有腹胀，可行肛管排气或按医嘱给药物。

4.观察出血和排尿情况：定时测量生命体征；注意伤口引流物量、性状及有无出血；密切观察，防止肾切除后肾蒂血管结扎线脱落而危及生命；注意尿少或尿闭情况的发生，观察有无血尿。

5.保持各引流管通畅。肾造瘘病人引流不畅需要冲洗时，每次量不超过 5ml，压力不可过大，严格无菌操作。拔管前一天，应夹管观察，并做肾盂造影，证实尿路通畅后拔管。造瘘口盖无菌敷料，侧卧位，以防漏尿。

6.肾切除病人，补液速度宜慢，以免增加唯一肾脏的负担。

7.保持切口周围皮肤的清洁干燥，敷料浸湿及时更换。

8.一肾切除的女病人，在病情稳定药物治疗结束后 2 年内，应避免妊娠。

第四节　全膀胱切除手术护理常规

全膀胱切除手术用于多发性膀胱癌浸润者，复发快、每次复发肿瘤时期肿瘤体积大且明显边界者等。手术方式是切除整个膀胱，前列腺、精囊，并清扫盆腔淋巴组织，同时行尿液改道或行回肠代膀胱术。

（一）术前护理

1.按泌尿及男性生殖系统外科疾病一般护理常规。

2.做好心理护理。术前向病人充分说明手术的必要性和自我管理尿液的方法，使其配合手术。

3.给予高热量、高蛋白饮食，以增加机体的抵抗力。

4.术前 3 天给尿路消毒剂，必要时冲洗膀胱，鼓励病人多饮水，以冲淡尿液。

5.肠管代膀胱者，做好肠道清洁准备。术前 3 天每晚灌肠 1 次，术晨清洁灌肠，按医嘱给肠道杀菌剂。

（二）术后护理

1.按泌尿及男性生殖系统外科疾病一般护理常规。

2.标明各种引流导管在体内引流的部位和作用，保持通畅，注意无菌操作.定时更换引流装置。观察各引流液的量和性质，分别记录引流量，并及时倒空。

3.观察腹壁造瘘口肠管的血运，及时更换敷料，保护瘘口周围皮肤。如系肛门排尿者.亦应保护肛周皮肤。

4.直肠代膀胱术后，因肛门括约肌的作用，尿液潴留在直肠内，增加了肠道对尿液电解质的吸收，可造成高氯性酸中毒，故术后定期测血电解质，及时纠正。

5.注意观察术后肠梗阻、肠瘘等并发症。对尿粪合流的病人，注意泌尿系逆行感染的发生。

第五节　前列腺摘除手术护理常规

前列腺增生症是以排尿困难为主要特征的老年男性疾病。可能与老年激素代谢异常有关。临床表现为尿频、尿急、进行性排尿困难、急性尿潴留等。

（一）术前护理

1.按泌尿及男性生殖系外科疾病一般护理常规。

2.有尿潴留或并发尿路感染、肾功能不良时，术前应留置导尿 1 周左右。

3.手术日晨留置导尿，用生理盐水冲洗膀胱至冲出液体澄清后，保留 100ml 在膀胱内，使之稍充盈，以利于手术操作。冲洗完毕拔出导尿管，清洁阴茎及周围皮肤。

4.加强老年人的安全及心理护理。对合并高血压、心脏病、肺气肿、糖尿病等患者，按内科护理常规。

（二）术后护理

1.按泌尿及男性生殖系统外科疾病一般护理常规。

2.立即将耻骨上膀胱造口管及尿道内气囊导尿管连接于密闭式冲洗装置，气囊导尿管的充水管与引流管切勿接错。

3.膀胱冲洗时，冲洗速度应视出血情况而定，出血多加快冲洗速度，出血少则慢，防止导管阻塞。

4.手术后出血可随尿液引出，应严密观察血压、脉搏变化。出血较多时，可按医嘱在冲洗液中加入止血药物，注入后夹管半小时，或用低温冲洗液冲洗，亦可全身应用止血剂。

5.耻骨上膀胱造瘘4日~6日拔管后可有漏液，及时更换敷料，保护好造瘘口周围皮肤，并保持床单干燥。

6.按医嘱给抗生素。定时清洁尿道外口的分泌物，防止感染。

7.术后1周内，禁肛管排气或灌肠，以免损伤前列腺窝引起出血。便秘时可口服缓泻剂。

第六节　肾盂切开取石术护理常规

肾结石位于肾盂和肾盏中，较小的结石常聚集在。肾下盏，上尿路（肾输尿管）结石好发于20岁~50岁，常与年龄、性别、职业、社会经济地位、饮食成分和结构、水分摄入量、代谢和遗传等因素有关，它的主要临床表现为疼痛（肾盂内大结石及肾盏结石可无明显临床症状，仅表现为活动后镜下血尿）、血尿、脓尿及无尿。

（一）术前护理

1.按泌尿外科手术前常规护理。

2.若有尿路感染，术前应按医嘱应用抗生素控制感染。

3.术前1小时摄定位片，然后嘱患者卧床。

（二）术后护理

1.按泌尿外科手术后常规护理及麻醉后常规护理。

2.术中肾脏完全游离者，术后应卧床1周~2周。

3.注意观察尿液颜色，有无血尿发生。

4.注意切口渗出情况，术后如有渗尿，应及时更换敷料，以免切口感染。

5.有负压引流管者，应持续负压吸引，并记录引流量，负压袋（或负压瓶）每日更换1次。

6.结石疏松、多发性结石者，术后排尿时用纱布过滤，以了解有无残石排出。

7.术后7天，摄尿路平片，了解有无残留结石或碎片及其部位。

（三）健康指导

鼓励患者多饮水，多运动，多食新鲜蔬菜、水果、酸性食物，以防结石再发。

第七节　输尿管切开取石术护理常规

输尿管结石绝大多数来自肾脏，由于输尿管的直径自上而下、由粗变细。结石常停留在输尿管解剖上的3个狭窄部位：肾盂输尿管交界处、输尿管越过髂血管处、输尿管的膀胱壁段，由于下段输尿管比上段窄，所以结石大量在输尿管下1/3

处停留。肾和输尿管结石单侧为多，双侧占 10%。主要临床表现为疼痛、呈现阵发性绞痛，病人常常疼痛难忍，辗转不安，并伴有恶心、呕吐。根据结石对黏膜损伤的程度不同，可表现为肉眼或镜下血尿，以后者更为常见。

（一）术前准备

1.按泌尿外科手术前常规护理。

2.做好中段尿培养，有尿路感染者，根据医嘱甩抗生素控制感染。

3.监测血肌酐、尿素氮、肌酐清除率，了解对侧肾脏功能。

4.术前 1 小时拍摄定位片，然后患者卧床。定位片与以前拍摄的 X 线片一起带入手术室，以做比较。

（二）术后护理

1.按泌尿外科手术后常规护理及麻醉后常规护理。

2.注意观察尿液颜色，有无血尿，记录 24 小时尿量。

3.注意观察切口渗出情况及有无漏尿发生，如有漏尿可于漏尿处插入一根多孔之硅胶管，并须用负压吸引。经常更换切口敷料，保持局部清洁干燥。

4.术后腹胀明显者可予肛管排气。

（三）健康指导

鼓励患者多饮水，以防结石再发。

第八节　钬激光输尿管下段结石碎石术护理常规

钬激光是一种脉冲式激光，对周围组织的损伤小，可通过软光纤维传递，具有切割、气化、凝固、止血等功能，与输尿管镜相结合，是治疗输尿管结石的有效方法。它是一种微创技术，具有住院时间短、痛苦小等优点，碎石效率高，结石排净率高，可粉碎任何结石，可同时处理狭窄、息肉等并发症，具有良好的可重复性，可用于各种方法治疗后的复发性结石及排石、体外震波碎石等保守治疗失败的病人。

（一）术前护理

1.按泌尿外科手术前常规护理。

2.做好中断尿培养，有尿路感染者，根据医嘱用抗生素控制感染。

3.向患者简要介绍此项技术的原理、方法、手术效果、并发症及注意事项，使患者以最佳心态接受手术。

4.术前 1 小时摄定位片，嘱患者卧床。定位片与以前拍摄的 X 线片一起带进手术室，以做比较。

（二）术后护理

1.按泌尿外科手术后常规护理。

2.病人术后常规放置三腔导尿管，妥善固定，24 小时内严密观察尿液颜色、性状并记量。

3.观察有无并发症发生：疼痛（输尿管穿孔）、发热、尿血等，如有异常，及时通知医生并给相应处理。

4.观察有无留置双"丁"管引起的不良反应，如尿路刺激征状及尿液逆流等。给予解痉治疗，调整体位，指导患者站立排尿，定时排空膀胱等。

5.拔尿管后.鼓励患者多饮水、勤排尿，并观察尿中有无细小碎石排出。

6.出院后半月来院拔除双"丁"管。

第九节　耻骨上膀胱造瘘术护理常规

（一）术前准备

1.按泌尿外科手术常规护理。

2.协助做好腹部平片和静脉肾盂造影，以了解有无合并膀胱占位、结石等。

3.按医嘱应用抗生素控制膀胱内感染。

4.如有留置导尿管，应加强冲洗。

5.患者送手术室后，备好膀胱冲洗用物1套及消毒引流瓶（或引流袋）。

（二）术后护理

1.按泌尿外科手术后常规护理及麻醉后常规护理。

2.耻骨上膀胱造瘘管接消毒引流瓶（袋），妥善固定，保持引流管通畅。

3.遵医嘱定时行膀胱冲洗，每次注入量为 20ml~50ml，反复低压冲洗，至冲出液澄清为止。

4.经常观察尿色及尿量变化，鼓励患者多饮水，以利冲洗尿路。

5.观察瘘口处有无尿液渗漏，保持局部切口干燥。如冲洗通畅，而无尿液引出时，可能为造瘘管深度不宜所致，可适当调整位置。

6.拔除造瘘管后，如有漏尿，应留置导尿数日，待造瘘口愈合后，再行拔管。

（三）健康指导

1.指导患者学会膀胱冲洗，告知其操作的注意要点，以便带管出院者自行冲洗。

2.多饮水，以利冲洗尿路。

3.保持造瘘口周围清洁、干燥。

4.每月来院更换造瘘管 1 次。

第十节　同种异体肾脏移植手术护理常规

（一）术前护理

1.按泌尿外科手术前护理常规。

2.做好心理护理，向患者讲解手术方式及术后注意事项，了解患者病情及生活习惯。指导患者学会床上大小便。

3.术前除做好常规检查外，还应做好尿肌肝、尿素氮、供血者血型、淋巴细胞毒素试验、HL-A 位点配型等。

4.术前1天给少渣饮食。

5.术前给服骁悉 1g，以抗排斥反应。

6.患者送手术室时，带入药品包括：甲强龙、地塞米松、呋塞米、VitC、VitK1、10%葡萄糖酸钙，备齐病史及各项化验报告。

7.做好病房清洁消毒工作。病房彻底打扫后，用乳酸熏蒸消毒，准备好消毒床单及一切用具，包括血压表、听诊器、量杯、口表、消毒引流瓶、便器、痰杯、坐浴盆等。

（二）术后护理

1.按一般外科护理常规及麻醉后护理常规。

2.了解患者一般情况，手术经过、尿量多少、补液量及输液速度、激素用量等，并及时执行各项术后医嘱。

3.术后 2 天内每小时测量体温、脉搏、呼吸、血压各 1 次，平稳后每 2 小时测量 1 次，记录每小时尿量及颜色。

4.术后第一个 24 小时内补液原则：排尿量小于 200ml/时，补液量为尿量的全量；排尿量为 200ml/时~500ml/时，补液量为尿量的 70%；排尿量大于 500ml/时，补液量为尿量的 1/2；补液种类为 5%葡萄糖与乳酸林格氏液各 50%，两者交替使用，以缩短多尿期

5.取平卧位，移植侧下肢屈曲 15°~25°，减少切口疼痛，降低手术血管吻合处张力，以利愈合。但应避免过度屈曲，并禁止做静脉注射。

6.术后肠蠕动恢复，肛门排气后，给高热量、高蛋白、多维生素、易消化的软食，鼓励患者多饮水。

7.观察切口渗血情况及有无外科并发症（切口出血、血肿、尿瘘、淋巴瘘、肾破裂等）。保持局部清洁干燥，腹带要高压灭菌后使用。

8.准确记录 24 小时出入液量、饮食情况及计算蛋白含量。

9.每日早晚各测体重 1 次，并记录。

10.应用大剂量免疫抑制剂时，注射部位要严格消毒，并保持皮肤清洁干燥。

11.加强基础护理，预防呼吸道感染，鼓励患者做深呼吸，痰液黏稠时，给予雾化吸入。

12.移植后 1 个月内，应重点观察有无急性排斥反应发生，注意防止感染，严格执行无菌操作，加强病室消毒隔离工作，注意口腔卫生。

（赵允 吴远玲 王夫侠 孙会 王希美 刘美菊 徐媛 王婷）

第八章　妇产科护理常规

第一节　妊娠剧吐护理常规

孕妇呕吐频繁，不能进饮食，体重明显下降，严重时可引起水、电解质紊乱和酸中毒，称为妊娠剧吐。

1.做好心理护理，使患者对妊娠有正确的认识。

2.按医嘱每日或隔日留尿查酮体至阴性为止。

3.注意观察呕吐物的性质，必要时记录出入量并按医嘱抽血监测电解质。

4.关心体贴孕妇，及时清除呕吐物。保持环境整洁舒适。

5.注意口腔卫生，嘱孕妇尽可能吃喜爱的食物，一般可进易消化清淡饮食，少量多餐。重症时须禁食。

6.按医嘱输液以纠正脱水、酸中毒、低钾血症等。

7.服用中药宜浓煎口服。

8.密切观察病情，谨防发生脱水、酸中毒等。

第二节　流产护理常规

凡妊娠不足 28 周、胎儿体重不足 1000g 而终止妊娠者，称为流产。流产发生于妊娠 12 周以前者称早期流产，发生在妊娠 12 周之后不足 28 周者称晚期流产。流产又分为自然流产和人工流产，自然流产的发生率占全部妊娠的 15%左右，多数为早期流产。

1.绝对卧床休息，减少不必要的阴道检查。

2.有阴道流血者置消毒会阴垫，保持会阴清洁，避免感染。

3.观察宫缩和阴道流血量及血的颜色，如有阴道排出物，需检查有无绒毛或胚胎组织，必要时送病理检查。

4.嘱进食粗纤维食物，保持大便通畅，如有便秘可用弱缓泻剂，禁止灌肠。

5.留晨尿送妊娠试验。

6.做好优生优育的健康教育工作，对曾有流产者给予精神支持，解除思想顾虑。

第三节 异位妊娠护理常规

受精卵在子宫体腔外着床发育时，称为异位妊娠，简称宫外孕。按其发生的部位不同，可分为输卵管妊娠、卵巢妊娠、腹腔妊娠、宫颈妊娠及子宫残角妊娠等，其中输卵管妊娠最为常见，占异位妊娠的95%左右。

1.心理安慰和必要的解释、宣教，使患者积极配合。

2.密切观察血压、脉搏、呼吸、面色、腹痛及阴道流血等，发现异常情况报告医师。做好阴道后穹窿穿刺和腹腔镜检查的准备。

3.保持会阴清洁，必要时保留会阴垫，注意有无"蜕膜管型"排出，帮助确诊。

4.在观察过程中禁用止痛剂及肥皂水灌肠。

5.合理饮食，卧床休息。尽量减少突然改变体位或增加腹压的动作，以免诱发出血，加重病情。

6.留晨尿做妊娠试验。

7.需手术者按腹部手术护理。

8.休克患者取休克位。立即配血、输液、给氧、保暖，并做好剖腹手术前准备。

第四节 葡萄胎护理常规

葡萄胎是因妊娠后胎盘绒毛滋养细胞增生，间质水肿，而形成大小不一的水泡，水泡借细蒂相连成串，形如葡萄得名，也称水泡状胎块。它可发生在生育期妇女的任何年龄，大于40岁或小于20岁好发；多产妇多见；曾患葡萄胎的女性再次患病的可能性是第一次患病几率的40倍。另外，营养因素、感染因素、卵异常、细胞遗传异常等可能与发病有关。东南亚国家或地区的发病率比欧美国家高。

1.讲解疾病知识和治疗过程，消除顾虑和恐惧。

2.卧床休息，严密观察腹痛及阴道流血，保持会阴清洁，必要时保留会阴垫观察排出物。

3.清宫前备血，建立静脉通路，准备好缩宫素和抢救药品。第1次清宫后一般1周后再行第2次清宫。所有宫内容物均送病理检查。

4.清宫后按医嘱给抗生素预防感染，纠正贫血。

5.进高蛋白、高维生素易消化饮食。

6.根据医嘱做好尿及血 HCG 检查的标本采集。

7.做好出院指导：一般清宫后1个月内每周查1次血 hCG，阴性后每月查1次，持续半年后每3个月查1次，1年后每半年查1次，直至2年。嘱患者坚持避孕，2年中宜采用阴茎套避孕。

第五节　月经失调护理常规

月经失调是妇科的常见病，临床主要表现为月经周期或经期不规则。流血量的异常或伴发某些异常的症状，可由良性病变或月经调节机制失常引起。

1.做好心理护理.避免精神紧张。

2.对出血多者，保留会阴垫，准确估计流血量，并观察记录血压、脉搏。

3.增加营养，纠正贫血，根据医嘱给予止血药物及补血剂，严重贫血者要做好输血准备。

4.对闭经患者查找闭经原因，改善周围环境.去除慢性病灶。

5.需要刮宫者按刮宫护理。

6.需要手术者按手术护理。

7.痛经者按医嘱给予止痛、镇静、缓解痉挛的药物，如阿托品、复方颠茄片等，禁用吗啡、哌替啶等易成瘾药物。

8.用内分泌激素治疗时要向患者解释清楚用药剂量、方法及注意事项，持续3个~4个疗程，并观察药物撤退后的出血情况。

9.协助医师做好各种功能检查。

第六节　急、慢性盆腔炎护理常规

女性生殖道及其周围组织的炎症，称为盆腔炎。引起盆腔炎的病原体有来自原寄居于阴道内的菌群和来自外界的病原体。盆腔炎有急性和慢性两类。

1.给予半卧位休息，有利阴道分泌物引流。

2.进食富有营养的高蛋白、高热量、易消化食物，以增加机体抵抗力。

3.输液以补足水分，抗生素治疗应注意各种药物的疗效及毒性反应，并嘱患者多饮水，使体内毒素排出体外。

4.发热时按发热护理。

5.勤换衣服，保持皮肤外阴清洁干燥。

6.做好中药灌肠治疗的护理。

7.慢性盆腔炎患者要加强体质锻炼.劳逸结合，以增加全身抵抗力。

8.手术治疗者按手术患者护理常规。

第七节　输卵管癌、卵巢癌护理常规

1.做好心理护理，鼓励患者正确认识疾病。

2.了解患者家庭及社会支持的情况，配合治疗。

3.进食富有营养.平衡饮食，增加机体抵抗力以适应手术及化疗。

4.适当活动，卧床休息与下床活动相交替。有腹水不能平卧者。可取半卧位。

5.手术治疗按手术护理常规。

6.化疗治疗按化疗护理常规。

7.注意观察转移症状，发现异常及时报告医师。

第八节　子宫脱垂护理常规

子宫脱垂是指子宫从正常位置沿阴道下降，宫颈外口达坐骨棘水平以下，甚至子宫全部脱出于阴道口以外，常伴有阴道前后壁膨出。

1.讲解疾病知识，消除增加腹压的因素，保持大便通畅，治疗慢性咳嗽，指导患者做提肛肌锻炼。

2.子宫颈溃疡患者用 1:5000 高锰酸钾液坐浴。

3.伴膀胱、直肠膨出，有排尿、大便困难时应给予处理。

4.需手术患者，根据术式按阴式或腹式手术护理。

5.术后休息 3 个月，半年内避免重体力劳动。

第九节　全子宫、双侧附件切除术护理常规

（一）术前准备

1.心理准备：了解患者对疾病和手术的认识，给予安慰和解释，消除顾虑和恐惧。

2.全身准备：按医嘱协助完成各项常规检查，指导患者摄入高

蛋白、高热量、高维生素、低脂肪饮食，纠正贫血，将血红蛋白提高到大于等于 80g/L。

3.阴道准备：术前 3 天开始清洁阴道。手术日晨再次清洁阴道。

4.皮肤准备：手术前 1 日剃毛备皮，上至剑突下，下至大腿上 1/3，两侧至腋中线、外阴部。脐孔用棉签蘸汽油拭净，再用酒精消毒。协助患者沐浴、洗头、剪指甲、更衣，注意保暖，预防感冒。

5.消化道准备：术前晚进半流饮食，术前 8 小时禁食、禁水。手术前晚及术前 4 小时用肥皂水灌肠。

6.膀胱准备：术晨常规使用弗勒氏导尿管保留导尿，连接引流袋，保持通畅。

7.按医嘱完成药物过敏试验，对有过敏反应者，在病历夹、体温单、医嘱单、床头牌做明显标记，并通知医师。

8.其他：手术日晨了解有无月经来潮，体温升高等情况.与手术室护士核对病人姓名、床号、住院号，并做好回室准备。

（二）术后护理

1.全麻未清醒前，连硬外麻醉者，去枕平卧6小时~8小时后协助翻身，术后次晨采取半卧位。

2.测血压、脉搏每30分钟1次（至少6次）至平稳。术后每日测体温、脉搏、呼吸3次，连续3日，正常后，改每日1次。

3.观察伤口有无渗血疼痛，用腹带固定，必要时，沙袋加压6小时。

4.保留导尿48小时，保持通畅，观察尿液性状，记录尿量，每日会阴擦洗2次。

5.全麻后患者禁食12小时，连硬外麻醉后禁食6小时，开始协助饮水，次日根据医嘱指导进食，肠蠕动恢复前禁食易产气食物。

6.做好预防术后并发症护理，减轻患者疼痛和不适。

7.术后第3天鼓励患者下床活动，观察有无阴道流血。

（三）出院指导

1.注意营养合理搭配，保持大便通畅。

2.劳逸结合，2个月内勿用力提重物，避免剧烈咳嗽等增加腹压的动作。

3.保持会阴清洁，术后1个月可沐浴，3个月经医师同意可恢复性生活。

4.出现阴道流血，异常分泌物时应及时就医。

第十节 经阴道全子宫切除术护理常规

（一）术前准备

1.术前3天给予1:5000高锰酸钾溶液坐浴，每日2次。清洗阴道每日2次。

2.皮肤准备范围：术前1日手术区备皮，上自耻骨联合以上10cm左右，下至肛门以下5cm，包括腹股沟、外阴和大腿内侧的上1/3处。

3.消化道准备：术前3天无渣半流饮食，术前1天清洁灌肠。

4.术日晨排空膀胱，不需预先放置导尿管。

5.其他术前准备同经腹全子宫切除术护理。

（二）术后护理

1.同全子宫切除术护理。

2.术后导尿管留置3天~5天。注意外阴部清洁，每日擦洗外阴1次~2次，每次大便后需清洁会阴。

（三）健康指导

同经腹全子宫切除术。

第十一节 阴道成形术护理常规

（一）术前准备

1.心理护理：要同情、理解、安慰患者，讲清手术的目的和注意事项，以取得患者的合作。

2.按腹部阴道联合手术前准备。

3.阴道模型的准备：通常采用木质或塑料制品，长约8cm~11cm，直径1.5cm~3.5cm不等，根据需要选择不同的尺寸，外套避孕套后高压蒸汽消毒后备用。

（二）术后护理

1.按经腹及经阴道手术护理常规。

2.术后用丁字带或月经带固定阴道模型，注意保持外阴清洁，每日外阴擦洗2次，每次大便后清洁会阴。

第十二节　早孕药物流产护理常规

（一）用药前护理

1.了解病史，详细讲清药物特点、效果、不良反应或失败的可能性，使患者有充分的思想准备，消除紧张心理。

2.备齐各项常规检验报告，如血尿常规、尿hCG、B超和阴道分泌物检查。

3.核对患者的姓名，测量体温、脉搏、血压、填写服药和随访日期。

（二）服药方法

米非司酮25mg，每12小时1次，共6次，总量150mg。于第3天服末次米非司酮后，即刻来院。留院观察再服米索前列醇0.6mg。

（三）注意事项

1.服用以上两药前后均需空腹2小时，用温水（30℃）吞服。不能同时服用吲哚美辛（消炎痛）或退热镇痛药，药物忌入冰箱保存。

2.注意用药不良反应，如胃肠道反应，阴道出血多，及时就诊。

3.注意阴道排出物，大小便应排入痰盂内，如见组织物，即送医院检查。

4.给每位患者发一份有关药物流产服药方法及用药注意事项的书面指导材料。

（四）留院观察护理

1.核对留观床号、姓名，询问末次服米非司酮的时间，在末次服用后2小时，即给服米索前列醇0.6mg。

2.在使用米索前列醇过程中，必须留院观察6小时，注意药物反应，观察阴道出血量和胚囊的排出时间。检查阴道排出物是否完整，如出血量过多，或排出物未见胚囊时，应留存备检，报告医师。并注意生命体征。

3.备齐缩宫素、止血药、静脉输液和输血等急救用品。

4.服米索前列醇后6小时，仍未见胚囊排出，可根据病人情况加服药物。

（五）健康指导

1.保持外阴部清洁卫生，2周内禁盆浴、禁房事。

2.1个月后随访。

3.指导避孕方法。

4.凡未见胚囊排出者，应复查 B 超。

第十三节　腹部羊膜腔利凡诺引产护理常规

（一）用药前准备

1.了解病史，向患者讲解利凡诺引产特点、效果和用药后可能出现发热反应，解除患者思想顾虑。

2.备齐各项常规检验报告，如血尿常规，血小板计数，出凝血时间，肝、肾功能，胸透。心电图和阴道分泌物检查。

3.核对受术者的床号、姓名，测量体温、脉搏、血压，术前 2 次体温小于或等于 37.5℃者方可引产。

4.配备羊膜腔穿刺包和药物，内有 7 号~9 号腰穿针、30ml 注射器、长钳、洞巾、手套、方纱布若干。利凡诺针剂 100mg，注射用水 20ml、胶布等。

5.患者排尿后，送妇检室接受引产手术。

（二）用药后护理

1.做好分级护理和引产的标记。

2.卧床休息，鼓励饮水。

3.注意主诉，观察患者的全身情况，如皮肤黄染、尿少或尿闭等，应及时报告医师。

4.严密观察宫缩和宫口扩张，如宫口扩张无进展而穹隆饱满，应及时报告医师，预防后穹隆穿孔造成子宫破裂。

5.注意阴道出血起始时间和出血量。如有阴道排出物，应留存备查。

6.备齐宫缩剂、解痉药、止血药、静脉输血和补液等急救物品。

（三）分娩时护理

1.外阴消毒，消毒范围同一般足月分娩。消毒后垫上无菌巾和消毒盘，做好接生前的准备。

2.胎儿娩出后，按常规肌注缩宫素。胎盘娩出后，检查胎盘胎膜是否完整，软产道有无损伤，如有损伤，应协助医师给予缝合。

3.胎儿娩出半小时后，胎盘尚未娩出，给予手取胎盘术；检查胎盘胎膜不完整或阴道出血较多时，均需报告医生，准备钳刮器械，并密切观察生命体征。

（四）分娩后护理

1.嘱患者保持外阴清洁，指导卫生巾使用方法。

2.注意恶露量、色泽和气味。

（五）健康指导

1.保持外阴部清洁卫生，勤换内裤和卫生巾。1 个月内禁盆浴和禁房事。

2.1 个月后随访。

3.指导避孕方法。

4.如有腹痛或出血量超过月经2倍，应随时就诊。

第十四节 绒毛膜癌护理常规

绒毛膜癌简称绒癌，为一种高度恶性肿瘤，早期通过血行转移至全身，破坏组织及器官，引起出血性坏死。

最常见的转移部位依次为肺、阴道、脑及肝。妊娠绒癌50%继发于葡萄胎，多在胎块清除后1年以上；发生流产或足月分娩后各占25%，少数发生于异位妊娠（即宫外孕）后。

临床以阴道流血、腹痛、盆腔肿块、肺转移、阴道转移、脑转移和肝转移为主要特征。

按妇科疾病手术一般护理常规。

（一）一般护理

1.执行保护性隔离，病房每日空气消毒，限制探视。

2.鼓励患者进食，给予高蛋白、多维生素、易消化饮食，增强机体抵抗力。

（二）病情观察

1.观察患者体温、脉搏、呼吸、血压的变化。

2.观察有无阴道转移结节；有无咳嗽、咯血、呼吸困难等肺转移症状；有无头痛、恶心、呕吐、视力模糊、失语等脑转移症状，如有异常，立即协助处理。

3.注意有无阴道大出血、剧烈腹痛等，警惕肿瘤穿破宫腔壁。若有危象，还应立即做好急诊手术准备。

4.如化疗按化疗护理常规。

5.需手术者按妇科疾病手术一般护理常规。

（三）健康教育

1.饮食多样化.以富于营养、易消化为原则。

2.进行户外活动，以增强机体抵抗力。

3.坚持避孕（同葡萄胎）。

4.定期随访，第1年内每月随访1次，1年后每3个月随访1次持续至3年，再每年1次至5次，此后每2年1次。

第十五节 功能失调性子宫出血护理常规

功能失调性子宫出血为妇科常见病。主要是由于调节生殖的神经内分泌机制失常引起的异常子宫出血，而全身及内外生殖器官无器质性病变存在。

机体内部和外界许多因素如精神过度紧张、恐惧、忧伤、环境及气候骤变，以及全身性疾病、营养不良、贫血及代谢紊乱等均可导致功血。分为排卵性和无排卵性两大类。

临床表现为子宫不规则出血，特点是月经周期紊乱，经期长短不一，出血量时多时少，甚至大量出血。

按妇科疾病手术一般护理常规。

（一）一般护理

1.耐心解释病情，减轻患者不安心理，积极配合治疗。

2.注意休息，保证充足睡眠。

3.鼓励患者多食高蛋白及含铁高的饮食，以保证营养。纠正贫血。

（二）病情观察

1.观察生命体征变化，注意阴道流血量。

2.性激素治疗时应按量给药，并观察不良反应。

3.若有大出血时.除做好一般大出血患者的护理外，还应做好手术止血准备。

（三）健康教育

1.注意休息，加强营养，保持轻松愉快的心情。

2.经期注意卫生，防止逆行感染。

3.出院带药时应遵医嘱服药，不能随意停止或增减，防止出血。

4.出血量多时及时就诊。

第十六节　腹腔镜手术护理常规

腹腔镜检查及手术是向腹腔内注入 CO_2 气体，形成人工气腹后，将腹腔镜自腹壁插入腹腔内观察病变的形态、部位及与周围脏器的关系，必要时取组织做病理检查或进行手术。适用于内生殖器发育异常、肿瘤、炎症、异位妊娠、子宫内膜异位症、子宫穿孔、下腹疼痛等原因不明的诊断及治疗。

按妇科疾病手术一般护理常规。

（一）术前准备

1.术前沐浴，腹部及外阴部常规备皮。脐孔清洁、消毒。

2.术前 1 日阴道擦洗 1 次。

3.术前 1 日下午甘露醇 250ml 口服或肥皂水灌肠 1 次。

4.术前晚无渣半流饮食，术前 6 小时禁食。

5.遵医嘱给麻醉前用药，更换手术衣裤。

6.人手术室前排空膀胱。

（二）术后护理

1.卧床休息 4 小时~6 小时。尽早下床活动.以防粘连。

2.全麻清醒后或硬膜外麻醉 6 小时后可进食。

3.术后 12 小时内应严密观察血压、脉搏、呼吸变化。

4.腹痛者遵医嘱使用止痛剂。

5.术后 4 小时~6 小时拔除尿管，尽量促使小便自解。子宫切除者可适当延长拔尿管时间。

6.注意有无并发症发生。

第十七节　宫腔镜手术护理常规

适用于探查异常子宫出血、原发或继发不孕的子宫内病因，子宫内异物取出，节育器的定位与取出以及输卵管粘堵等。

按妇科手术一般护理常规。

（一）术前准备

1.月经干净后 7 日内行手术，急诊手术除外。

2.按常规行血常规、凝血功能、心电图、白带常规检查。

3.药物过敏实验，备皮。

4.宫颈准备。

5.术前禁食 6 小时。

（二）术后护理

1.禁食 6 小时。

2.术后监测生命体征变化。

3.清醒后可下床活动。

4.遵医嘱使用宫缩剂、止血剂、抗生素。

第十八节　孕妇入院护理常规

1.孕妇凭入院证入院，阅读门诊病史，按常规进行入院护理。

2.向孕妇介绍入院须知、各项规章制度，测血压、体重，带孕妇到所在床位。

3.向孕妇介绍环境，包括厕所、盥洗室、各类生活用品放置处等。

4.孕30周以上的孕妇，嘱其每日测胎动 3 次，并向其解释胎动及自我监护意义。

5.告知孕妇如有腹痛、胎膜早破、见红等情况及时告知当班医务人员，胎膜早破者立即平卧。

6.如有重度妊高征、先兆子痫、妊娠合并心脏病等各种内科合并症的孕妇，入院时做好各种抢救准备，发现异常立即报告医师，同时进行抢救。

第十九节　产程观察护理常规

（一）第一产程

1.临产后每4时测1次体温、脉搏、呼吸、血压，如有异常，增加测量次数，并汇报医生及时处理。

2.观察宫缩。随时掌握正规宫缩开始时间，持续及间隔时间，宫缩强弱及节律，并注意子宫形态，有无压痛，及时发现先兆子宫破裂征兆。

3.观察胎心，潜伏期2小时听1次，活跃期每半小时听1次，宫缩紧、产程快时，随时听取，每次听1分钟并记录。如发现胎心大于160次/分或胎心小于120次/分且伴有不规则时，应立即给氧气吸入，进行胎心监护，同时通知医师积极处理。

4.肛门检查。了解宫口扩张、先露下降情况。根据宫缩决定肛查时间。一般潜伏期每2小时~4小时查1次，活跃期每1小时~2小时查1次，并画好产程图。肛查次数不宜超过10次，疑有胎盘位置异常应禁止肛查。如发现潜伏期延长、活跃期停滞或胎头下降梗阻等异常者，应及时通知医生。

5.破膜处理。一旦破膜立即听胎心，并观察流出羊水的量、色、质。如头先露而羊水中混有胎粪者，系提示胎儿宫内窘迫。如破膜而无宫缩，则按胎膜早破护理常规。

6.凡胎位异常、胎膜早破、阴道流血、严重妊娠高血压综合征及心脏病等，应卧床休息。正常产妇可下床适当活动。

7.宫缩不太紧时，应间断摄入一些清淡而营养丰富的半流质饮食，以适应分娩时体力消耗的需要，必要时可静脉输液补充能量。

8.督促产妇勤排尿。如排尿困难、膀胱充盈影响先露下降且诱导排尿失败时，应及时导尿。

9.初产妇宫口开全，经产妇宫口开大3cm~4cm，入分娩室继续观察产程，做接产准备。

（一）第一产程

1.协助产妇仰卧于床上，取膀胱截石位，继续观察产妇的一般情况。分娩是剧烈的体力活动，出汗多，应以湿毛巾擦拭。解除不适，在宫缩间歇时，协助给予饮料。

2.须有专人守护，严密观察宫缩，一般每隔5分钟~10分钟听一次胎心。如有异常，应及时通知医生，尽快结束分娩。

3.指导产妇正确使用腹压，如第二产程已达1小时还未分娩，则应通知医生，找出原因，积极处理。

4.正确观察产程，适时行外阴消毒，铺无菌巾，做好接产准备。

5.备好吸痰器等用物，及时做好新生儿的抢救准备工作。

6.接生者应按手术要求洗手、穿手术衣、戴手套、铺无菌产包、正确保护会阴，按分娩机转接生。如需做会阴切开缝合术、胎吸或产钳术，则按相应的手术操作常规进行。

7.接生和检查过程中，要严格执行无菌操作技术，杜绝一切可能感染的因素。

8.产房中的新生儿护理：

（1）婴儿出生后立即擦净全身羊水、血迹，保暖，清理呼吸道。保持呼吸道通畅。

（2）脐带处理。在距脐根 0.5cm 处结扎第一道，再于脐根上 1cm~1.5cm 处结扎第二道，距此处上 0.5cm 处剪断脐带。检查脐带断端无活动性出血，用 2% 碘酒消毒断端后，用无菌纱布包扎。处理脐带过程中，须注意新生儿保暖。

（3）Apgar 评分。新生儿出生后根据新生儿心率、呼吸、皮肤颜色、肌张力、喉反射于产后 1 分钟、5 分钟、10 分钟各评分 1 次。

（4）抱示产妇，认清性别。

（5）双眼滴抗生素眼药水。

（6）行全身检查，测体重、身长、头围、胸围，如有畸形，应立即通知家属。

（7）打新生儿足印，系手圈，盖母亲拇指印（右）。裸体与母亲皮肤接触，早吸吮，并做好宣教。遵医嘱给新生儿应用维生素 K1。

（8）认真填写新生儿产时记录单。

9.胎儿娩出后，产妇无禁忌证者，给予缩宫素 10~20 肛肌肉注射。

（三）第三产程

1.注意胎盘剥离征象.若阴道流血大于 200ml 或半小时后胎盘仍未剥离，应立即协助处理。

2.检查胎盘、胎膜是否完整，如有缺损通知医生，做必要处理。

3.检查软产道有无撕裂伤，必要时遵医嘱用缩宫素。

4.常规缝合会阴切口或撕裂伤，术毕取出带线纱布，检查阴道及肛门，防止纱布遗留体腔，遵医嘱用抗生素预防感染。

5.注意子宫收缩、宫底高度、膀胱充盈、阴道流血、会阴、阴道内有无血肿、血压、脉搏等情况。

6.产妇分娩后给予易消化营养丰富的饮料及食物。

7.产后在产房内观察 2 小时，子宫收缩好、阴道流血不多，更换会阴垫，换产妇衣裤，将母儿送至母婴同室并交班。

第二十节　产前阴道流血护理常规

产前阴道流血包括胎盘早剥和前置胎盘，是产科严重的并发症，对母婴有很大危害，应积极进行抢救和处理。

1.根据主诉、症状及初步检查，了解病情的严重程度，在医师来之前，置孕妇于平卧位，测血压、脉搏、胎心，观察阴道出血量及腹痛情况，孕妇带来的内裤卫生垫等应保留，以估计出血量。

2.阴道出血多或腹痛明显，患者诉头晕、心慌、出冷汗、面色苍白等休克症状时，应氧气吸入。

3.迅速建立静脉通路，同时做血型、血红蛋白或全血化验，遵医嘱配血备用。

4.一般状况尚好者，送做 B 超或其他检查时，应用轮椅或平车推送，如需住院，通知病房做好准备。

5.密切观察阴道出血量、血压、脉搏、体温、宫底上升及胎心变化，注意休克的早期症状，重视孕妇主诉，及时和医师联系。

6.前置胎盘患者，禁止肛门检查及灌肠。

7.胎盘早期剥离易引发凝血机制障碍.应密切观察全身性出血倾向，注意有无皮下、黏膜、注射部位渗血不凝及阴道出血不止等，准备充足的抢救用物及药品，如输液、输血用具、注射器、肝素、纤维蛋白原、新鲜血液等。

8.阴道检查前应备血，开放静脉通路，做好急诊手术准备及抢救婴儿的各项措施。

9.贫血患者机体抵抗力低，应予保护性隔离，严格各项无菌操作，防止交叉感染。

10.抢救的产妇应安排专人护理，密切注意尿量，警惕失血性休克引起急性肾功能衰竭。

11.饮食护理对失血过多患者.应给高蛋白、含铁、易消化食物，有手术指征者应禁食。

12.孕妇需绝对卧床休息。注意保暖。

13.针对产妇及家属的焦急和紧张情绪，给予心理护理。

14.保持外阴清洁，每日用消毒溶液清洁外阴，用消毒会阴垫。

15.产后密切观察子宫收缩及阴道出血情况，遵医嘱使用缩宫素。

第二十一节　胎膜早破护理常规

临产前破膜者称为胎膜早破。羊水可一次大量排出，继以少量间断性排出。腹压增加或先露部上推时可见羊水流出，石蕊试纸测 pH 为 7.0~7.5。

1.立即听胎心，记录破膜时间。定时观察羊水颜色、性状及量，并进行描述。

2.注意观察胎心及宫缩情况，有脐带脱垂可疑者做阴道检查。

3.测体温每 4 小时 1 次，观察白细胞计数及分类的变化，注意有无体温上升、羊水混浊及胎心变化。

4.禁止灌肠。会阴清洁每日 2 次，外阴部置消毒无菌巾，保持清洁干燥。

5.绝对卧床休息。胎位不正及胎头高浮者遵医嘱取侧卧位或头低脚高位。

6.遵医嘱应用抗生素预防感染。

7.帮助孕妇分析目前状况，讲解胎膜早破的影响，使孕妇积极配合护理。

第二十二节　妊娠合并糖尿病护理常规

妊娠合并糖尿病时，妊娠高血压综合征、羊水过多、巨大儿等发病率可增高，常使病情复杂化.围产儿死亡率较高。

1.准确记录 24 小时尿量，测餐前 1 小时及 24 小时尿糖。

2.观察有无烦躁不安、出汗及突然昏迷等低血糖症状。必要时可给予甜食或糖开水。

3.观察有无极度口渴、软弱无力、口中烂苹果样酮味等酮症酸中毒及电解质紊乱症状.视病情轻重予以护理、抢救。

4.按医嘱进行血压、体重、肾功能、胎儿胎盘功能的监护。

5.糖尿病饮食：需控制食量，食物中应忌含糖量，给予富含维生素、纤维素和钙、铁等矿物质。

6.指导患者注意个人卫生，勤擦身。勤换衣裤，预防皮肤感染。

7.遵照医嘱准备应用胰岛素。孕期不用口服降糖药，临产或手术时改皮下注射为静脉滴注。分娩后恢复皮下注射。

8.临产时认真估计胎儿大小，预防肩难产发生。

9.缩短第二产程，减少产妇过度劳累。

10.加强子宫收缩和阴道出血情况观察，胎儿前肩娩出后即注射缩宫素预防产后出血。

11.加强新生儿观察和护理，预防呼吸窘迫综合征及低血糖的发生。新生儿娩出30 分钟开始定期喂服糖水。

12.产后会阴清洁每日 2 次，换清洁衣裤。

13.患者可有自主神经功能障碍，易发生体位性低血压，首次起床及产后 24 小时内上厕所应有人陪伴。

14.指导患者出院后在内科门诊随防。

第二十三节　妊娠合并高血压护理常规

孕 20 周后发生高血压、水肿和蛋白尿症候群为妊高征。

1.重视患者头痛、恶心、胸闷、眼花等主诉，发现有先兆子痫症状时立即报告医生。

2.密切观察血压、心率、呼吸及体重变化，注意水肿分布及其程度，及时详细记录。

3.低盐饮食，食物应富含蛋白质、维生素和纤维素等。

4.指导患者取左侧卧位休息.以改善子宫胎盘循环。

5.做好心理护理，减轻患者紧张焦虑心情。

6.应用硫酸镁.应注意以下几项：

（1）肌注应选用 7 号~8 号长针头做深部肌肉注射，左右臀部交替注射。

（2）静脉滴注时.滴速每小时 1g。滴注瓶上应有醒目标记。

（3）在使用硫酸镁期间应注意观察疗效、毒性反应，若出现膝反射消失，呼吸小于 16 次/分，尿量小于 25ml/时应立即停药，给予 10%葡萄糖酸钙 10ml 对症治疗。

（4）使用大剂量镇静剂和降压药时，注意预防体位性低血压。

7.根据医嘱正确留取血、尿样本，及时送验。

8.密切观察胎心、宫缩及阴道流血情况。

9.注意预防子痫发生（详见先兆子痫、子痫护理章节）。

第二十四节 先兆子痫、子痫护理常规

妊高征患者血压大于或等于 21.3kPa/14.6kPa（160mmHg/110mmHg），蛋白质大于等于 5g/24 小时，出现头痛、眼花、恶心、呕吐等症状称先兆子痫。在上述严重征象的基础上进而有抽搐发生，或伴有昏迷，则称为子痫。

（一）先兆子痫护理

1.每 2 小时 1 次或按医嘱测量血压，密切注意头痛、恶心、眼花等主诉变化。

2.一级护理，绝对卧床休息。

3.做好心理护理，避免情绪激动。

4.鼓励患者进食，饮食宜低盐高蛋白、高维生素，力求营养素均衡，不能进食者或食后呕吐者按医嘱静脉补充能量和液体。

5.每日测胎动 3 次，每次 1 小时。

6.严密观察产程进展，注意宫缩及宫口扩张情况，勤听胎心。

7.床旁置子痫盘备用。盘内置拉舌钳、压舌板、开口器，以备子痫发生时急救用。

8.根据医嘱进行解痉、降压、利尿、扩容等用药治疗.注意观察用药后疗效及有无药物副作用产生。应用硫酸镁治疗的注意事项，参见妊娠合并高血压护理。

9.产时准备氧气及新生儿抢救用物。

10.分娩后遵医嘱给药.产后 2 小时专人护送入母婴同室.予以详细交接班。

（二）子痫护理

1.患者置暗室，避光.专人护理，床旁备子痫盘、吸痰器、氧气、护架等急救用物、药物。

2.氧气吸入，保持呼吸道通畅，头偏向一侧防呕吐物吸入气管，有假牙者取下假牙。

3.特级护理，禁食，防止坠床。

4.密切观察血压、呼吸、脉搏和尿量，正确记录 24 小时出入量。

5.正确记录子痫抽搐时间、次数、持续时间及状况。

6.患者躁动不安时，注意有无产兆及胎心率变化。

7.子痫发作时，应预防舌咬伤或舌后坠堵塞气道。

8.及时、正确地收集和送验各种标本。

9.严密观察产程进展和阴道流血情况.警惕有无胎盘早剥、早产及急产的发生。产后注意有无软产道裂伤、会阴血肿或产后出血征象。

10.保持安静，治疗及护理操作应轻柔，集中进行，尽量减少对孕产妇刺激。

11.保持口腔、皮肤、外阴清洁，防止并发症发生。

第二十五节　胎儿宫内窘迫护理常规

1.密切观察产程，注意胎心变化。每 5 分钟~10 分钟听胎心 1 次，或用胎心监护仪监测，发现异常，及时处理。

2.疑有脐带隐性脱垂或脐带宫内受压者，可抬高床脚、转换胎位，观察胎心变化。

3.给氧气吸入，左侧卧位以改善胎儿血氧供应，遵医嘱静脉注射大三联药物（10%葡萄糖 40ml，维生素 C500mg，地塞米松 5mg）或能量合剂，以减少胎儿颅内出血，改善血液循环及减少脑部瘀血。

4.迅速结束分娩。若宫口开全，胎心好转，可行胎头吸引或产钳助产；若宫口尚未开全，胎心仍未好转，可行剖宫产术。

5.胎儿娩出后，按新生儿窒息抢救常规护理。

第二十六节　新生儿窒息抢救及护理常规

1.估计胎儿出生后窒息的可能性大者，分娩前备好急救药品及器械，做好复苏准备。

2.胎儿娩出后立即清除口腔、呼吸道内羊水、黏液，保持呼吸道通畅，并进行触觉刺激促使啼哭，禁止倒悬新生儿乱拍乱打的粗暴手法。呼吸恢复后给氧气吸入，注意保暖。胎粪污染且苍白窒息者，应行气管插管，吸出气管内黏液、羊水，然后人工正压通氧，每分钟 40 次~60 次，至建立自主呼吸后拔出气管导管改为常压吸氧。

4.新生儿复苏后应继续观察呼吸、心率、面色及精神状态，加强护理。给予侧卧位，延期哺乳。重度窒息新生儿复苏后，还须遵医嘱继续纠正酸中毒，给能量合剂以改善组织缺氧状态。

5.按医嘱给抗生素及维生素 K1 预防感染及颅内出血。

第二十七节　产后出血护理常规

产后 24 小时内阴道出血量达 500ml 以上为产后出血.可因胎盘滞留或残留、子宫收缩乏力、软产道撕裂、凝血功能障碍引起。

1.子宫收缩乏力者，立即腹部按摩子宫，按摩必须待子宫收缩好转，出血控制后才能停止，及时建立静脉通道、静脉滴注或推注缩宫素（催产素）。

2.若子宫收缩良好仍有出血，应进一步检查软产道是否损伤，及时寻找出血原因.对症处理。

3.准备输液、配血、输血及急救物品，正确测量出血量。

4.产妇平卧、吸氧.注意保暖，保持环境安静。

5.严密观察心率、呼吸、血压及阴道出血等.及时补充血容量。

6.如发现脉搏细弱、血压下降、呼吸急促、面色苍白等现象。立即报告医师，根据医嘱及时给药。

7.消除紧张、恐惧心理，适当解释病情及各种护理措施、目的，增加安全感，以取得配合.利于康复。

8.止血后应在产房观察 2 小时，随时注意观察宫缩。阴道流血及全身一般情况，送母婴同室床边交接班，继续观察 24 小时出血量。

9.产后增加营养，酌情纠正贫血及给抗感染药物。

第二十八节　会阴切开缝合术护理常规

会阴切开缝合术是为了防止会阴造成的分娩阻滞以及自然分娩或手术产所引起的严重会阴损伤。常用于初产妇会阴体过高、过短、坚韧或准备使用产钳、胎吸助产或臀位助产、早产等。

（一）术前准备

1.用物准备：会阴切开剪、持针器、血管钳有齿无齿小镊子、三角针、圆针、丝线、肠线、导尿管、局麻用具 1 套，0.5%~1%普鲁卡因，0.5%碘伏液等。

2.病人准备：

（1）取膀胱截石位，常规消毒会阴，铺无菌巾。

（2）导尿，排空膀胱。

（3）予 0.5%~1%普鲁卡因做阴部神经阻滞麻醉或局部麻醉。

（二）操作及注意事项

1.左手中、食二指伸入阴道内，撑起左侧阴道壁。

2.将会阴切开剪在切口部位放好，一般放在会阴后联合中线偏左 45°位置（如会阴高度膨隆时，角度应扩大到 60°~70°）。

3.待宫缩时做会阴全层切开，切口长约 3cm~5cm，直切即在会阴正中做切口，长约 2cm~3cm.出血处用纱布压迫止血.必要时结扎止血。

4.胎儿胎盘娩出后，缝合切口。缝合前在阴道内塞带尾纱布块，阻止宫腔内血液下流，使视野清晰。

5.黏膜用 0 号或 1 号肠线连续或间断缝合，注意有效止血，勿留空腔。

6.皮肤用 1 号丝线间断缝合，注意两断面对齐。缝线不宜过紧。

7.缝毕取出阴道内带尾纱布.按摩子宫压出宫腔血块仔细检查有无阴道血肿。

8.做肛查，了解有无肠线穿透直肠。

9.严格无菌操作，避免粪便污染切口。

第二十九节　胎头吸引术护理常规

胎头吸引术是为了加速胎头娩出，缩短第二产程。常用于胎头位置不正，胎儿窘迫或产妇有心、肝、肾严重疾病及妊娠高血压综合征等。

（一）术前准备

1.用物准备：胎头吸引器、50ml 或 100ml 注射器、止血钳、消毒液状石蜡、会阴侧切用物 1 套，必要时准备新生儿急救用物。

2.病人准备：同会阴切开缝合术，经阴道检查宫口确已开全，无头盆不称，胎头已过坐骨棘。

（二）操作及注意事项

1.初产妇应先行会阴切开术。

2.吸引器开口端涂以润滑剂，以左手食指和中指分开阴道口，右手持吸引器，旋转滑入阴道紧贴胎儿头顶部，调整吸引器牵柄，使与胎头矢状缝方向一致。

3.检查有无阴道壁、宫颈等软组织嵌入吸引器内。缓慢抽出空气约 150ml，造成 26.7kPa~40kPa 的负压。等待 2 分钟~3 分钟，使产瘤充分形成，再行牵引。

4.在宫缩时，沿着产轴按分娩机转缓缓牵引。并鼓励产妇配合宫缩向下用力，助手须注意保护会阴。

5.待胎头即将娩出时放开止血钳，解除负压。取下吸引器，然后按分娩机转助产。

6.吸引器滑脱.可重新放置，滑脱两次应改用产钳术。全部牵引时间不宜超过 20 分钟。

7.胎儿娩出后，仔细检查宫颈、阴道及会阴.发现裂伤及时缝合。会阴切开者行缝合术。

8.检查新生儿头皮损伤情况，遵医嘱给肌注维生素 K3 天，以防颅内出血，并按手术产儿护理。

第三十节　产钳助产术护理常规

（一）术前准备

1.用物准备：

（1）产包、手套、产钳、卵圆钳 3 把以及座椅、灯光。

（2）消毒用品：0.5%碘伏棉球、血管钳、导尿管、长针头、20ml 注射器、0.5%~1%普鲁卡因溶液、肠线、器械润滑油。

2.孕妇准备：

（1）说明产钳助产的目的，以取得孕妇的配合。

（2）注意保暖。

（3）产妇取膀胱截石位，双腿架于腿架上。对时间稍长有麻木感或肌肉痉挛的产妇，应为其做局部按摩，指导产妇配合用力及放松。

（二）术中护理

1.操作程序配合：

（1）拉开产床.放置好体位，外阴常规冲洗后铺消毒巾，平铺双层消毒巾于产床上，铺产包。

（2）协助医生穿手术衣。

（3）协助医生抽 0.5%~1% 普鲁卡因 20ml。

（4）胎儿娩出时，准备吸痰和急救；胎儿娩出后，给予缩宫素。

（5）医生检查宫颈时，帮助灯光照射。

（6）缝合会阴时，注意纱布及丝线、肠线的补充。

2.观察要点：

（1）5 分钟~10 分钟听胎心 1 次，观察宫缩及羊水颜色。

（2）胎盘娩出后.测血压 1 次。观察宫缩情况。

（3）产程长者注意宫缩及排尿情况。

（三）术后护理

1.新生儿护理后。给产妇做早吸吮.并做好有关宣教。

2.手术完毕放平产妇双腿。让产妇休息.注意保暖。

3.每 30 分钟观察宫缩、会阴、膀胱等情况，并记录。

4.产后 2 小时，更换会阴垫及衣裤，送休养室。

第三十一节　剖宫产术护理常规

（一）术前准备

1.心理护理：向患者解释手术目的，消除紧张心理。

2.按硬膜外术前常规护理。禁食 6 小时，禁水 4 小时。

3.备齐各项常规检查报告，如血、尿常规、出凝血时间、血型等。

4.手术野皮肤准备：范围上界剑突下缘下线，下界耻骨联合平面，两侧至腋中线。清洁外阴。

5.按医嘱给术前用药。

6.留置导尿管。

（二）术后护理

1.按硬膜外麻醉术后常规护理。

2.头偏向一侧.去枕平卧 6 小时。

3.定期观察记录脉搏、呼吸、血压.半小时 1 次，共 6 次。

4.注意观察切口渗血、阴道流血及子宫收缩情况。

5.禁食 6 小时后改流质饮食至半流质。肛门未排气前，禁食糖及牛奶等产气食物，排气后给普食。

6.保持导尿管通畅，注意尿量、颜色，一般 24 小时后拔管。

7.术后正确记录 24 小时尿量.有内科合并症者，记 24 小时出入量。

8.观察体温和恶露性质，保持外阴清洁，每日消毒液擦洗 2 次。若体温超过 38℃或恶露有臭味，即提示有感染可能。应通知医生及时治疗。

9.鼓励病人早期活动。情况良好者，24 小时~48 小时后可下床活动，有利于各器官的功能恢复。

10.做好新生儿皮肤接触、早吸吮护理。

第三十二节　新生儿一般护理常规

1.接收新生儿入室须详阅记录.了解出生情况及注意事项，并核对婴儿手圈，检查性别、床号、出生日期、时间是否正确，检查新生儿脚印、母亲手印是否清晰、新生儿有无畸形，并详细记录。

2.根据 Apgar 评分和新生儿分娩前后情况决定护理分级。

3.观察体温变化，每日测体温 2 次，如体温低于 36℃或高于 37.5℃应每 4 小时测 1 次。早产儿及体温低于 36℃者，应置新生儿保暖床。如体温升高超过 38℃者，可喂白开水或 5%葡萄糖水并报告医师查明发热原因，对症处理。

4.出生后 24 小时内给侧卧位，左右侧卧位定时交替。注意面色、呼吸，及时清除口腔分泌物以防发生吸入性肺炎。必要时氧气吸入。

5.婴儿入室后，尤其 2 小时内，密切观察脐带有无渗血、出血、若有出血须重新结扎。

6.观察新生儿第一次大小便并记录。如超过 24 小时无尿、24 小时~48 小时无胎粪排出者，应通知医生.查明原因给予处理。

7.眼睛护理。每日用生理盐水自内眦向外擦洗两眼，分泌物过多者，用抗生素眼药水滴眼，每日 3 次~4 次；发现脓血性分泌物，应涂片查淋病双球菌。如阳性。立即上报，并给其父母及婴儿 3 人同时治疗。

8.口腔护理。新生儿口腔黏膜柔嫩，不宜擦洗，以免损伤而致感染。

9.沐浴。新生儿每日晨沐浴 1 次。调节室温至 26℃~28℃。操作时动作应轻柔，防止受凉和损伤，勿使浴水进入婴儿口、鼻、耳内及污染脐带；注意皮肤及全身有无感染；核对手圈。床边隔离婴儿应最后沐浴。早产儿、难产儿等出生 3 日内不宜多动者，可在床上擦浴。

10.脐带护理。出生 12 小时之后即可断脐，用 75%酒精消毒后，沿脐根剪去脐带残端，覆盖无菌纱布加压包扎，24 小时~48 小时脐断面干燥后即可暴露。

11.臀部处理。每次哺乳前换尿布，注意观察大小便性状，以了解喂养情况。大便后应用温水洗净擦干，并涂以鞣酸软膏，避免发生红臀。

12.每日观察并记录体温、体重、哺乳量及脐部情况，如有精神不振、抽搐、呕吐、黄疸、红臀等，应通知医生，及时给予处理。

13.正常新生儿24小时内接种乙肝疫苗，24小时后接种卡介苗，手术儿3天后接种卡介苗。

第三十三节　新生儿抚触护理常规

（一）抚触前准备

1.房间应整洁、安静、温度适宜，一般在25℃左右。

2.抚触时间一般在沐浴后、睡前、两次进食之间。

3.抚触者洗净并温暖双手。

4.准备润肤油、爽身粉、大毛巾、尿布及清洁衣服。

（二）抚触的顺序

前额→下颌→头部→胸部→腹部→上肢→下肢→背部→臀部

（三）抚触的方法

1.额部：两拇指指腹由中央至两侧推。

2.下颌部：两拇指指腹由中央向两侧以上滑行。

3.头部：一手托头，另一手食、中、无名指指腹从前额发际抚向后发际。最后停在耳后。换手抚触另半部。

4.胸部：双手食、中指指腹分别由胸部外下方向对侧上方交叉抚触.

5.腹部：双手食、中指指腹轮换从右下腹至右上腹，左上腹至左下腹做顺时针抚触，避开新生儿脐部。

6.四肢：双手交替从近端向远端滑行达腕部.然后在重复滑行过程中节段性用力.挤压肢体肌肉.再从近至远进行抚触手掌、手背，再抚触每个手指.同法抚触下肢。

7.背：以脊柱为中点，双手食、中、无名指指腹向外侧滑行，从上到下。然后从上到下抚触脊柱两侧。

（四）注意事项

1.确保按摩时不受打扰，可放柔和的音乐帮助放松。

2.选择适当时间进行按摩。不宜在新生儿饥饿和过饱时进行。

3.注意与新生儿情感交流。

4.观察新生儿有无不适反应和异常表现，如出现哭闹、肤色发生变化、呕吐等反应时，应暂停抚触。

5.抚触应避开乳腺及脐孔，有血肿部位不宜抚触。

第三十四节　新生儿游泳护理常规

（一）游泳前准备

1.房间应清洁、安静，室温在28℃左右，水温在38℃左右。

2.选择足月正常分娩的剖宫产儿，顺产儿（0个月~10个月），孕32周~孕36周分娩的早产儿、低体重儿，（体重在2000g~2500g住院期间无须特殊治疗者）。

3.吃奶后1小时游泳，每天2次，10分/次~15分/次。

4.选择适宜的新生儿游泳圈和游泳桶，使用前进行安全检查（如型号、保险按扣是否漏气）。

5.水质用特殊新生儿游泳液配方或洁净水。

（二）游泳的方法

1.新生儿脐部贴防水护脐贴以免污染脐部。

2.新生儿套好游泳圈检查下颌是否垫托在预设位置，要逐渐且缓慢入水。

3.游泳完毕迅速擦干新生儿身上的水，注意保暖。

4.取下防水护脐贴，予以碘伏消毒棉签或75%酒精消毒脐部，且用一次性护脐带包扎。

（三）注意事项

1.进行新生儿游泳前要严格掌握适应征和禁忌症。

2.游泳期间必须专人看护，新生儿与看护者的距离必须在监护人的一臂之内。

3.住院期间为防止交叉感染，游泳桶内套一次性塑料袋，做到一人一池水。

4.观察新生儿有无不适反应和异常表现，如出现哭闹、肤色发生变化、呕吐等反应时应停止游泳。

第三十五节　母婴同室护理常规

1.按产后护理常规接待新产妇。

2.宣传母乳喂养和母婴同室的优点，发放母乳喂养的宣传资料。新生儿入室后即刻喂哺，第一次哺乳护理人员应在旁指导正确的哺乳姿势。

3.宣传母乳喂养的好处，树立母乳喂养的信心，要求产后24小时内至少让新生儿吸吮8次~10次。

4.鼓励产妇早期起床活动，了解母乳喂养情况，指导产妇正确估计奶的摄入量。

5.教会产妇正确挤奶，做好乳房异常情况的护理（如乳头皲裂、奶胀等），指导哺乳中可能碰到的一些问题及解决方法。

6.向产妇宣教新生儿一些常见生理现象及新生儿护理常规（如喂养、沐浴等）。

7.加强产后宣教，产褥期卫生及产后营养指导。

（孙宁 王燕）

第九章 耳咽喉科疾病护理常规

第一节 耳鼻咽喉科一般护理常规

（一）术前一般护理常规

1 心理护理向患者介绍手术名称及简单过程，麻醉方式，术前准备的目的及内容，术前用药的作用，并向患者讲解术后可能出现的不适及需要的医疗处置，使患者有充分的心理准备，解除顾虑，促进患者术后的康复。

2.术前常规检查项目:血，尿常规，生化全项，APTT+PT.HIV.HCV 梅毒抗体，心电图胸片等。

3.呼吸道准备保暖，预防感冒，必要时就用抗生素预防感染。

4.胃肠道准备全麻手术需进食，水 6—8H，防止全身麻醉所导致的吸入性肺炎，窒息等。

5.其他护理措施

（1）保持口腔洁洁，术前 1 天予漱口液漱口。

（2）沐浴，剪指（趾）甲，保持全身清洁，男性患者剃胡须。

（3）询问过敏史，遵医嘱作抗生素皮肤过敏试验，记录结果。皮试阳性者，应在病历中注明，并及时通知医生更改用药。

（4）必要时，遵医嘱于手术前晚于给予口服镇静剂，以保证充足的睡眠，确保手术顺利进行。

（5）注意患者有无发热，感冒、女患者月经来潮等情况，并及时通知医生。

（6）术日晨护理

1.监测生命体征，如有异常，应及时通知医生予以处理。

2.嘱患者取下假牙，眼镜，首饰及贵重物品交于家属妥善保存，入手术室前应排空二便。

3.木前遵医嘱给予术前针，并将病历，术中用药带入手术室。

（二）术前一般护理常规

1.全麻术后护理常规全麻患者清醒后，保持呼吸道通畅，头偏向一侧，以免呕吐物误入呼吸道发生窒息。

2.密切观察患者病情变化，如生命体征，出血及其他并发症等情况。如有异常及时通知医生处理。

3.术后患者应保持口腔清洁，护士要协助患者用漱口液漱口。

4.术后患者应避免剧烈运动，情绪激动。

5.遵医嘱给予抗感染,抗水肿，止血等对症治疗。

6.并发症观察

（1）感染监测患者的生命体征，若体温上升到38.5,或患者主诉伤口异常疼痛，且切口周围皮肤红肿，应通知医生及时处理。

（2）出血观察伤口敷料是否千净，口腔及鼻腔分泌物的颜色及量。若发现渗血不止，应及时报告处理。

（3）呼吸困难观察患者呼吸频率，节律，深浅度，呼吸道内分泌物的颜色，量和性质。若发现异常应及时清除呼吸道内分泌物，同时通知医生予以处理。

第二节　鼻出血护理常规

（一）定义

鼻出又称鼻扭，是一种常见的症状，出血的部位多见于鼻中隔前下方易出血区鼻腔局部或全身疾病所引起，如:鼻外伤，鼻中隔偏曲，血液病等。轻者涕中带血，量多时可导致休克，反复出血可继发贫血。

（二）护理措施

1.按耳鼻喉科患者一般护理常规

2.病情观察

（1）观察患者神志，意识，体温，呼吸，血压。

（2）观察患者鼻腔出血的性质，颜色，评估出血量。

（3）观察患者鼻腔填塞物有无松动，脱落，交代患者不要随意取出鼻腔填塞物。

3.心理护理

保持镇静，避免紧张，因恐惧可引起交感神经兴奋，血压升高而加重出血。同时做好家属的解释工作，及时更换污染的衣物，避免对患者产生不良刺激。

4.备好抢救物品及药品，如:吸引器，鼻内窥镜及光源，止血油沙条，止血药，升压药，备血等。

5.体位与活动护理:半卧位休息，头抬高10－15度，头偏向出血侧，有利于血液流出，防止误吸血块引起窒息。填塞止血后应协助患者取半坐位，如患者虚弱为防止休克可给予平卧位。减少下床活动，防止鼻腔再次出血。活动性出血时，应绝对卧床休息，头部冷敷，建立静脉通道，遵医嘱输液或输血，补充血容量，注意保暖。

6.口腔护理保持口腔清洁，每3H用漱口液漱口1次。嘱患者切勿将血咽下，以免引起胃部不适。

7.饮食护理进食高蛋白，高维生素，含铁丰富的清淡，温凉饮食，禁食辛辣，刺激性强的食物，多食水果，蔬菜，如，豆制品，木耳，西红柿等。

8.预防使秘，必要时遵医嘱给予缓泻剂。

9.皮肤护理及时清洁面部血迹，保持全身皮肤清洁卫生，卧床患者定时翻身，预防压疮发生。

（三）健康指导

1.饮食不吃辛辣，刺激性食物，以免诱发出血。

2 加强锻炼，增强体质，避免受凉，感冒而引起呼吸道感染，导致咳嗽，打喷嚏诱发出血。

3.积极治疗原发病，定时监测血压。

4.不用力擤鼻，以免诱发鼻出血。

第三节　鼻中隔偏曲护理常规

（一）定义

指鼻中隔偏向一侧或两侧，或局部有突起，并引起鼻腔功能障碍和症状，如鼻塞，鼻出血和头痛等。

（二）术前护理措施

1.同耳鼻咽喉科术前一般护理常规。

2.常规专科检查鼻窦 CT （水平位+冠状位），皮肤过敏试验，鼻阻力，鼻腔分泌物细胞涂片 （EC.MC）

3.备皮范围剪双侧鼻毛，男性患者剃胡须

4.心理护理向患者及家属介绍简单病情，手术，麻醉方法和过程，说明术后可能出现疼痛及其处理对策，和可能出现的渗血，以及渗血较多时的应对措施。解除顾虑，取得合作。

5.遵医嘱用药

（1）抗生素：从术前 1 周开始服用，主要为了减轻炎症，为手术做好准备。

（2）类固醇类药物：从术前 1 周开始口服并局部使用喷鼻剂，以收缩肿胀的黏膜，抗炎，消肿，利于鼻腔通气和引流。

（三）术前健康指导业

1.注意休息，预防感冒，放松心情，术前晚保证充足和睡眠。

2.饮食：

（1）全麻手术患者，术前晚进食清淡，易消化的食物，术前禁食 10H，禁食 4H。

（2）局麻手术患者，术前可少量进食，以免术中呕吐.

3.局麻患者术前 30 分钟打术前针后勿离开病房，防止晕倒。

4 交代手术患者将眼睛，活动假牙，贵重物品交于家属保管，以免丢失。

5.术前排空大，小便，穿好员服，在病历等待手术。

6.有牙齿松动的患者应告知医生松动牙齿的位置及数量，以免术中引起牙齿。

（四）术后护理措施

1.按耳鼻喉科患者术后一般护理常规。

2.全麻术后护理常规全麻患者清醒后，去枕平卧6H，保持呼吸道通畅，头偏向一侧，以免呕吐，误吸入呼吸道发生窒息。

3.密切观察患者病情变化，如生命体征，出血及其他并发症等情况。若有异常及时报告医生配合处理。

4.勤巡视病房，嘱患者术后出现头痛或鼻腔少量渗血均为正常现象，可用冰袋冷敷前额以减轻症状。观察患者鼻腔渗血情况，若出血量过多，应及时通知医师。

5.术后6H患者应半卧位休息，减少伤口水肿，充血，有利于鼻腔分泌物，渗血流出，勿咽下，免吞入胃里，引起胃部不适。用舌顶上腭或做深呼吸可以尽量避免打喷嚏，咳嗽，以免牵拉伤口。

6.患者应术后鼻腔填塞，张口呼吸，口腔黏膜干燥，并有血性分泌物经口腔吐出，故应注意保持口腔清洁，湿润，协助患者清洁口腔6次每日。

7术后6H可进食温凉开水，如有不适，可进食清淡，易消化，温凉半流质饮食，如：芝麻糊，稀饭等。

8.告知患者鼻腔填塞纱条将于24—48H间断取出，勿自行抽出纱条，以免引起出血。

9.嘱患者避免情绪激动，剧烈运动。

10.遵医嘱给予抗炎，抗水肿，促分泌物排出治疗，并观察用药后效果。

11.遵医嘱予患者鼻腔冲洗，向患者介绍鼻腔冲洗的目的及操作方法，协助患者进行鼻腔冲洗，使患者熟练掌握正确的冲洗方法。

（五）术后健康指导

1.环境应安静舒适，保持温度适宜，注意通风，保持室内空气清新。

2.保持良好的心理状态，避免情绪激动，保持愉快的心情，适当参加锻炼，有利于疾病的恢复。

3.恢复期应禁烟酒，禁辛辣刺激的食物，选择含有丰富维生素，蛋白质的饮食（新鲜水果，蔬菜，鱼，瘦肉），增强机体抵抗力，促进疾病康复。

4.避免挤压，碰撞鼻部，改掉挖鼻，大力擤鼻等不良习惯。

5.冬春季外出时应戴口罩，减少花粉，冷空气对鼻黏膜的刺激。

6.遵医嘱正确做鼻腔冲洗，清理鼻腔鼻窦内的干痂，防止感染。喷鼻药应在鼻腔冲洗后喷鼻，年日12次。

7.手术后尽量避免上呼吸道感染，减少对具彪的剧烈刺激。

8.术后迹医嘱定期复查，进行鼻内窥镜检查，以便医生了解手术创面恢复情况，并及时对术腔进行处理。

9.2个月避免游泳。

第四节　鼻疖护理常规

（一）定义

鼻疖是鼻前庭或具父部的毛囊，皮脂腺或汗腺的局限性急性化脓性炎症，金黄色葡萄球菌为主要的致病菌。多因挖鼻，拔身毛使鼻前庭皮肤损伤所致，也可继发鼻前庭炎。机体抵抗力低时易害本病。

（二）护理措施

1.按耳鼻喉科患者一般护理常规

2.疖肿未成熟时给予理疗，热敷或用10%鱼石脂软膏敷其表面，促其消散或成熟穿破。

3.疖肿已成熟者，可用探针蘸少许15%硝酸银腐蚀脓头，或用小刀挑破脓头，再用小镊子夹出脓头，切记挤压。

4.按医嘱给予足量，有效的抗生素或黄胺类药物，剧痛者可适当服用镇痛剂。

5.密切观察生命体征，如高热应给予物理降温，并报告医生及时处理。

6.合并海绵窦血栓静脉炎时，请眼科和神经内科医生协助会诊。

7.如有糖尿病患者，应和内分泌科医生给患者制定糖尿病治疗方案。

8.教育患者戒除挖鼻，拔鼻毛的不良习惯。告知患者及家属不要自行切开及挤压疖肿，避免发生并发症。

第五节　变应性鼻炎护理常规

（一）定义变应性鼻炎是发生于鼻黏膜的变态反应性疾病，可分为常年性和季节性两种。

本病以15-40岁多见，近年来已有发病率增加的趋势。

（二）护理措施

1.按耳鼻喉科患者一般常规

2.帮助患者分析发生变态反应的原因，协助进行变应原皮肤试验或黏膜继发试验，寻找变应原。

3.症状严重者应遵医嘱给予药物治疗如抗组胺药息斯敏，特非那丁等。糖皮质激素多主张局部使用，常用制剂有倍氯米松气雾剂，曲安缩松滴鼻剂。

4.协助时行免疫疗法，用皮肤试验阳性的变应原，逐渐增加浓度的剂量，进行皮下注射。

（三）健康指导

1.保持家庭折墙壁和家具清洁干燥，禁养宠物，不用地毯，羽绒被褥，使用百叶窗。经常晒衣服被褥，搞卫生时戴口罩。

2.花粉症患者尽量不接近树木，草坪和野花。

第六节　慢性鼻炎护理常规

（一）定义

慢性鼻炎为鼻黏膜及鼻粘膜下组织的非特异性慢性炎症，是一种常见疾病。

临床上可分为慢性单纯性鼻炎和慢性肥厚性鼻炎两种，两者间常为过渡型。

（二）护理措施

1 按耳鼻喉科患者一般护理常规

2.根据患者不同情况提供护理

（1）鼻黏膜对减充血剂敏感者，介绍正确的滴鼻法，选用合适的滴鼻药。

（2）对减充血剂不敏感者，与医生商量可选用下鼻甲硬化剂注射法，激光疗法，冷冻疗法等。

（3）对拟定手术治疗者，配合医生做好围王术期护理。

（赵允 吴远玲 王夫侠 孙会 王希美 刘美菊）

第十章 眼科护理常规

第一节 眼科一般护理常规

1.热情接待新患者，安置床位，介绍病室环境及入院须知，告知科主任、护士长、主管医师及责任护士，及时通知医生诊治。

2.遵医嘱分级护理

3.遵医嘱及病情给予饮食指导

4.入院后测 T、P、R、即及体重.测 T、P、R 每日 3 次，连续 3 日无异常改为每日 1 次:体温在 37.5 度以上每日 3 次，38.5 度每日 4 次，39 度以上每日 6 次同时按高热护理常规:连续 3 日正常后改为每日 1 次。

5.体重、血压每周测量 1 次并记录，特殊情况遵医嘱。

6.每日记录大小便，便秘者遵医嘱给予缝等剂，注意保持大便通畅。

8.严格执行医嘱，按时滴眼药，使用多种眼药时，先滴刺源性小的眼药，后澜刺激性大的眼药，眼药之间应间隔 1015 分钟:滴可能出现奇副作用的眼药如阿托品时，应压迫泪蠹区 23 分钟，以防吸收导致毒剧作用。

9.传染性眼病患者，特别是淋球菌性结膜炎、角膜炎患者，应严格消寿隔离避免院内交叉感染。

10.有提光者室内光线宜暗，必要时藏有色眼镜，使进入眼球的光线减弱，减少对患者的刺激。

11.做好卫生宣教，术后患者不要用手擦技限眼睛，视网膜脱离者避免别烈运动。

12.加强心理护理，对视力极差及双眼包扎的患者协助日常生活。

13.做好出院指导，告知保护眼睛与滴限药的方法，嘱患者定期复查。

第二节 角膜溃疡护理常规

1.按眼科一般护理常规

2.普食，鼓励患者多吃含维生素 A 丰富的食物如动物肝脏，红萝卜等以改善角膜的营养，促进角膜上皮再生，促使溃疡愈合。

3.严格消毒隔离措施,加强卫生宣教,注意医护人员和患者的消毒，防止院内交叉感染。

4.滴眼药时，动作应轻柔，切勿用手压迫眼球，以防角膜穿孔。球结膜下注射时应避免在同一部位反复注射，注射针头应背离角膜，切勿注入眼内。

5.行结膜囊冲洗时，冲洗管的头端应置于眼内眦角处，勿触及角膜。

6.角膜刺激征状严重，如出现眼痛，畏光、流泪等，酌情遮盖患眼，避免强光刺激使眼部疼痛加剧。

第三节　前房积血护理常规

1.按眼科一般护理常规

2.嘱患者取半坐卧位，头抬高 40-50，绝对卧床休息，以利于前房内血液的吸收。

3.加压包扎双眼，要告知这一措施的重要性，并嘱患者如果患眼有眼胀、眼痛等不适要及时向医护人员报告，以便进行处理。

4.对于合并有晶体脱位者，要观察眼压，如有偏头痛、眼痛等情况，要注意是否继发青光眼，如有要及时报告医生处理。

5.防止碰撞患限，告诉患者尽量减少头部活动，将常规用物放于伸手能及的地力，在护理和治疗操作中避免对限球的加压。

6.软食

7.做好心理护理，使患者树立战胜疾病的勇气和信心。

5.及时遵医职使用止血药物。

第四节　急性虹膜睫状体炎护理常规

1.按眼科一般护理常规

2.注意观察患者腌孔大小，有异常及时通知医生。

3.应用大剂量激素及免疫抑制剂治疗时，可能会出现如向心性肥胖、食欲不报骨质疏松、应激性溃疡、血象异常等不良反应，应密切观察，告知患者可能出现的上述反应，如发现出现不良反应，应及时通知医生。

4.球结膜下注射护扩瞳剂时应观察病人有无心前区不适、心悸，气促等不良反应注意有心血管疾病患者告知医生。

5.遵医嘱按时局部滴眼药，用强效扩瞳剂时，应注意压迫泪膏区

6.加强心理护理，并行饮食指导

第五节　眼化学烧伤护理常规

1.按眼科一般护理常现

2.根据视力情况遵医嘱分级护理。

3.滴眼药时动作轻柔，勿压迫眼球

4球结膜下注射时，注意保护球结膜，造免在同一部位反交注射，匆注入眼内

第五节　青光眼手术护理常规

1.按眼内手术术前护理常规

2.清淡饮食,保持大便通畅，忌烟酒浓茶和刺激性食物

3.做好安慰解释工作，避免情绪激动，以利于术中良好的配合。

4.注意观察患者有无高眼压症状如眼痛，眼胀，恶心、呕吐等，如有及时通知医生处理，给予球结膜下注射麻药护瞳剂时，应观察心平、血压:静滴 20%甘露程应嘱患者卧床休息，并观察尿液（颜色、量）。

5.如果术后术眼滴扩瞳药，非手术眼则滴缩瞳药，滴眼药时，必须严格执行查对制度，防止扩暗药流入非手术眼，滴药后压迫内囊23分钟，以防吸收中毒。并注意非手术眼有无青光眼的发作，如出现视力剧降，眼部剧痛。眼胀头痛，恶心，呕吐等症状，及时通知医生。

6.治疗服药期间，注意药物的不良反应做好患者宣教工作：嘱患者生活应有规律:睡眠时宜抬高床头:不宜大量进水，一次饮水量不超过 300，以免眼压升高:少看电视，不能在光线过案处停留过久等。

7.做好出院指导，告知出院后继续滴抗生素眼药，嘱患者多休息，保证充足的睡眠，保持大便通畅，注意眼部卫生，防止感染，保持良好的情绪，合理饮食，定期门诊复查。

第六节　白内障手术护理常规

1.术前常规滴抗生素眼药

2.计意观察患者是否有全身性疾病，有异常及时纠正

3.术前教会患者眼球随意转动，尤其是向下看自己的脚，因手术切口在眼球上方。

4.扩瞳。术前扩瞳是白内障手术的必要环节，一般瞳孔扩大 6cm 以上为宜。

5.注意术眼滴扩瞳药时，勿使扩瞳药流入非手术眼 2.术后惠者卧床休息，嘱患者少低头工作。

6.注意观察术限有无不适，如出现限痛、视力下降、更视等症状，及时通知医生，如有疼痛，的情给予止痛药，禁用吗啡

7.给予半流饮食或易消化饮食，3 天后改普食

8.保持大便通畅，必要时按医嘱给予暖泻剂或灌肠，以免大便用力用力造成术

眼出血，影响伤日愈合。

9.注意保暖，严防感冒、咳嗽、打喷嚏，防正玻璃体疝和伤口裂开。

10.术后滴眼药水时必须严守操作规程，切勿迫眼球。

第七节　视网膜脱离手术护理常规

1.协助病人取正确卧位，使网脱部位于最低位，利于检查及手术

2.加强病区管理，防上地面深滑，去除致伤因素，上厕所时需有人挥扶，必要时准各便器

3.避免切可致网膜震动的因素，进软食，保持大便通畅。

4.术前一日剪睫毛，冲洗泪道

5.术日进少量饮食，术日按医嘱给予术前用药。

6.心理护理:网脱因卧位、时间及活动限制，易产生焦虑、视能心理，应鼓励病人树立战胜疾病的信心，告知及早治疗可以控制脱离范围的护大和有利于恢复，减少损害程度，使病人理解病程，帮助其及时适应病人角色。

7.协助病人取正确卧位，无特殊要求者，术目向术眼对侧卧或平卧，次日可坐起，避免低头心批市及头部市以三大型儿发问股、积液。应有聚汽置于最低位。玻璃体论气术后应将裂孔置最高位。黄斑裂几论气术后应的图或伏于桌面，每日保持16 小时，连续 5 目，睡眠时可侧卧，严格避免平卧，如书中应用重水，应取半卧位或停卧位。

8.术后第一餐进流食，3 目内予以消化半流质软食，3 日后改食。

9.术后 24-48 小时首次换药，遵医嘱予单眼敷料选盖或包扎。

10 观察疼痛发生时间及反应轻重，有无伴随症状，头部少动，当病情许可下来活动时，应循序渐进，避免体位性低血压的发生。

11.指导患者保持正确头位原则下，定时更换体位，以防皮肤受压

第八节　玻璃体切割手术护理常规

1.清淡饮食，保持大便通畅

2.嘱患者卧床休息，激少患眼活动，双眼包扎者，协助生活护理

3.型强心理护理，消除患者紧张情绪，必要时遵医嘱给予镇静药，尤其后部玻切割手术难度大璃体的难度大，时间长，要引导患者配合治疗，增强信心。

4.题导马想者要注意的融变化，强业位息名要注盘难信空化

5.体公配合，技学化切别术管需安地充气体或时油的售者通需需要储野量，水国应教会卷者正确卧位姿势，必要术后护理被眼内手术后护理常规。

6.清谈饮食

3 施后器玻的体的强科融消充域注设大影者，静来体息，根据视网膜教托方位，

严格理实强取构业静记，并协化信护理，理察情情变化型现强秘强，的聚基样状，应及时通知次生处理观要患开视力变化，过意术国视野中是否出现云雾状阴影、视物变形等规网腔脱要征象，有发件设时通能联。

6.加强心理护理

7.协助术后下床大小化，的让体他性低血压导致的量倒。

8.造联联合理用药，并继心讲解药物件用。

9.做好出职指导，遵改瞩持续特殊体位，术后 36 个月内避免重体力劳动，定期门治贸诊，自出现头据、恶心、规力下降或跟部不适时，可随时来院就诊。

（赵允）

第十一章　呼吸系统护理常规

第一节　呼吸系统一般护理常规

1.恢复期可下床适当活动，危重患者应绝对卧床休息。

2.给高蛋白、高热量、多维生素易消化饮食。高热和危重患者，可给流质或半流质饮食。

3.严密观察病情。随时注意体温、脉搏、呼吸、血压、神志等生命体征的变化。有否感染性疾病所致全身毒性反应，如畏寒、发热、乏力、食欲减退、体重减轻、衰竭等，以及本系统疾病的局部表现如咳嗽、咳痰、咯血、哮喘、胸痛等。

4.若系金黄色葡萄球菌、铜绿假单胞菌所致感染性疾病，应进行呼吸道隔离。有条件时将同一种致病菌感染的患者集中一室，或住单人房间。

5.当患者需进行支气管造影、纤维支气管镜窥视、胸腔穿刺、胸腔测压抽气、胸膜活检等检查时应做好术前准备、术中配合、术后护理。

6.呼吸困难者应给予氧气吸入。护士必须掌握给氧的方法（如持续或间歇给氧和给氧的流量）。

7.结合临床，了解肺功能检查和血气分析的临床意义。发现异常及时通知医生。

8.呼吸衰竭患者如出现兴奋、烦躁、谵妄时应慎用镇静药，禁用吗啡和地西泮等巴比妥类药，以防抑制呼吸中枢。

9.留取痰液、脓液、血液标本时按常规操作。取样要新鲜，送检要及时，标本容器要清洁干燥。

10.病室空气要流通，每日定时通风，但避免对流。

11.高热、咯血患者护理参考有关章节。

12.做好卫生宣教工作，积极宣传预防呼吸系统疾病的措施。指导患者进行体育锻炼，阐明吸烟对人体的危害，劝告患者注意保暖预防感冒。

13.备好一切抢救物品和药物。

第二节　急、慢性支气管炎护理常规

急性支气管炎是由感染、物理、化学因素刺激或过敏反应等引起的气管支气管黏膜的急性炎症。常见于寒冷季节或气候突变时，也可由急性上呼吸道感染迁延而来。

慢性支气管炎是指气管、支气管黏膜及其周围组织的慢性非特异性炎症，以慢性反复发作的咳嗽、咳痰或伴有喘息为临床特征。

按呼吸系统疾病一般护理常规。

（一）一般护理

1.保持室内清洁、空气流通及适宜的温度、湿度。

2.鼓励病员多饮水，每日饮水量不少于2000ml。给营养丰富的食品，避免刺激性食物及饮料。

（二）对症处理

1.急性期发热按发热护理常规执行。

2.对咳嗽剧烈者可给止咳药。痰液黏稠不易咳出时，可给蒸气、超声雾化吸入，轻拍病人背部或指导病人变动体位等，协助病人排痰。

（三）健康教育

1.对慢性支气管炎经常发作者，在冬、春季可给支气管炎菌苗、核酪等预防注射，增加机体的免疫力。

2.慢性支气管炎病人，平时应加强耐寒训练，学会腹式呼吸，坚持体育锻炼等，增强机体抗病能力。同时加强个人防护。

第三节　支气管哮喘护理常规

支气管哮喘是指因致敏原或其他非致敏因素引起的一种支气管反应性过度增高的疾病，表现为不同程度的可逆性气道阻塞症状。哮喘发作时气道阻塞与支气管平滑肌痉挛，气道黏膜水肿及腺体分泌增多有关。诱发或加重哮喘的因素有过敏源、感染、环境、药物、精神因素等。临床以反复发作的呼吸性呼吸困难伴哮鸣音、胸闷、咳嗽为主要特征。

按内科及本系统疾病的一般护理常规。

（一）病情观察

1.密切观察血压、脉搏、呼吸、神志、发绀和尿量等情况。

2.观察药物作用和副作用，尤其是糖皮质激素。

3.了解患者诱发哮喘的病因和过敏源，避免诱发因素。

4.密切观察哮喘发作先兆症状，如胸闷、鼻咽痒、咳嗽、打喷嚏等，应尽早采取相应措施。

（二）对症护理

1.了解患者有否其他疾病，正确应用支气管解痉剂。

2.应合理给氧、鼓励多饮水，保证每日一定的饮水量。

3.帮助痰液引流、翻身拍背、雾化吸入等。

（三）一般护理

1.饮食护理，给予营养丰富清淡饮食，多饮水，多吃水果和蔬菜。

2.给予精神安慰和心理护理。

3.半卧位，保持病室的安静和整洁。减少对患者的不良刺激。

（四）健康指导

1.居室内禁放花、草、地毯等。

2.忌食诱发患者哮喘的食物，如鱼、虾等。

3.避免刺激气体、烟雾、灰尘和油烟等。

4.避免精神紧张和剧烈运动。

5.避免受凉及上呼吸道感染。

6.寻找过敏源，避免接触过敏源。

7.戒烟。

第四节　支气管扩张症护理常规

支气管扩张症是指由于支气管及其周围肺组织的慢性炎症损坏管壁，导致支气管腔扩张和变形的慢性化脓性疾病。主要原因为支气管—肺组织感染和支气管阻塞，两者互为因果。多起病于儿童和青年。

临床以慢性咳嗽、大量脓痰和反复咯血为主要特征。

按内科及本系统疾病的一般护理常规。

（一）病情观察

1.观察痰液的颜色、性状、气味和量的变化，必要时留痰标本送检。

2.观察病情变化，有无感染与咯血。

3.观察体温变化。

4.观察有无窒息的先兆症状，及时采取措施。

5.观察各种药物作用和副作用。

（二）对症护理

1.根据病情，合理给氧。

2.体位引流：

（1）根据不同部位的病变作体位引流。

（2）引流时间每次为 15 分钟，鼓励患者咳嗽。引流完毕后给漱口。

（3）每日 1 次~2 次（清晨、入睡前）作体位引流。记录引流出的痰量及性质。

（4）引流应在饭前进行，应协助拍背。

3.清除痰液，保持呼吸道通畅，可每日 2 次进行超声雾化吸入。

4.咯血患者按咯血护理常规：

（1）给予精神安慰，鼓励患者将血轻轻咯出。

（2）给予温凉、易消化半流质，大咯血时禁食。

（3）密切观察止血药物的作用和副作用。

（4）密切观察咯血颜色和量，并记录。

（5）保证静脉通路通畅，并正确计算每分钟滴速。

（6）大咯血患者给予患侧卧位，头侧向一边。

（7）准备好抢救物品及吸引器。

（8）必要时正确记录特护单。

（9）密切观察有无窒息的先兆症状。

（10）保证病室安静，避免噪音刺激。及时清除血污物品，保持床单整洁。

（三）一般护理

1.饮食护理：鼓励患者多进高蛋白，高维生素食物。

2.口腔护理：晨起、睡前、进食后漱口或刷牙等，减少细菌下延至呼吸道引起感染。

3.适当休息：适当下床活动，以利痰液引流。

（四）健康指导

1.注意保暖，预防上呼吸道感染。

2.注意口腔清洁，勤漱口、多刷牙，定期更换牙刷。

3.锻炼身体，增强抗病能力。

4.保持呼吸道通畅，注意引流排痰。

5.定期做痰细菌培养，尽早对症用药。

第五节　自发性气胸护理常规

自发性气胸是指在没有创伤或人为的因素下，肺组织和脏层胸膜自发破裂，空气进入胸腔所致的气胸。临床以急性胸痛、憋气、渐进性呼吸困难、干咳为主要特征。

按内科及本系统疾病的一般护理常规。

（一）病情观察

1.观察患者胸痛、咳嗽、呼吸困难的程度，及时与医生联系采取相应措施。

2.根据病情准备胸腔穿刺术、胸腔闭式引流术的物品及药物，并及时配合医生进行有关处理。

3.观察患者呼吸、脉搏、血压及面色变化。

4.胸腔闭式引流术后应观察创口有无出血、漏气、皮下气肿及胸痛情况。

（二）对症处理

1.尽量避免咳嗽，必要时给止咳剂。

2.减少活动，保持大便通畅，避免用力屏气，必要时采取相应的通便措施。

3.胸痛剧烈者，可给予相应的止痛剂。

4.胸腔闭式引流时按胸腔引流护理常规。

（三）一般护理

1.给予高蛋白饮食，适量进粗纤维食物。

2.半卧位，给予吸氧，氧流量一般在 3L/分以上。

3.卧床休息。

（四）健康指导

1.饮食护理，多进高蛋白饮食，不挑食，不偏食，适当进粗纤维素食物。

2.气胸痊愈后，1 个月内避免剧烈运动，避免抬、举重物，避免屏气。

3.保持大便通畅，2 天以上未解大便应采取有效措施。

4.预防上呼吸道感染，避免剧烈咳嗽。

第六节　胸膜炎护理常规

胸膜炎概括起来有两种，一种是结核性的，患者大多属这种；另一种是继发于胸部的疾病。结核性又分为干性、渗出性及结核性脓胸。

按呼吸系统疾病一般护理常规。

（一）一般护理

1.保持病室内空气流通，温、湿度适宜。

2.给予高蛋白、高维生素、高热量饮食，并鼓励病人多饮水。

3.急性期卧床休息。大量胸腔积液合并呼吸困难时，取半卧位。

（二）对症处理

1.观察体温、脉搏、呼吸，如发现口唇发紫，呼吸困难者，应给氧气吸入。

2.高热者按高热护理常规。

3.胸痛严重，可局部热敷。支气管胸膜瘘时，鼓励病人多变换体位，将胸腔积液通过咳嗽排出体外。

（三）病情观察

1.协助医师施行胸腔穿刺放液术。术前向病人做好解释工作，术中密切观察神志、面色、脉搏、呼吸的变化。

2.详细记录胸水量及其性质，送胸水作常规检查。术后严密观察 24 小时。

3.注意抗结核药物的毒、副作用。服用激素药物者，应注意病情有无变化。并督促病人按时按量服药。

第七节　传染性非典型肺炎护理常规

传染性非典型性肺炎（严重急性呼吸综合征，又叫 SARS）是一种传染性强的呼吸系统疾病，其病原体为一种新型的冠状病毒，主要传播途径为近距离飞沫和密切接触传播。

其临床表现潜伏期一般为 1 日~12 日，多数病人在 4 日~5 日发病。起病急，以发热为首发症状，多数体温高于 38℃，偶有畏寒，伴有头痛、关节痛、肌肉酸痛、腹泻，常无上呼吸道卡他症状，可伴有咳嗽、少痰，偶有血丝痰，严重者出现呼吸加速、气促，部分病人发展为 ARDS 或 MODS。

按呼吸系统疾病一般护理常规。

（一）一般护理

1.主动热情接诊。采取严密隔离。

2.保持病室内整洁、舒适、通气，温、湿度适宜。

3.休息：卧床休息，避免劳累，根据病情选择适当体位。

4.心理护理：应宽容对待病人，支持、安慰、尽快稳定病人情绪，并给以信息传递。当病情危重时应安抚、镇静，特别要注意与病人情感交流。

5.饮食：给予高热量、高蛋白、多维生素易消化饮食，避免刺激性食物。

6.保持口腔及皮肤清洁，预防并发症发生。

7.保持呼吸道通畅，协助病人翻身拍背，促进排痰，避免剧烈咳嗽。咳嗽剧烈者给予镇咳药，咳痰者给予祛痰药。

8.病情观察：

（1）密切观察病情变化，监测症状、体温、血压、呼吸频率、皮肤色泽、spO_2 或动脉血气分析等。若出现气促、PaO_2 小于 70mmHg 或 SpO_2 小于 93%给予持续鼻导管或面罩吸氧。

（2）注意有无休克、ARDS、MODS、DIC 等并发症，若发生异常，及时协助医师处理。

（3）观察有无腹泻现象，注意粪便颜色和性状，若出现腹泻，应及时给予处理，并留取标本。

（4）密切观察药物的作用及其副作用。如抗病毒药、抗生素、免疫增强药、糖皮质激素等。

（5）发热者按发热护理常规，休克者按休克护理常规。

（二）重症护理

1.动态监测：

（1）监测生命体征，尤其是呼吸频率的变化，如呼吸频率大于 25 次/分，常提示有呼吸功能不全，有可能是 ARDS 先兆期的表现。

（2）观察意识状态，发绀、皮肤的温、湿度，黏膜的完整性，出血倾向，球结膜有无充血、水肿。昏迷患者应检查瞳孔大小及对光反应肌张力、腱反射及病理体征。

（3）准确记录出入量，必要时监测每小时尿量，并注意电解质尤其是血钾的变化。

（4）监测血气分析，包括动脉氧分压、血氧饱和度。

2.氧疗护理：给予高浓度吸氧，记录吸氧方式、吸氧浓度及吸氧时间，密切观察氧疗的效果。

3.机械通气护理：

（1）使用无创正压机械通气（NPPV）。模式采用持续气道正压（cPAP）的通气方式。压力水平一般为 $4cmH_2O \sim 10cmH_2O$；吸入氧流量一般为 5L/分~8L/分，维持血氧饱和度 93%，NPPV 应维持应用（包括睡眠时间），暂停时间不宜超过 30 分钟，直到病情缓解。其护理按无创正压机械通气护理。

（2）若患者不耐受 NPPV 或氧饱和度改善不满意，应及时进行有创正压机械通气治疗。采用压力支持通气加呼气末正压（PSV+PEEP），PEEP 水平一般为 $4cmH_2O \sim 10cmH_2O$，吸气压力水平一般为 $10cmH_2O \sim 20cmH_2O$。其护理按有创正压机械通气护理。

4.保持呼吸道通畅，按时翻身、拍背，及时吸痰。

5.维持体液平衡及适当营养.鼓励病人进食高蛋白、高热量、多维生素富含营养食物，按医嘱做好鼻饲或全胃肠外营养护理。

6.注意有无气胸、纵膈气肿、多器官功能障碍综合征、消化道出血、二重感染等并发症。

（三）健康教育

1.入院介绍：

（1）介绍病房环境，包括病室设施、用物的使用方法、呼叫系统的使用方法。

（2）介绍疾病知识、个人卫生要求、隔离病区的管理规定、消毒隔离制度等。

（3）患者在住院期间佩戴口罩的目的、方法及注意事项。

（4）向患者解释住院期间不开放亲友探视及陪护的意义，以取得患者的理解和合作。嘱患者住院期间不要随意离开病室，防止交叉感染。

（5）基本消毒隔离知识介绍：

①病室开窗通风，门应随时关闭，传递窗口应单向开放。

②与其他病人或医务人员接触时要佩戴口罩。

③大小便、痰液的处理方法。

④用物、污物的处理。

2.患者家属的健康指导：

（1）及时向家属宣教 SARS 防治知识，说明隔离的必要性，取得家属的合作。

（2）强调与患者有密切接触者要接受监测和隔离，医学观察 14 日后方可解除隔离。强调家庭环境和工作环境进行消毒处理的重要性。

（3）指导患者家属利用手机、短信或写信方式传递信息，增强患者战胜疾病的信心。

3.出院指导：

（1）患者出院后实施家庭医学隔离观察 2 周，每日测体温 2 次，并按时服药。如体温超过 38℃并伴有其他不适时，应及时到原治疗医院就诊。

（2）注意休息，充足睡眠，生活要有规律，注意劳逸结合并进行自我心理调整，消除紧张、恐惧情绪，防止出现情绪低落和心理疲劳。

（3）天气变化时应注意防寒保暖，少去人群密度高或不通风的场所，必要时戴口罩。

（4）加强营养，合理膳食，可适当多食高蛋白、多维生素等富有营养食物，每日饮用 1 杯~2 杯牛奶，食用肉、鱼、豆、蛋类 4 两~5 两，蔬菜最好 3 种以上，加 2 种以上水果，可搭配少量油脂，获取均衡营养。避免辛辣、刺激性食物。

（5）保持良好的卫生习惯，勤洗手，勤洗脸，勤饮水，勤通风。

（6）适当进行锻炼，通过增强体质改善各系统的功能，提高机体免疫力。

（7）出院时外周血象、肝功能等各项检查和胸部 X 片已正常者，出院后 1 周内复查 1 次；不正常者每周复查 1 次，直至正常为止。

第八节　肺炎护理常规

肺炎是指由多种病因引起的肺实质或间质内的急性渗出性炎症。按病因分类有细菌性肺炎、病毒性肺炎、支原体性肺炎、真菌性肺炎等。以细菌性肺炎为最常见，主要的病原菌有肺炎球菌，其次为葡萄球菌，肺炎杆菌。按解剖分类有大叶性肺炎、小叶性肺炎、间质性肺炎。肺炎链球菌引起的急性肺炎临床特点为突然畏寒、高热、咳嗽、胸痛、咳铁锈色痰，重者出现周围循环衰竭的征象，血压下降至 80/50mmHg 以下。

按内科及本系统疾病的一般护理常规。

（一）病情观察

1.定时测血压、体温、脉搏和呼吸。

2.观察精神症状，是否有神志模糊、昏睡和烦躁等。

3.观察有无休克早期症状，如烦躁不安、反应迟钝、尿量减少等。

4.注意痰液的色、质、量变化。

（二）对症护理

1.根据病情，合理氧疗。

2.保证静脉输液通畅、无外渗，必要时测中心静脉压了解血容量。

3.按医嘱送痰培养 2 次，血培养 1 次（用抗生素前）。

4.高热护理见高热护理常规。

5.胸痛、咳嗽、咳痰可采取对症处理。

（三）一般护理

1.饮食护理，给予高营养饮食，鼓励多饮水，病情危重高热者可给清淡易消化半流质饮食。

2.注意保暖，尽可能卧床休息。

（四）健康指导

1.锻炼身体，增强机体抵抗力。

2.季节变换时避免受凉。

3.避免过度疲劳，感冒流行时少去公共场所。

4.尽早防治上呼吸道感染。

第九节　肺结核护理常规

肺结核是指由结核分支杆菌引起的慢性传染病，可侵犯多个脏器，其中以肺结核最为多见。人体感染结核菌后不一定发病，当抵抗力降低或细胞介质的变态反应增高时，方可引起发病。

临床多呈慢性过程，表现为消瘦、低热、乏力等全身症状与咳嗽、咯血等呼吸系统表现。

按呼吸系统疾病一般护理常规。

（一）呼吸道隔离

1.保持室内适宜的温度和湿度。

2.餐具食用后煮沸 10 分钟后再清洗，剩余饭菜煮沸 10 分钟后弃去。

3.用具、便器、痰具用后消毒。

4.痰液入纸盒或纸袋，焚烧处理。

5.病室、被褥、书籍可用紫外线照射消毒或日光曝晒 2 小时。

（二）一般护理

1.休息：根据病情适当卧床休息。急性活动期应卧床休息，胸痛时取患侧位，病情好转后可增加活动，但应注意劳逸结合。

2.饮食：给予高蛋白、高热量、多维生素、易消化的饮食，多食水果、新鲜蔬菜等。

3.盗汗者防止受凉，保持皮肤清洁，勤换衣被，严重盗汗者应多饮水。

4.正确留取痰标本，入院后留晨痰浓缩查抗酸杆菌 3 次，必要时留 24 小时痰液送检。

（三）病情观察

1.观察患者体温、脉搏、呼吸等变化，如出现高热、咳嗽加剧，应注意有无结核播散。

2.对咯血患者，应注意有无窒息先兆表现，一旦发现应及时抢救。

3.注意肝、肾功能变化，如发现异常应及时通知医生。

4.观察抗结核药物的疗效及药物反应，一旦出现毒副反应，应立即停药，给予相应处理。

5.高热者按高热护理常规。

（四）健康教育

1.开放性肺结核患者单独使用餐具并消毒，吐痰入盂。

2.避免去公共场所。

3.加强心理咨询，帮助患者树立治疗康复信心。

4.定期复查。

第十节 肺脓肿护理常规

肺脓肿是各种病原菌引起的肺部感染，早期为化脓性炎症，继而坏死形成脓肿。临床上以高热、咳嗽，咳大量脓臭痰为特征。

（一）病情观察

1.观察体温、脉搏、呼吸、血压变化，呼吸困难、发绀者吸氧。

2.记录 24 小时痰量，观察痰的分层、颜色、有无咯血。及时送痰标本进行痰培养和药物敏感性试验。痰盒加盖以 5%来苏水浸泡痰液。

（二）体位引流

依病变部位做好体位引流，于睡前及晨起空腹进行。嘱病人轻咳、轻呼吸.使痰由气管自动排出.记录每次引流量。高度衰竭、中毒症状明显及大咯血哲禁用（排痰不畅，可先行雾化吸入）。

（三）一般护理

1.保持室内空气流通，定期消毒。因痰有恶臭且咳重者，最好单独隔离。

2.注意口腔清洁，去垢除臭。

3.给予高蛋白、高维生素、高热量、易消化的饮食以补充营养，增加机体抵抗力。

4.急性期有高热及衰竭病人，应卧床休息，待感染控制，体温正常可适当下床活动。

（四）健康指导

1.注意休息，劳逸结合，生活规律，戒烟、酒。

2.每日开窗通风保持室内空气新鲜。少去人多的场所，预防感冒。

3.进行适当的体育锻炼。

4.加强营养，进食高蛋白、高热量、低脂肪的饮食。

5.使用正确的咳痰方法保持呼吸道通畅。

6.每日行体位引流 2 次~3 次，进行正确的扣背，促进痰液的排出。

第十一节 肺间质纤维化护理常规

肺间质纤维化足各种原因引起肺部分正常组织被纤维化的组织代替，失去正常的气体交换功能。活动后气促、干咳是该疾病最典型的症状。

（一）病情观察

1.监测病人的呼吸如频率、节律、深浅度。

2.病人感染分泌物增多，观察痰液的性状，给予有效的排痰，必要时雾化吸入，嘱病人饮水 1500ml/天~2000ml/天。

3.遵医嘱给予吸氧.4L/分~6L/分，并观察病人的缺氧症状改善情况。

（二）一般护理

1.给予舒适的卧位，依病人情况半卧位或端坐位。

2.指导病人有效呼吸以及呼吸锻炼的方式。

3.如病人体温过高，给予物理降温处理。

（三）健康指导

1.休养环境要舒适安静，空气新鲜，如室温高且干燥可使用超声波加湿器。

2.根据气候的变化随时增减衣服，避免受凉，避免接触感冒或流感人员。预防上呼吸道感染。戒烟并减少被动吸烟。

3.饮食上应多食高维生素（如绿叶蔬菜、水果）、高蛋白（如瘦肉、豆可制品、蛋类）、粗纤维（如芹菜、韭菜）的食物.少食动物脂肪以及胆固醇含量高的食物（如动物的内脏）。

4.避免剧烈运动。可选择适合自己的运动.如散步、打太极拳等。

5.肾上腺皮质激素是控制此病的主要药物.用药时注意：

（1）按时按量服药，在医生的指导下减药或换药，不要自行添加或减最。

（2）服药后会有食欲增加、肥胖、兴奋等症状.无须担忧.停药后会好转。

（3）此类药物还会引起骨质疏松，应注意安全，防止骨折。

6.定期到门诊复查.如有不适反应，及时到医院就诊。

第十二节　支气管肺癌护理常规

肺癌的病因复杂，迄今尚不能确定某一致癌因子，吸烟者约占发病的75%。肺癌发病机会一般在40岁以后开始增长，50岁~60岁间上升显著，男女之比：美国为4:1。我国为2:1~3:1。

（一）病情观察

注意观察化疗、放疗的副作用。如出现声音嘶哑、食欲不振、恶心、呕吐、头晕、白细胞减少、血小板减少等，应通知医生及时处理。白细胞减少者，应注意防止交叉感染。

（二）症状护理

1.咳嗽、胸痛可止咳镇痛；憋喘伴胸腔积液可抽胸腔积液，给氧缓解症状；咯血者保持呼吸道通畅，适当使用止血药；全身乏力，食欲不振，消瘦，恶病质可给支持疗法；化疗反应需对症处理。

2.病人咯血时执行咯血护理常规。

3.晚期病人发生胸痛时，可适当给予止痛药。

（三）一般护理

1.晚期病人需卧床休息，呼吸困难者取半坐位。

2.给高蛋白、高热量、高维生素、易消化饮食。注意食物色、香、味以增进食欲。化疗期间可给清淡饮食。

3.做好心理护理，树立战胜疾病的信心，配合化疗放疗或手术治疗。随时了解病人思想情况，严格交接班.防止发生意外。

4.做纤维支气管镜窥视和活组织检查、胸腔穿刺、胸腔积液离心沉淀脱落细胞检查时，护士应做好术前准备及术中配合工作。标本及时送检。

5.痰液脱落细胞检查时，痰液标本必须新鲜并及时送检。否则细胞溶解影响检出率。

6.静脉注射化疗药物，注意用药剂量、方法，选择适宜的血管，避免药液外渗造成组织坏死。

7.注意安全，避免自伤。

（四）健康指导

1.休养环境需要舒适、安静。戒烟及减少被动吸烟.根据气候变化及时增减衣服.避免感冒。少去公共场所，加强自我保护。

2.注意饮食搭配，科学进餐。多食新鲜水果及蔬菜，保证足够的热量、丰富的蛋白质（如瘦肉、豆制品、鸡蛋、虾等）及维生素，保持大便通畅，每日饮水不少于 1500ml。

3.化疗后的病人应定期监测血象，如有体温升高及其他不适，应随时就诊。

4.脱发是化疗药的副作用所致，停药后会重新生成，不需担忧，

短时期内可戴假发套。

5.适当地增加活动量，注意劳逸结合，松紧适度，达到自我最佳状态。

6.保持身心轻松，面对疾病要树立信心，更好地配合治疗，保持最佳的疗效。

第十三节　慢性阻塞性肺部疾病护理常规

慢申聿阻塞性肺部疾病（COPD）包括慢性支气管炎和肺气肿。临床上以咳、痰、喘为主要表现。

（一）病情观察

观察病情变化，如神志、呼吸深度及频率、音调、口唇和甲床的颜色。监测血氧变化。

（二）症状护理

1.卧床休息.呼吸困难时抬高床头.取半卧位或坐位。

2.持续低流量吸氧，指导患者正确留取痰标本，同时观察痰的颜色、性状、气味等。

3.排痰困难者可行雾化吸入或体位引流。

（三）一般护理

1.病室每日通风两次，每次 30 分钟，保持室内空气新鲜，温度、湿度适宜。

2.饮食以高热量、易消化的流食、半流食为宜，鼓励病人多饮水。

3.加强口腔护理，去垢除臭。使口腔湿润舒适。

4.指导病人有效地咳痰，学会腹式呼吸。

5.恢复期逐渐增加活动量。

（四）健康指导

1.休养环境要舒适安静，每日通风换气，保持空气新鲜。

2.根据气候的变化随时增减衣服，避免受凉，避免接触感冒人员，预防上呼吸道感染。

3.戒烟并减少被动吸烟。

4.饮食上应多食高维生素（如绿叶蔬菜、水果）、高蛋白（如瘦肉、豆制品、蛋类）、粗纤维（如芹菜、韭菜）的食物，少食动物脂肪以及胆固醇含量高的食物（如动物内脏）。

5.避免剧烈运动，可选择适合自己的运动，如散步、打太极拳等，注意劳逸结合。

6.坚持呼吸锻炼，配备家庭氧疗设施，必要时低流量吸氧。

第十四节　睡眠呼吸暂停综合征护理常规

睡眠呼吸暂停综合征是一种常见的、有一定潜在危险的睡眠呼吸紊乱，临床上以每晚睡眠 7 小时中发生 30 次以上呼吸暂停，或每小时睡眠发作 5 次以卜呼吸暂停，或呼吸紊乱指数大于 5 为诊断标准。

（一）一般护理

1.减少白天的睡眠时间.注意睡眠情况，出现呼吸暂停时唤醒病人。

2.给予低流量吸氧。病情严重者予以 BiPAP 呼吸机辅助呼吸。

3.加强 BiPAP 呼吸机管理。注意面罩有无漏气，保护受压部位的皮肤。

4.控制饮食，多食水果、蔬菜。

5.加强安全保护，防止外伤。

（二）病情观察

观察呼吸频率、节律，监测血氧饱和度。

（三）健康指导

1.生活规律，戒烟、酒。

2.进行适当的体育锻炼。

3.合理膳食，坚持减肥。

4.学会并遵医嘱使用呼吸机。

第十五节　呼吸衰竭护理常规

呼吸衰竭是指各种原因引起的肺通气/换气功能严重障碍，以致在静息状态下不能维持足够的气体交换，导致缺氧，伴或不伴二氧化碳潴留，从而引起一系列生理功能和代谢紊乱的综合征。

临床分为急性与慢性两类。急性呼吸衰竭多由于溺水、电击、创伤，药物中毒等所致；慢性呼吸衰竭多继发于慢性呼吸系统疾病。

临床表现除原发病症状外，主要是缺氧和二氧化碳潴留引起多脏器功能紊乱、呼吸困难、发绀、精神神经症状，心血管系统症状等。

按内科及本系统疾病的一般护理常规。

（一）病情观察

1.密切观察神志、血压、呼吸、脉搏、体温、尿量和皮肤色泽等，观察各类药物作用和副作用（尤其是呼吸兴奋剂）。

2.密切观察动脉血气分析和各项化验指数变化。

（二）对症护理

1.保持呼吸道通畅：

（1）鼓励患者咳嗽、咳痰，更换体位和多饮水。

（2）危重患者每 2 小时~3 小时翻身拍背一次，帮助排痰。如建立人工气道患者，应加强湿化吸痰。

（3）神志清醒者可每日 2 次~3 次做超声雾化，喷雾吸入，每次 10 分钟~20 分钟。

2.根据血气分析和临床情况合理给氧。

3.危重患者或使用机械通气者应做好危重病人护理记录。

4.重危患者保持床单平整、干燥，预防发生褥疮。

5.使用鼻罩或口鼻面罩加压辅助机械通气者，做好该项护理有关事项。

6.病情危重患者建立人工气道（气管插管或气管切开）应按人工气道护理要求。

7.建立人工气道接呼吸机进行机械通气时，应按机械通气护理要求。

（三）一般护理

1.饮食护理.鼓励患者多进高蛋白、高维生素食物（置胃管患者应按胃管护理要求）。

2.保持病室整洁、通风.每日 2 次。

3.正确留取各项标本。

4.严格控制陪客和家属探望。

（四）健康指导

1.鼓励患者做腹式呼吸以改善通气。

2.鼓励患者尽可能下床活动。

3.预防上呼吸道感染，注意保暖，季节交换和流感季节少外出，少去公共场所。

4.劝告戒烟，如有感冒尽量就医，防止感染加重。

（赵允 吴远玲 王夫侠 孙会 王希美 刘美菊 魏飒 孔祥其 邵珠红）

第十二章　心血管疾病护理常规

第一节　心血管系统一般护理常规

（一）病情观察

1.症状观察：及时了解患者主诉，如胸闷、胸痛、心悸、气急。并进一步观察其部位、性质、持续时间.及时通知医师并采取相应措施，如吸氧、口含硝酸甘油等。

2.体征观察：定时测量脉率、脉律、心率、心律、呼吸和血压，对危重者应使用心电、呼吸、血压监护。

（二）一般护理

1.生活护理：对心功能不全、急性心肌梗死、严重心律失常、急性心肌炎患者，协助其生活起居及个人卫生。

2.休息及卧位：重症患者绝对卧床休息.病情稳定者逐渐鼓励床上活动乃至下床活动，长期卧床者每2小时更换体位。心功能不全者半卧位或端坐卧位。

3.饮食护理：宜给高维生素、易消化饮食、少量多餐，禁烟酒、咖啡、浓茶及其他刺激性食物。高血压病、冠心病、心功能不全患者应限制钠盐食物。

4.氧疗护理：非严重缺氧患者采用低流量鼻导管吸氧，即2L/分~4L/分，浓度为30%~40%；严重缺氧者6L/分~8L/分。急性肺水肿患者采用30%~50%乙醇湿化交替吸氧。肺原性心脏病患者予以间歇低流量持续吸氧，呼吸功能不全者使用面罩加压吸氧或必要时行机械通气。

5.排泄护理：鼓励长期卧床者多食蔬菜、水果及富含纤维素食物，养成每日解便习惯。对便秘患者可用手沿结肠走向轻轻揉压，连续数日未解便者可给予缓泻剂或低压温水灌肠，无效时可戴手套润滑手指后轻轻将粪便抠出。对危重患者记录24小时尿量。定时测体重。

6.药疗护理：掌握心血管常用药物的剂量、方法、作用及副作用，如应用洋地黄类药物时应准确掌握剂量。用药前后密切注意心率、心律变化；利尿剂应用中应注意尿量及电解质变化；扩血管药物应用时应定期测量血压，准确控制和调节药物的浓度与使用速度；使用抗凝药物时应注意患者有无出血现象。

7.护理人员应保持良好工作情绪，关心、体贴、鼓励患者，做好充分的解释、安慰工作，避免他人谈论任何使患者烦恼、激动的事，协助患者克服各种不利于疾病治疗的生活习惯和嗜好。

（三）急救护理

1.护理人员熟练掌握常用仪器、抢救器材及药品。

2.各抢救用物定点放置，定人保管，定量供应，定时核对，定期消毒.使其保持完好备用状态。

3.患者一旦发生晕厥，应立即就地抢救并通知医师。

4.应及时给予吸氧，建立静脉通道。

5.按医嘱准、稳、快地使用各类药物。

6.若患者出现心脏骤停，立即进行心、肺、脑复苏。

（四）健康指导

1.向患者及家属宣传有关疾病的防治与急救知识。

2.鼓励患者积极治疗各种原发病，避免各种诱因。

3.根据不同疾病指导患者掌握劳逸结合的原则，保证足够的睡眠并避免任何精神刺激。

4.根据不同疾病指导患者选择不同的治疗饮食，少食多餐，忌烟酒。

5.对安装起搏器患者应随身带好保健卡，对冠心病患者应随身备好急救药物。

6.患者应遵医嘱按时服药，定期随访。

第二节　冠状动脉粥样硬化性心脏病护理常规

冠状动脉粥样硬化性心脏病：指冠状动脉粥样硬化使血管腔阻塞导致心肌缺血、缺氧而引起的心脏病，它和冠状动脉功能性改变（痉挛）一起，统称冠状动脉性心脏病.简称冠心病，亦称缺血性心脏病。心绞痛是冠状动脉供血不足，心肌急剧的、暂时的缺血与缺氧所引起的临床综合征。

（一）病情观察

1.密切监测血压、脉搏及心电图的变化，如有异常及时报告医生。

2.心绞痛发作时病人多感到紧张、焦虑，故在护理病人时应态度镇定、和蔼，并认真听取病人主诉。积极处理，以减轻病人心理负担。必要时可遵医嘱予镇静剂。

3.发作时予硝酸甘油舌下含服或外用贴剂。但在使用中应注意硝酸甘油的副作用。并应告知病人用药后可能出现的症状，如头痛、低血压、面色潮红、眩晕等。同时贴剂应每日一换，静滴硝酸甘油速度不可过快。

（二）对症处理

1.积极控制糖尿病、高血压，减少患冠心病的可能。

2.心脏病人长期服用血小板抑制剂（如肠溶阿司匹林）应随时观察有无牙龈出血、血尿、皮下出血等出血倾向，并根据情况给予相应处理。

3.饮食宜为低盐低脂，减少动物性脂肪（猪油、肥肉、牛油等）及高胆固醇（如蛋黄、动物内脏、坚果类食品等）食物的摄取，多摄取粗纤维食物（如青菜、水果等），以减少诱发因素，同时应少食多餐，切忌暴饮暴食。

4.保持大便通畅，排便时不可过度用力。必要时遵医嘱予缓泻剂（如开塞露、通便灵、麻仁润肠丸等），甚至便前可预防性含服硝酸甘油，以减轻心脏负担，预防心绞痛的发生。

5.完善各项检查：心电图、超声心动图、冠状动脉造影、Holter等，以明确病变的部位和程度。

（三）一般护理

1.休息：疼痛发作时应立即停止一切活动，视病情而采用坐位或卧床休息，保持安静直到胸痛消除。

2.有憋喘或呼吸困难时可给予氧气吸入（2L/分~3L/分），以改善心肌缺氧，缓解疼痛。

第三节　心绞痛护理常规

心绞痛指冠状动脉供血不足导致心肌急剧、暂时性缺血缺氧所引起的临床综合征。主要是由于冠状动脉粥样硬化所致的冠脉管腔狭窄或痉挛，或其他原因如重度主动脉狭窄或关闭不全、肥厚型心肌病等。

临床表现为阵发性的前胸压榨性疼痛感.主要位于胸背后部，可放射至心前区或左上肢，常发生于劳累或情绪激动时，持续数分钟，休息或含服硝酸酯类药物后消失。

按内科及本系统疾病的一般护理常规。

（一）病情观察

1.症状：典型心绞痛具有以下特征。

（1）部位：常见于胸骨中段或上段之后.其次为心前区，可放射至颈、咽部，左肩与左臂内侧.直至环指与小指。

（2）性质：突然发作的胸痛.常呈压榨、紧闷、窒息感，常迫使患者停止原有动作。

（3）持续时间：多在1分钟~5分钟，很少超过15分钟。

（4）诱发因素：疼痛多发生于体力劳动、情绪激动、饱餐、受寒等情况下。

（5）缓解方式：休息或含服硝酸甘油后几分钟内缓解。

2.体征：发作时患者面色苍白、冷汗、气短或有濒死恐惧感，有时可出现血压波动或心律、心率的改变。

3.掌握心绞痛患者典型的临床症状和体征后，应密切观察脉搏、血压、呼吸的变化情况；密切观察疼痛的部位、性质、范围、放射性、持续时间、诱因及缓解方式，以利于及时正确地判断、处理。在有条件的情况下应进行心电监护，无条件时，对心绞痛发作者应定期检测心电图观察其改变。

（二）对症护理

患者主要表现为疼痛时，应即刻给予休息、停止活动、舌下含服硝酸甘油，必要时给予适量镇静剂，如地西泮等，发作期可给予吸氧。

（三）一般护理

1.休息：心绞痛发作时应立即就地休息、停止活动。

2.饮食：给予高维生素、低热量、低动物脂肪、低胆固醇、适量蛋白质、易消化的清淡饮食，少量多餐，避免过饱及刺激性食物与饮料，禁烟酒.多吃蔬菜、水果。

3.保持大便通畅：见循环系统疾病护理常规。

4.心理护理：见循环系统疾病护理常规。

（四）健康指导

1.指导患者合理安排工作和生活，急性发作期间应就地休息，缓解期注意劳逸结合。

2.消除紧张、焦虑、恐惧情绪、避免各种诱发因素。

3.指导患者正确使用心绞痛发作期及预防心绞痛的药物。

4.宣传饮食保健的重要性。让患者主动配合。

5.定期随访。

第四节　急性心肌梗死护理常规

心肌梗死是指因冠状动脉血供急剧减少或中断，使相应心肌严重而持久的缺血导致心肌梗死。主要是由于冠状动脉粥样硬化，造成管径狭窄或闭塞使心肌供血不足，且有血供急剧减少或中断，使心肌严重而持久性的急性缺血，即可发生心肌梗死。

临床以持久的胸骨后剧烈疼痛、发热、白细胞计数和血清心肌酶增高及心电图ST-T 的进行性改变为特点，可发生心律失常、心力衰竭或休克。

（一）病情观察

1.急性心肌梗死的早期发现：

（1）突然严重的心绞痛发作或原有心绞痛程度加重、发作频繁、时间延长或含服硝酸甘油无效并伴有胃肠道症状者，应立即通知医师。并加以严密观察。

（2）心电图检查 sT 段一时性上升或明显下降，T 波倒置或增高。

2.三大合并症观察：

（1）心律失常：

①室性早搏落在前一心搏的 T 波之上（RonT 现象）。

②频发室性早搏，每分钟超过 5 次。

③多源性早搏或室性早搏呈二联律。

以上情况有可能发展为室性心动过速或心室颤动。必须及时给予处理。

（2）心源性休克：患者早期可能出现烦躁不安、呼吸加快、脉搏细速、皮肤湿冷.继之血压下降、脉压变小。

（3）心力衰竭：心衰早期患者突然出现呼吸困难、咳嗽、心率加快、舒张早期奔马律，严重时可出现急性肺水肿，易发展为心源性休克。

（二）对症护理

1.疼痛：患者绝对卧床休息，注意保暖.并遵医嘱给予解除疼痛的药物.如硝酸异山梨酯，严重者可选用吗啡等。

2.心源性休克：应将患者头部及下肢分别抬高 30°~40°，高流量吸氧.密切观察生命体征、神志、尿量。保证静脉输液通畅.输液速度切勿过快.有条件者可通过中心静脉或肺毛细血管楔压进行监测。应做好患者的皮肤护理、口腔护理、按时翻身预防肺炎等并发症。做好 24 小时监测记录。

3.心律失常与心力衰竭护理：见各有关章节。

4.密切观察生命体征的变化，预防并发症，如乳头肌功能失调或断裂、心脏破裂、室壁瘤、栓塞等。

（三）一般护理

1.休息与环境：有条件的患者应置于单人抢救室或 CCU 监护病房，给予床边心电、呼吸、血压的监测，尤其在前 24 小时内必须连续监测，室内应配备必要的抢救设备和用物，如氧气装置、吸引装置、人工呼吸机、急救车、各种抢救器械包以及除颤器、起搏器等。急性心肌梗死患者应绝对卧床休息 3 天~7 天，一切日常生活由护理人员帮助解决，避免不必要的翻动，并限制探视，防止情绪波动。从第二周开始，非低血压者可鼓励患者床上作四肢活动，防止下肢血栓形成。两周后可扶患者坐起，病情稳定患者可逐步离床，在室内缓步走动，对有并发症者应适当延长卧床休息时间。

2.饮食：基本按心绞痛患者饮食常规，但第一周应给予半量清淡流质或半流质饮食，伴心功能不全者应适当限制钠盐。

3.保持大便通畅：见循环系统疾病护理常规。

4.心理护理：见循环系统疾病护理常规。

（四）健康指导

1.积极治疗高血压、高脂血症、糖尿病等疾病。

2.合理调整饮食，适当控制进食量，禁忌刺激性食物及烟、酒，少吃动物脂肪及胆固醇较高的食物。

3.避免各种诱发因素，如紧张、劳累、情绪激动、便秘、感染等。

4.注意劳逸结合，当病人进入康复期后可适当进行康复锻炼，锻炼过程中应注意观察有否胸痛、心悸、呼吸困难、脉搏增快，甚至心律、血压及心电图的改变，一旦出现应停止活动，并及时就诊。

5.按医嘱服药。随身常备硝酸甘油等扩张冠状动脉的药物，并定期门诊随访。

6.指导患者及家属当病情突然变化时应采取的简易应急措施。

第五节　急性心功能不全护理常规

急性心功能不全是指由于急性心脏病变引起心排血量在短时间内显著、急骤下降，甚至丧失排血功能。导致组织器官灌注不足和急性瘀血的临床综合征。

任何突发的心脏解剖或功能异常，使心排血量急骤而显著的降低和肺静脉压升高，均可发生急性左心衰。如：急性广泛性心肌梗死、急性瓣膜反流、高血压危象、缓慢性心律失常小于 35 次/分、快速性心律失常大于 180 次/分、输血输液过多过快等。临床以急性左心功能不全较为常见，表现为急性肺水肿。

按心血管系统疾病一般护理常规。

（一）一般护理

1.休息：绝对卧床休息，取端坐卧位或半卧位，两腿下垂。

2.给予高流量吸氧，6L/分~8L/分为宜，并给予 30%~50% 酒精湿化，必要时加压给氧。

3.心理护理：给予精神安慰，稳定情绪，避免躁动。

4.严格控制输液速度，必要时使用微量泵。

5.保持皮肤清洁，防止褥疮。

6.保持大便通畅。必要时给予缓泻剂。

7.准确记录出入量。

（二）病情观察

1.观察患者面色、神志、呼吸、心率、心律、血压、氧饱和度及尿量变化。

2.注意咳嗽发生时间、咯血性状及量。

3.观察水肿的部位、程度等。

4.监测血气分析、电解质及心电变化。

5.遵医嘱及时、准确地应用镇静剂、强心剂、利尿剂及血管扩张药物等.并观察疗效及不良反应。

（三）健康教育

1.积极治疗原发病。

2.避免情绪激动和过度劳累。

3.保证充足的睡眠，合理调节饮食。

4.保持大便通畅。

5.定期复查。

第六节　慢性心功能不全护理常规

慢性心功能不全通常称为慢性充血性心力衰竭，是指在静脉回流正常的情况下，由于原发的心脏损害引起心排血量减少，不能满足机体代谢需要，伴肺循环和（或）体循环瘀血的临床病理生理综合征。主要原因是原发性心肌损害和心室负荷过重。

临床以体循环/肺循环瘀血以及组织血液灌注不足为主要特征。按其发生部位和临床表现可分为左、右心功能不全和全心功能不全。

（一）病情观察

1.注意观察有无早期心衰临床表现。劳力性或夜间阵发性呼吸困难等，如发现患者心率增快、乏力、尿量减少、心尖部闻及舒张期奔马律时，应及时与医师联系。一旦出现急性肺水肿征兆，应立即准备配合抢救。

2.定时测量心率、血压、呼吸，一般为 30 分钟~60 分钟 1 次，危重患者应予连续监测。在使用血管扩张剂过程中需 15 分钟~30 分钟测血压 1 次，必要时行漂浮导管进行血流动力学变化监测。

3.输液过程中应根据患者血压、心率、呼吸情况，随时调整药物的浓度和滴速.严格控制补液滴速，每分钟 20 滴~30 滴，急性肺水肿者应控制在每分钟 15 滴~16 滴，有条件情况下可采用微量输液泵来控制滴速。

乱观察并记录 24 小时出入液量，并定期作尿比重测定。

（二）对症处理

1.呼吸道感染：注意保暖，保持室内空气新鲜，定时翻身、拍背、鼓励患者咳痰。

2.栓塞：鼓励患者作床上肢体活动或被动运动，当患者肢体远端出现肿胀时，应及时检查及早诊断处理。

3.急性肺水肿的急救配合及护理：

（1）立即通知医师，安置患者于监护室，并安慰患者。

（2）给患者半卧位或两下肢下垂座位。

（3）30%~50%乙醇湿化吸氧（与无菌水湿化交替）。

（4）及早、准确使用镇静、强心、利尿及血管扩张剂。

（5）观察记录患者神志、面色、心率、心律、呼吸、血压、尿量、药物反应情况。

（三）一般护理

1.休息：根据心功能受损程度而定。心功能 I 级，患者应适当休息，保证睡眠，注意劳逸结合。心功能 II 级，应增加休息，但能起床活动。心功能 III 级，限制活动，增加卧床休息时间。心功能 IV 级，绝对卧床休息，原则上以不出现症状为限。

2.饮食：以高维生素、低热量、少盐、少油、富有钾、镁及适量纤维素的食物，宜少量多餐避免刺激性食物。对少尿患者应根据血钾水平决定食物中含钾量。

3.吸氧：按循环系统疾病护理常规。

4.排泄：按循环系统疾病护理常规。

5.皮肤及口腔：重度水肿患者，应定时翻身，保持床单整洁、干燥，防止褥疮的发生。呼吸困难者易发生口干和口臭，应加强口腔护理。

6.心理护理：按本系统疾病护理常规。

（四）健康指导

1.按循环系统疾病护理常规。

2.加强宣传避孕和绝育的重要性。

第七节　　心律失常护理常规

心律失常是指心脏冲动起源部位、频率、节律及冲动传导途径速度中任何一项异常。主要是各种器质性心血管病、药物中毒、电解质和酸碱平衡失调等因素引起，部分心律失常也可因自主神经功能紊乱所致。按心律失常发作时心率的快慢分为快速性和缓慢性两类。

临床表现为心律失常症状与病情有时不完全一致，症状的发生与活动、情绪、嗜好、药物间关系密切。可有心悸、胸闷、气急、恐慌等症状，亦可有晕厥、黑蒙，心绞痛等不适。亦可无任何不适。

（一）病情观察

1.心律：当心电图或心电示波监护中发现以下任何一种心律失常，应及时与医师联系，并准备急救处理。

（1）频发室性早搏（每分钟 5 次以上）或室性早搏呈二联律。

（2）连续出现两个以上多源性室性早搏或反复发作的短阵室上性心动过速。

（3）室性早搏落在前一搏动的 T 波之上。

（4）心室颤动或不同程度房室传导阻滞。

2.心率：当听心率，测脉搏 1 分钟以上发现心音、脉搏消失，心率低于每分钟40 次或心率大于每分钟 160 次的情况时应及时报告医师并做出及时处理。

3.血压：如患者血压低于 10.6kPa，脉压差小于 2.6kPa，面色苍白，脉搏细速，出冷汗，神志不清，四肢厥冷，尿量减少。应立即进行抗休克处理。

4.阿-斯综合征：患者意识丧失，昏迷或抽搐，此时大动脉搏动消失，心音消失，血压测不到，呼吸停止或发绀，瞳孔散大。

5.心脏骤停：突然意识丧失、昏迷或抽搐，此时大动脉搏动消失。心音消失.血压测不出，呼吸停止或发绀，瞳孔散大。

（二）对症处理

1.阿-斯综合征抢救配合：

（1）叩击心前区和进行胸外心脏按压，通知医师。并备齐各种抢救药物及用品。

（2）静脉推注异丙肾上腺素或阿托品。

（3）心室颤动时积极配合医师作电击除颤，或安装人工心脏起搏器。

2.心脏骤停抢救配合：

（1）同阿一斯综合征抢救配合。

（2）保证给氧，保持呼吸道通畅，必要时配合医师行气管插管及应用辅助呼吸器，并做好护理。

（3）建立静脉通道，准确、迅速、及时地遵医嘱给药。

（4）脑缺氧时间较长者，头部可置冰袋或冰帽。

（5）注意保暖，防止并发症。

（6）监测记录 24 小时出入量，必要时留置导尿。

（7）严密观察病情变化，及时填写特别护理记录单。

3.电击复律：见心脏电复律护理常规。

4.人工心脏起搏：见人工心脏起搏器安装术护理。

（三）一般护理

1.休息：对于偶发、无器质性心脏病的心律失常，不需卧床休息，注意劳逸结合，对有血流动力学改变的轻度心律失常患者应适当休息，避免劳累。严重心律失常者应卧床休息，直至病情好转后再逐渐起床活动。

2.饮食：按心血管系统疾病护理常规。

3.心理护理：按心血管系统疾病护理常规。

4.药疗护理：根据不同抗心律失常药物的作用及副作用，给予相应的护理，如利多卡因可致头晕、嗜睡、视力模糊、抽搐和呼吸抑制，因此静脉注射累积每 2 小时不宜超过 300mg；苯妥英钠可引起皮疹、WBC 减少。故用药期间应定期复查 WBC 计数；普罗帕酮易致恶心、口干、头痛等.故宜饭后服用；奎尼丁可出现神经系统方面改变，同时可致血压下降、QRS 增宽、Q-T 延长.故给药时须定期测心电图、血压、心率，若血压下降，心率慢或不规则应暂时停药。

（四）健康指导

1.积极治疗各种器质性心脏病，调整自主神经功能失调。

2.避免情绪波动，戒烟、戒酒。不宜饮浓茶、咖啡。

3.坚持服药，不得随意增减或中断治疗。

4.加强锻炼，预防感染。

5.定期随访，检测心电图，随时调整治疗方案。

6.安装人工心脏起搏器的患者应随身携带诊断卡和异丙肾上腺素或阿托品药物。

第八节　高血压病护理常规

高血压是指以体循环动脉压增高为主要表现的临床综合征，是最常见的心血管疾病。分为原发性高血压和继发性高血压两大类。与之相关的主要因素有：交感神经兴奋，儿茶酚胺类活性物质分泌增加；肾素–血管紧张素–醛固酮系统调节失调，血管内皮功能异常；遗传、肥胖、摄盐过多，饮红酒等其他因素。

目前，我国采用国际统一的标准，即收缩压大于或等于 140mmHg 和舒张压大于或等于 90mmHg，即诊断为高血压，根据血压水平的定义和分类标准.可分为高血压1级、2级、3级。

临床表现为绝大多数高血压属缓进型，早期可无症状或仅有头晕、耳鸣、头痛、眼花、失眠、记忆力下降等非特异性症状。长期、持久血压升高可导致心、脑、肾等靶器官受损。

按内科及本系统疾病的一般护理常规。

（一）病情观察

1.需在固定条件下测量血压。测量前患者需静坐或静卧 30 分钟。

2.当发现患者血压急剧升高.同时出现头痛、呕吐等症状时，应考虑发生高血压危象的可能.立即通知医师并让患者卧床、吸氧。同时准备快速降压药物、脱水剂等，如患者抽搐、躁动，则应注意安全。

（二）对症护理

1.当患者出现明显头痛，颈部僵直感、恶心、颜面潮红或脉搏改变等症状体征时.应让患哲保持安静.并设法去除各种诱发因素。

2.对有失眠或精神紧张者.在进行心理护理的同时配以药物治疗或针刺疗法。

3.对有心、脑、肾并发症患者应严密观察血压波动情况，详细记录出入液量，对高血压危象患者监测其心率、呼吸、血压、神志等。

4.冬季应注意保暖。室内保持一定的室温，洗澡时避免受凉。

（三）一般护理

1.休息：早期患者宜适当休息，尤其是工作过度紧张者。对血压较高，症状明显或伴有脏器损害表现者应充分休息。通过治疗血压稳定在一般水平、无明显脏器功能损害者，除保证足够的睡眠外可适当参加力所能及的工作，并提倡适当的体育活动，如散步、做操、打太极拳等，不宜长期静坐或卧床。

2.饮食：应适当控制钠盐及动物脂肪的摄入，避免高胆固醇食物。多食含维生素、蛋白质的食物，适当控制食量和总热量，以清淡、无刺激的食物为宜。忌烟酒。

3.心理护理：了解患者的性格特征和引起精神紧张的心理社会因素，根据患者不同的性格特征给予指导，训练自我控制的能力，同时指导亲属要尽量避免各种可能导致患者精神紧张的因素，尽可能减轻患者的心理压力和矛盾冲突。

（四）健康指导

1.要广泛宣教有关高血压病的知识，合理安排生活，注意劳逸结合，定期测量血压。

2.向患者或家属说明高血压病需坚持长期规则治疗和保健护理的重要性。保持血压接近正常水平，防止对脏器的进一步损害。

3.提高患者的社会适应能力，维持心理平衡，避免各种不良刺激的影响。

4.注意饮食控制与调节，减少钠盐、动物脂肪的摄入，忌烟、酒。

5.保持大便通畅，必要时服用缓泻剂。

6.适当参与运动。

7.定期随访，高血压持续升高或出现头晕、头痛、恶心等症状时，应及时就医。

第九节　病毒性心肌炎护理常规

病毒性心肌炎是由病毒感染引起的心肌急性或慢性炎症。多见于儿童、青少年，但成人也不罕见。

按内科及本系统疾病的一般护理常规。

（一）病情观察

1.定时测量体温、脉搏，其体温与脉率增速不成正比。

2.密切观察患者呼吸频率、节律的变化，及早发现有无心功能不全。

3.定时测量血压，观察记录尿量，以及早判断有无心源性休克的发生。

4.密切观察心率与心律，及早发现有无心律失常，如室性早搏、不同程度的房室传导阻滞等，严重者可出现急性心力衰竭、心律失常等。

（二）对症护理

1.心悸、胸闷：保证患者休息，急性期卧床。按医嘱及时使用改善心肌营养与代谢的药物。

2.心律失常：当急性病毒性心肌炎患者引起Ⅲ度房室传导阻滞或窦房结病变引起窦房阻滞、窦房停搏而致阿一斯综合征者，应就地进行心肺复苏，并积极配合医师进行药物治疗或紧急做临时心脏起搏处理（见人工起搏器护理常规）。

3.心力衰竭：按心力衰竭护理常规。

（三）一般护理

1.休息：急性期需完全卧床休息，症状好转方能逐步起床活动，病室内应保持新鲜空气.注意保暖。

2.饮食：应进高蛋白、高维生素、富于营养、易消化饮食；宜少量多餐，避免过饱或食用刺激性饮料及食物；心力衰竭者给予低盐饮食。

3.心理护理：见循环系统疾病护理常规。

（四）健康指导

1.注意劳逸结合，避免过度劳累。进行适量体育锻炼，提高和增强机体抗病能力。

2.加强饮食卫生，注意保暖，防止呼吸道和肠道感染。

3.有心律失常者应按医嘱服药，定期随访。

第十节　心肌病护理常规

心肌病亦称原发性或原因不明的心肌病，是一组病因不明的心肌疾病。分为扩张型、肥厚型、限制型、未定型心肌病4类。扩张型心肌病可能与病毒、细菌、药物中毒和代谢异常等所致心肌损害以及免疫反应因素有关，肥厚型心肌病可能与遗传因素有关。

扩张型心肌病临床以心脏扩大、慢性充血性心力衰竭、心律失常、栓塞等为主要特征。肥厚型心肌病临床早期无症状，病程进展时，出现心悸、胸痛、呼吸困难、眩晕、晕厥等主要特征。

按心血管系统疾病一般护理常规。

（一）一般护理

1.休息轻者适当休息，明显心脏扩大。严重心律失常，伴心力衰竭者应绝对卧床休息。

2.呼吸困难时。给予半卧位，并给氧气吸入。

（二）病情观察

1.观察生命体征变化，一旦发生心脏骤停、严重心律失常时，应及时配合抢救。

2.注意有无栓塞症状表现。如肺栓塞时可出现咯血、胸痛、呼吸困难、发绀等；脑栓塞时可出现神经精神症状及运动障碍；肾栓塞时可出现血尿、腰痛；肢体动脉栓塞时可出现皮肤温度下降、面色苍白、动脉搏动减弱或消失。

3.心力衰竭者按心力衰竭护理常规；心律失常者按心律失常护理常规。

（三）药物护理

1.观察药物的作用及副作用。

2.应用抗心律失常药物时，严密观察心率、心律、血压的变化。

必要时行心电监护。

第十一节　心包炎护理常规

心包炎是指心包脏层和壁层的炎症。分为急性和慢性两类。主要是由病毒。转移性癌肿、结核、细菌（化脓）性心肌梗死，风湿病、黏液性水肿、尿毒症、血液系统疾病及理化因素损伤等原因所致。

急性心包炎临床以胸痛、呼吸困难、发热、干咳、嘶哑、吞咽困难及心包摩擦音为主要特征。

按内科及本系统疾病的一般护理常规。

（一）病情观察

1.急性心包炎患者主要表现为心前区尖锐剧痛或沉重闷痛。

可放射至左肩，疼痛可随呼吸或咳嗽加剧。应十分重视患者的主诉并及时给予处理。

2.呼吸困难为急性心包性渗液时最突出的症状，也为慢性缩窄性心包炎最主要症状。护理人员应密切观察患者呼吸频率及节律，及时与医师联系。

3.当患者出现心脏填塞征象时可出现静脉压升高，动脉压降低。严重者可出现休克。由于渗液积聚还可出现体循环瘀血征，如肝—颈反流征阳性、胸腹水、面部及下肢浮肿。常有奇脉，并注意有无心律失常发生。

（二）对症护理

心包积液护理人员应积极做好心包穿刺术准备，并做好对患者的解释工作，协助医师进行心包穿刺及做好术后护理。

（三）一般护理

1.休息与卧位：患者应卧床休息，取半卧位，认真做好一级护理。

2.饮食：给予高热量、高蛋白、高维生素饮食。

3.保持大便通畅：见循环系统疾病护理常规。

4.高热护理：及时做好降温处理。及时更换患者衣裤，定时测量体温并做好记录。

5.吸氧：按循环系统疾病护理常规。

6.心理护理：见循环系统疾病护理常规。

（四）健康指导

1.加强个人卫生，预防各种感染。

2.遵医嘱及时、准确地使用药物并定时随访。

第十二节　感染性心内膜炎护理常规

感染性心内膜炎是指微生物感染心内膜或邻近的大动脉内膜伴赘生物形成。致病菌以细菌、真菌多见.亚急性感染以草绿色链球菌为常见。急性者主要由溶血性链球菌、金黄色葡萄球菌引起，临床分为急性和亚急性两类。

临床表现为急性呈现暴发性败血症过程，高热、寒战、呼吸急促，常诉头、胸、背和肌肉关节痛，常见突发心力衰竭。亚急性起病隐匿，全身不适、软弱无力、食欲不振和体重减轻等非特异性症状；呈现驰张性低热，体温低于39℃。午后和晚上较高，伴寒战和盗汗、头痛、背痛和肌肉关节痛。

（一）一般护理

1.休息：卧床休息，保持舒适体位，根据病情安排患者的活动量。

2.饮食：给予高蛋白、高热量、多维生素、易消化的饮食。

3.准确记录出入量。

（二）病情观察

1.观察发热及其伴随症状。高热时按高热护理常规。

2.注意皮肤黏膜有无出血点及瘀斑。

3.注意有无栓塞征象，若有腰痛、胸痛、意识障碍等症状时应及时处理。

4.注意有无呼吸困难、浮肿、咳嗽、尿量减少等心功能不全表现。心力衰竭时按心力衰竭护理常规。

5.长期使用抗生素应注意有无霉菌感染。

（三）健康教育

1.指导患者保持口腔、皮肤清洁，适当进行锻炼，增强体质。

2.在停止治疗后2周内出现体温再度升高、结节、食欲不振和乏力等应考虑复发.及时就诊。

第十三节　风湿性瓣膜病护理常规

心脏瓣膜病是指由于各种病因引起单个或多个瓣膜的功能或结构异常，导致瓣膜狭窄/关闭不全。风湿性心脏瓣膜病简称风心病，风湿炎症过程所致的瓣膜是病变。其中又以二尖瓣狭窄为常见，多合并二尖瓣关闭不全。

临床表现二尖瓣狭窄早期无症状，随着病情的进展出现呼吸困难、咳嗽、咯血、急性肺水肿等，呈现二尖瓣面容，心尖区出现舒张期隆隆样杂音；二尖瓣关闭不全，轻度仅有轻微呼吸困难，严重者有急性左心衰、急性肺水肿或心源性休克、心尖区出现舒张期吹风样杂音。

（一）一般护理

1.休息：心律失常伴有心功能三级以上者应绝对卧床休息，协助患者更换体位，并做肢体主动和被动活动。

2.饮食：给予低盐、高热量、高蛋白、多维生素、易消化饮食。

（二）病情观察

1.观察患者有无神志改变，注意疼痛程度及部位、四肢活动度，以判断有无栓塞。

2.注意体温、皮肤黏膜有无出血点及瘀斑，应警惕感染性心内膜炎发生。

3.使用洋地黄类药物应注意有无中毒反应。使用利尿剂时注意观察尿量及定期监测电解质的变化。

4.心力衰竭者按心力衰竭护理常规。

（三）二尖瓣狭窄行球囊扩张时按球囊扩张手术护理常规

（四）健康教育

1.指导患者避免诱发因素，如上呼吸道感染等。

2.预防风湿热发生，控制风湿活动。

3.坚持服药，观察药物疗效和副作用。

4.育龄妇女，注意避孕。

5.定期复查。

第十四节　慢性肺原性心脏病护理常规

按内科及本系统疾病的一般护理常规。

（一）病情观察

1.观察神志、血压、心率、心律，呼吸节律、频率、深浅以及有无发绀、体温、水肿、尿量等变化。

2.了解各类药物的作用和副作用，慎用镇静安眠药，以免诱发或加重肺性脑病。慎用地高辛类药，以免引起洋地黄中毒。

3.血气分析和各项化验指数观察。

（二）对症护理

1.根据血气分析和临床情况合理给氧。

2.病情加重出现肺性脑病者可行气管插管及人工呼吸机通气（按人工呼吸机护理常规）。

（三）一般护理

1.保持呼吸道通畅，鼓励咳嗽、排痰、更换体位，危重患者可帮助翻身、拍背。

2.按病情做好各种护理记录。

3.必要时作痰培养加药敏连续 2 次。

4.正确记录和计算静脉输液量和滴速。以免加重心脏负担，诱发心力衰竭。

5.适当卧床休息，避免劳累，以减轻心脏负担。

6.饮食护理。嘱患者不要饱食，限制钠盐摄入，避免诱发心力衰竭。

7.劝患者戒烟，以控制慢性支气管炎的加重。

（四）健康指导

按本系统疾病护理常规。

第十五节　人工心脏起搏器安置术护理常规

（一）目的

人工心脏起搏是用人造脉冲电流刺激心脏，带动起搏的治疗方法。主要用于治疗缓慢的心律失常，也可治疗异位快速心律失常及诊断。

（二）术前准备

1.用物准备：常规消毒治疗盘一套，静脉切开包、起搏器（检查其性能，如对脉冲发放器、起搏导管、电池、相关电极及接头插件进行测试）、手套、1%普鲁卡因、多头带、心电示波器、除颤器、吸引器、气管插管、呼吸机及氧气、各种急救药品。

2.病人准备：

（1）向病人及其家属做好解释工作，解除其顾虑及紧张情绪，以取得合作。

（2）根据起搏器的需要，作相应手术部位备皮，作普鲁卡因及青霉素过敏试验。

（3）术前禁食。排空大小便，术前半小时给镇静剂。

（4）建立静脉通路，吸氧。

3.环境准备：如在床边作紧急临时起搏，术前病室内进行紫外线照射消毒，准备 X 光机等。

（三）术中配合

1.病人平卧按常规消毒手术部位皮肤。

2.临时起搏常选用右侧股静脉穿刺。永久性起搏选用静脉切开。锁骨下静脉或头静脉穿刺。

3.协助医师将电极导管送至右心室心尖部心内膜下。后连接起搏器配合固定导管。

4.术中严格无菌操作。连续心电监护，注意观察心脏停搏及室性心律失常的发生。

5.手术结束时，伤口先覆盖酒精纱布。后用无菌纱布覆盖包扎，再以沙袋压迫 6 小时~8 小时。

6.护送病人回病室，详细交代术中的情况，安置起搏器的类型起搏间值及频率。

（四）术后护理

1.术后应安置在冠心病监护病室内，安置永久性起搏器者，应绝对卧床 2 天~3 天，禁止安置起搏器侧的肢体上抬超过头部。安置临时起搏器者，应卧床休息，尽量减少翻身。禁忌牵拉起搏导线。

2.心电监护 2 天~3 天。如病情不稳定.心律不齐或停搏，可适当延长。

3.术后1周内每天换药1次，注意伤口有无渗血及局部感染情况。

4.密切观察生命体征，记录出入液量，详细填写临床护理记录单（包括水、电解质、血气分析，起搏阈值及起搏故障等）。

5.密切观察并发症：如感染、起搏器故障、电极移位，偶有心脏穿孔（出现心包摩擦音、心包填塞症状）、膈肌收缩引起呃逆、血栓形成栓塞等，应早期预防，及早发现及处理。

6.保健指导。指导病人掌握有关使用起搏器知识，简单的故障排除方法及伤口处理；随身携带异丙肾上腺素或阿托品，以备急用；指导病人避免接近高压电场和各种电疗，避免接触各种电源，以防触电及引起起搏器故障；定期复查心电图，检测起搏器的安置和起搏功能等。

第十六节　心脏电复律护理常规

（一）目的

电复律是利用短暂高压强电流，使全部心肌同时除极、消除异位快速性心律失常，尤其是对药物治疗无效者（如转复心室颤动、心房颤动和扑动、室性和室上性心动过速）。可使之恢复窦性心律。

（二）术前准备

1.用物准备：电复律器、心电示波器、抢救车、各种急救药、抗心律失常药、麻醉药、气管插管一套，氧气、硬板床或心脏按压板，生理盐水纱布或导电糊。

2.病人准备：

（1）择期复律者应安置在单独房间。并做好解释工作。消除其恐惧心理，以取得合作。

（2）试服奎尼丁病人，应观察心律、心率、血压及有无奎尼丁反应；服用洋地黄类药物者，术前1天~2天停药。

3.纠正低钾和酸中毒。

4.电击前禁食，排空大小便。

5.建立静脉通道，吸氧。

6.记录心电图，了解心律失常的性质。

（三）术中配合

1.病人睡硬板床（或垫心脏按压板），解开衣领、腰带。

2.检查及调试电复律器（试机、充电、检测机内放电及同步性能）。

3.配合麻醉（紧急除颤无须麻醉），安定静脉注射（不稀释），必要时由麻醉科医师给小剂量硫喷妥钠，以达到睫毛反射消失或进入朦胧状态为宜，严密观察呼吸。

4.将两电极板用盐水纱布包裹或涂上导电糊，分别置于病人适当位置。按需要充电。

5.放电后即进行心电示波监护和作心电图记录。

（四）术后护理

1.连续心电监护心律、心率、呼吸、血压，每半小时测量一次，直至平稳，并给予吸氧。

2.观察神志、面色及肢体活动情况，并作记录。

3.绝对卧床休息2天~3天。给高热量、高维生素、易消化饮食。保持大便通畅。

4.注意观察有无上呼吸道感染、栓塞等并发症和皮肤灼伤等。

5.观察服用奎尼丁的病人有无药物副作用，对术前作抗凝治疗者，术后仍需给药，并作凝血监护。

6.出院时指导病人，避免过度劳累、情绪激动、进食刺激性食物等诱发因素。

第十七节　心包穿刺术护理常规

（一）目的

1.检查心包积液的性质，以协助诊断。

2.引流心包腔内积液，解除心包填塞症状。

3.心包腔内注射药物。

（二）术前准备

1.用物准备：常规消毒治疗盘1套、心包穿刺包、手套、1%普鲁卡因、无菌试管、量杯、心电监护仪、抢救药品及器械等。

2.病人准备：

（1）向病人说明穿刺的目的和应注意的事项，必要时给予镇静剂。

（2）术前作普鲁卡因皮试，嘱病人排便。

（三）操作及护理

1.协助病人取座位或卧位。

2.穿刺点局部常规消毒，严格无菌操作。

3.打开穿刺包及无菌手套，配合医师穿刺。当针头进入心包后，用血管钳固定穿刺针，协助抽液。当针管吸满后，先关闭胶管后取下注射器排液，以防空气进入心包内。

4.首次抽液不超过100ml，以后每次不超过300ml~500ml，液体呈脓性应尽量抽尽，如为全血应立即停止抽吸。

5.术中嘱病人勿咳嗽和深呼吸。注意观察血压、脉搏、呼吸及面色的变化。

6.抽液结束后，如治疗需要，可注入药物，术毕拔出针头.覆盖无菌纱布，用胶布固定。

7.整理用物.记录抽出液量及颜色、性质，及时送检。

8.术后嘱病人绝对卧床4小时。每半小时测心率、脉搏、血压、呼吸一次，至平稳。

第十八节　心导管检查术护理常规

心导管榆查是将一根特制的不透 X 线塑料导管插入右心或左心各部位.以明确病变引起的血流动力学改变.辅助诊断心血管疾病。

（一）目的

对先天性心血管疾病及其他部分心脏病病人在手术前明确诊断，以决定手术方案，亦应用于某些治疗，如安置心内膜起搏电极，心血管腔内滴注药物等。

（二）术前准备

1.用物准备：静脉切开包、选择适宜的无菌心导管、测压管、无菌单、血氧分析器材、肝素、枸橼酸钠、造影剂、监护仪、急救器材，如氧气简、除颤起搏器、急救药品等。

2.病人准备：

（1）做好解释工作，消除顾虑，以利配合检查。

（2）做好青霉素，普鲁卡因皮试，一般在手术前半小时肌注青霉素 40 万单位，酌情给予镇静剂。

（3）根据选定的切开部位作皮肤准备。

（4）术前禁食 4 小时，并嘱病人排空大小便。

（三）操作及护理

1.连接电血压计、电血氧计、心电监护仪等，并打开各机器电源、预热。

2.协助医师穿好隔离衣，按常规消毒皮肤及铺无菌单，检查各项器械、药品，以盐水多次冲洗心导管后，将静脉输液导管通过三通开关连接心导管并保持输液通畅。

3.术中输液常用生理盐水（有心功能不全趋向者.宜用 5% 葡萄糖），并酌加抗凝剂。随时保证导管通畅，避免血凝，在取血或测压后尤须注意。

4.详细记录测定心脏及大血管各部位血氧饱和度及压力曲线数值。

5.协助医师留取血标本做血氧分析。

6.术中密切观察心电图示波的心律、心率变化，以及血压、呼吸的变化，如有异常通知医师及时处理或暂停插管，待恢复后继续进行。

7.术后病人由医护人员护送回病室，卧床休息 24 小时。

8.继续使用抗生素，密切观察血压、脉搏、呼吸、体温及局部出血或血肿等情况。

9.少数病人可发生血栓或空气栓塞。如病人突然昏迷、肌肉痉挛、肢体活动失灵或感觉异常、皮肤发白等，应及时通知医师处理。

10.拔出的导管立即冲洗清洁，并以清水滴洗 6 小时，然后以戊二醛等化学药物消毒。

（高玲花）

第十三章　消化内科疾病护理常规

第一节　消化系统常规

(一)病情观察

1.及时了解有无呕吐、便血、腹痛、便秘等。

2.呕吐、呕血、便血、严重腹泻时,应观察血压、体温、脉搏、呼吸、神志,尿量并详细记录。

3.腹痛时,注意观察其部位、性质、持续时间及与饮食的关系,如有病情变化及时汇报医师处理。

(二)一般护理

1.危重及进行特殊治疗的患者,如上消化道出血、肝硬化晚期、肝昏迷、肝脓肿、急性胰腺炎等应绝对卧床休息。轻症及重症恢复期患者可适当活动。

2.饮食护理:对溃疡病、肝硬化腹水、急性胰腺炎、溃疡性结肠炎等患者.指导食用易消化、高蛋白、低盐或无盐、低脂肪无渣的治疗膳食。

3.当需要进行腹腔穿刺术、肝脾穿刺活检、纤维内镜、经皮肤肝脏穿刺介入疗法等检查时.应做好术前准备、术中配合、术后护理工作。

4.备齐抢救物品及药品。

5.加强心理护理.做好患者及家属的安慰工作。避免不良因素的刺激。

6.严格执行消毒隔离制度,参照消毒无菌技术常规。

(三)健康指导

1.强调饮食质量及饮食规律和控制烟酒。

2.指导慢性消化系统疾病患者掌握发病的规律性,防止复发和出现并发症。

3.向患者阐述一些与疾病有关的医疗知识。

4.说明坚持长期服药的重要性。

5.指导患者保持情绪稳定。

第二节　急、慢性胃炎护理常规

胃炎是指各种病因所致的胃黏膜的炎性病变。按临床发病的缓急,一般分为急性胃炎和慢性胃炎两类。另有其他特殊型胃炎,如因链球菌、大肠杆菌等细菌感染引起的急性化脓性胃炎;由于误服或有意吞服腐蚀剂而引起的急性腐蚀性胃炎等。

按消化系统疾病一般护理常规。

(一)病情观察

1.严密观察腹痛性质。腹痛剧烈时可给局部热敷或用解痉剂,并观察药物的作用和副作用。

2.呕吐频繁有失水情况时,抽血送检钠、钾、氯及二氧化碳结合力,及时纠正水、电解质和酸碱失衡,测量脉搏、血压并记录。

3.病情严重的患者卧床休息。呕吐剧烈时,需床旁守护,记录呕吐次数、性质及量,清除呕吐物并漱口。

(二)一般护理

1.对于不同病因所致的急、慢性胃炎,给予不同心理护理。如吞服强酸、强碱有自杀企图的患者,应给予精神安慰,引导患者适当的情绪发泄以达到心理平衡,并帮助患者正确对待各种矛盾。

2.加强饮食管理。病情轻者可给清淡流质饮食,并多饮水,剧烈呕吐时应暂禁食。强酸中毒性胃炎可给牛奶、蛋清类。强碱中毒性胃炎,可给橘子汁起中和作用。

3.忌饮大量烈性酒、茶等。避免进食过冷、过热、刺激性食物,少食多餐。

(三)健康指导

1.注意饮食卫生,勿吃腐败变质的食物。

2.不暴饮暴食。

3.养成良好的生活习惯,保持饮食规律性。

第三节　消化性溃疡护理常规

消化性溃疡是指发生在胃和十二指肠球部的慢性溃疡,也可发生在食管下端、胃空肠吻合口周围。溃疡的形成与胃酸、胃蛋白酶的消化作用有关。故称消化性溃疡。十二指肠溃疡多见于青壮年;胃溃疡发病年龄较晚,男性多于女性。胃溃疡十二指肠溃疡,两者之比约为3:1。

消化性溃疡的病因与胃酸和胃蛋白酶分泌增多、幽门螺杆菌感染、非甾体消炎药、遗传及精神情绪等因素有关。

临床以慢性过程,周期性发作与节律性上腹部疼痛为主要特征。

按内科及本系统疾病的一般护理常规。

(一)病情观察

1.及时了解患者有无腹痛、嗳气、反酸、恶心、呕吐等表现。

2.当患者出现四肢厥冷、脉速、血压下降、黑便、腹痛剧烈、呕吐,提示有出血、穿孔等并发症,应及时报告医师处理。

(二)一般护理

1.嘱患者保持安静,急性发作或有并发症时应卧床休息。

2.指导患者用药并观察药物副作用,抗酸药应在两餐之间或临睡前服药;黏膜保护剂、宜研碎或嚼碎;长期服用出现便秘者可给予缓泻剂。

3.饮食护理:应少量多餐。以柔软、易消化、清淡为原则.忌粗糙生冷或多纤维饮食,保证足够的热量和维生素,尽量避免食用刺激胃液分泌亢进的食物,如浓茶、咖啡、烟酒和辛辣调味品。进食时细细咀嚼。伴消化道出血时,应根据病情禁食。

(三)健康指导

1.向患者讲解疾病注意事项,避免精神紧张、过度疲劳,生活要有规律,遵守饮食疗法。

2.正确服药,坚持服药,以防疾病复发。

3.加强观察,如发现有上腹部痛、不适、压迫感、恶心呕吐、黑便,应及时就诊。

4.如需用对胃黏膜有刺激的药物时,应在医生指导下服用。

第四节　上消化道出血护理常规

上消化道出血是指屈氏韧带以上的消化道,包括食管、胃、十二指肠和肝、胰、胆道病变引起的出血,以及胃空肠吻合术后的空肠病变所致的出血。上消化道出血病因常为消化系统疾病或全身性疾病。

按内科及本系统疾病的一般护理常规。

(一)病情观察

1.观察血压、体温、脉搏、呼吸的变化。

2.在大出血时。每15分钟~30分钟测脉搏、血压,有条件者使用心电血压监护仪进行监测。

3.观察神志、末梢循环、尿量、呕血及便血的色、质、量。

4.对头晕、心悸、出冷汗等休克表现,及时报告医师对症处理并做好记录。

(二)对症护理

1.出血期护理:

(1)绝对卧床休息至出血停止。

(2)烦躁者给予镇静剂,门脉高压出血患者烦躁时慎用镇静剂。

(3)耐心细致地做好解释工作,安慰体贴患者的疾苦,消除紧张、恐惧心理。

(4)污染被服应随时更换。以避免不良刺激。

(5)迅速建立静脉通路,尽快补充血容量,用5%葡萄糖生理盐水或血浆代用品,大量出血时应及时配血、备血,准备双气囊三腔管备用。

(6)注意保暖。

2.呕血护理:

(1)根据病情让患者侧卧位或半卧位,防止误吸。

(2)行胃管冲洗时,应观察有无新的出血。

（三）一般护理

1.口腔护理:出血期禁食,需每日2次清洁口腔。呕血时应随时做好口腔护理保持口腔清洁、无味。

2.便血护理:大便次数频繁,每次便后应擦净。保持臀部清洁、干燥,以防发生湿疹和褥疮。

3.饮食护理:消化性溃疡小量出血予温凉流质,大出血期禁食;出血停止后按序给予温凉流质、半流质及易消化的软饮食;出血后3天未解大便患者.慎用泻药。

4.使用双气囊三腔管压迫治疗时,参照双气囊三腔管护理常规。

5.使用特殊药物,如施他宁、垂体后叶素时,应严格掌握滴速不宜过快或使用微量泵,如出现腹痛、腹泻、心律失常等副作用时,应及时报告医师处理。

（四）健康指导

1.保持良好的心境和乐观主义精神,正确对待疾病。

2.注意饮食卫生、合理安排作息时间。

3.适当的体育锻炼、增强体质。

4.禁烟、浓茶、咖啡等对胃有刺激的食物。

5.在好发季节注意饮食卫生,注意劳逸结合。

6.对一些可诱发或加重溃疡病症状,甚至引起并发症的药物应忌用如水杨酸类、利舍平、保泰松等。

第五节　急性胰腺炎护理常规

急性胰腺炎是指胰酶在胰腺内被激活后引起咦腺组织自身消化的化学性炎症。常见于胆道疾病、胆管阻塞、大量饮酒、暴饮暴食、手术创伤、感染等时引起。以青壮年居多。

临床以急性上腹痛、恶心、呕吐、发热、血与尿淀粉酶增高,重症伴休克、腹膜炎等为主要特征。

按内科及本系统疾病一般护珲常规。

（一）病情观察

1.严密观察患者体温、脉搏、呼吸、血压、神志的变化。

2.认真听取患者主诉,腹部疼痛的部位、性质、时间等。

3.使用胃肠减压时应观察引流液的颜色、内容物及量。

4.注意观察患者有无出血倾向,如脉速、出冷汗、血压下降等休克表现,以及患者有无腹胀、肠麻痹、脱水等症状,发现异常及时报告医师。

（二）对症处理

1.患者剧烈疼痛辗转不安时,应注意安全。必需时加用床档,防止坠床。

2.抑制胰腺分泌、禁食和胃肠减压使胰腺分泌减少到最低限度,避免和改善胃肠胀气并保持管道通畅。

3.急性期按常规做好口腔、皮肤护理,防止褥疮和肺炎发生。

(三)健康指导

1.应向患者讲清本病好发的特点及治疗中注意事宜,悉心安慰患者,使其情绪稳定积极配合治疗。

2.注意饮食卫生。

3.禁食高脂饮食、避免暴饮暴食,以防疾病复发。

第六节　肝硬化护理常规

肝硬化是一种以肝组织弥漫性纤维化、假小叶和再生结节形成特征的慢性肝病。主要由病毒性肝炎、酒精中毒、胆汁淤积循环障碍、工业毒物或药物、代谢营养障碍等引起。

临床表现以肝功能损害和门静脉高压为主要特征,晚期可出现消化道出血、肝性脑病,继发感染等严重并发症。

按内科及本系统一般护理常规。

(一)病情观察

1.根据病情随时观察神志、表情、性格变化以及扑翼样震颤等肝昏迷先兆表现。

2.观察鼻、牙龈胃肠等出血倾向,若有呕血及便血时做好记录,及时与医师联系作对症处理。

(二)对症处理

1.对躁动不安的患者,应用约束带、床栏等保护性措施,以免坠床。

2.饮食以高糖、优质蛋白、低脂肪、低盐、多维生素软食。忌吃粗糙过硬及油炸的食物。

3.伴有水肿和腹水的患者应限制水和盐摄入(每日 3g~5g)。

4.肝功能不全昏迷期或血氨升高时,限制蛋白在每日 30g 左右。

5.正确记录 24 小时出入液量。

6.禁烟、忌酒、咖啡等刺激性饮料及食物。

(三)一般护理

1.肝功能代偿期患者,可参加力所能及的工作;肝功能失代偿期患者应卧床休息。

2.大量腹水的患者,可采取半卧位或取患者喜欢的体位,每日测腹围和体重,详细记录,衬衣、裤要宽松合适,每日温水擦身,保持皮肤清洁、干燥;有脐疝时要用腹带保护,有牙龈出血者,用软毛刷或含漱液清洁口腔,切忌用牙签剔牙。

3.适当补充多种维生素,尤以 B 族维生素类。

4.注意观察用利尿药后的尿量变化及电解质情况。随时与医生取得联系。

(四)健康指导

1.保持良好心情。

2.按时正确眼药。

3.正确指导患者生活规律,注意劳逸结合。

4.避免感冒等各种感染和不良刺激。

第七节 肝性脑病护理常规

肝性脑病是指严重肝病引起的,以代谢紊乱为基础的中枢神经系统综合征。主要由各型肝硬化,重症病毒性肝炎,中毒性肝炎,药物性肝病。门腔静脉分流术后引起的。

临床以意识障碍.行为失常、昏迷为主要特征。根据意识障碍程度、神经系统表现及脑电图改变情况可分为前驱期、昏迷前期、昏睡期、昏迷期。

按消化系统疾病一般护理常规。

(一)病情观察

1.严密观察患者性格、情绪和行为的改变。如有无反常的冷漠或欣快,有无精神失常、扑翼样震颤等。

2.观察各种反射是否存在,以判断昏迷程度,发现瞳孔、血压及呼吸异常,应立即与医生联系,协助处理。

3.注意观察原发肝病情况,体征有无加重,如出血倾向、黄疸等,有无上消化道出血感染等并发症发生。

(二)一般护理

1.对兴奋躁动者须采取安全防护措施。

2.保持呼吸道通畅。

3.加强饮食管理。开始数日,禁食蛋白质,以碳水化合物为主,每日热量保持1500卡~2000卡,以减少组织蛋白的分解,并能促进氨与谷氨酸合成谷氨酰胺的过程,有利于降低血氨.昏迷者可鼻饲流质,神志清醒后逐渐增加蛋白质(每日控制在40克以下)及多种维生素,限制钠盐摄入。

4.注意维持水、电解质和酸碱平衡。一般钾的补充要充足,而钠盐则要限制。准确记录出入液量。

5.清洁肠道,以减少产氨。出血停止后吸除胃内积血或用生理盐水加1/5食醋进行灌肠(忌用肥皂水灌肠),以保持肠道酸性环境。

(三)健康指导

1.保持良好心情。

2.积极治疗原发肝病。

3.按时正确服药。

4.指导患者生活规律,注意卧床休息。

5.避免感染和大量进食蛋白质食物。

第八节 溃疡性结肠炎护理常规

溃疡性结肠炎是一种病因未明的直肠和结肠的慢性炎症性疾病.病理表现为结肠黏

膜和黏膜下层有慢性炎症细胞浸润和多发性溃疡形成,也称非特异性溃疡性结肠炎。本病多见于 20 岁~40 岁,男女发病率无明显差别。

按内科及本系统疾病的一般护理常规。

(一)病情观察

1.根据病情观察腹泻的频率次数和大便的性状。

2.暴发型患者因大便次数频繁,应观察是否有口渴、皮肤弹性减弱、消瘦、乏力、心悸、血压下降等水、电解质、酸碱平衡失调和营养障碍的表现。

3.如病情恶化、毒血症明显、高热伴腹胀、腹部压痛、肠鸣音减弱或消失,或出现腹膜刺激征、提示有并发症应立即与医师联系协助抢救。

(二)对症护理

1.腹痛应用解痉剂时.剂量宜小,避免引起中毒性结肠扩张。

2.严重发作者,应遵医嘱及时补充液体和电解质、血制品。以及纠正贫血、低蛋白血症等。

3.需行结肠内窥镜或钡剂灌肠时,以低压生理盐水灌肠做好肠道准备,避免压力过高防止肠穿孔。

4.指导患者以刺激性小、纤维素少、高热量饮食;大出血时禁食,以后根据病情过渡到流质和无渣饮食,慎用牛奶和乳制品含糖高的食品。

(三)一般护理

1.连续便血和腹泻时要特别注意预防感染,便后温水坐浴或肛门热敷,改善局部循环。并局部涂擦抗生素软膏。

2.需行药物保留灌肠时,宜在晚睡前执行,先嘱患者排便,取左侧卧位,行低压盐水灌肠。

3.轻者适当休息,指导患者晚间安然入睡,重视午睡,重症患者应卧床休息。以减轻肠蠕动和肠痉挛。

(四)健康指导

1.向患者讲解此病的诱发因素、治疗后的效果,并保持情绪稳定。

2.按时正确服药,配合治疗和护理。

第九节　双囊三腔管压迫术护理常规

(一)目的

利用气囊压力压迫胃底和食管下段以达到止血目的。

(二)术前准备

1.物品准备:治疗盘内盛治疗碗、双囊三腔管、纱布数块、胶布、50ml。注射器、止血钳、血压计,滑轮牵引架 1 个、线绳 1 根(约 1m 长),0.5kg 牵引物 1 个。

2.患者准备:向患者解释治疗的目的和方法,训练患者深呼吸和吞咽动作。

(三)操作步骤

1.检查双囊三腔是否漏气,管腔是否通畅,胃囊一般注气量为 150ml~200ml,食管气囊内注气 100ml~150ml,试好后将胃囊及食管囊内气体抽尽,用止血钳夹紧气囊导管的开口处,并做好标记。

2.清洁鼻腔。取侧卧位。

3.液状石蜡滑润三腔管前端及气囊外部后.由鼻腔慢慢插入。

4.三腔管插入咽喉部时。嘱患者做吞咽动作。以利于插入,到达 50cm~65cm 处能抽出胃液,证明头端已达胃腔。

5.向胃囊管注气 150ml~200ml,立即将血管钳夹住胃囊管外口,以免漏气,将二腔管向外牵拉,如遇有阻力.表明胃囊压迫于胃底贲门部。

6.以 0.5kg 牵引物通过滑轮装置牵引固定三腔管。

7.测胃囊的压力并记录。如仍有出血.再向食管气囊充气 100ml~150ml,压迫食管静脉,注气后用止血钳夹紧开口处。

(四)注意事项

1.密切观察患者有无不适症状.经常抽吸胃内容物,注意有无活动性出血。

2.保持口、鼻清洁,每口 2 次向鼻腔滴入少量液状石蜡,以免三腔管黏附于鼻黏膜。

3.如提拉不慎,将胃气囊拉出,进入食管压迫气管造成窒息,应立即剪除三腔管放出气体。

4.对压迫无效者。应及时检查,如为囊壁破裂应更换三腔管。

5.出血停止后,定时从胃管内注入流质饮食。

6.三腔管放置每 12 小时应放气 20 分钟~30 分钟,同时放松牵引 30 分钟,然后再牵引,以免局部黏膜受压过久糜烂、坏死。

7.三腔管压迫 2 日~3 日后,若出血停止,先放去食管气囊内气体并放松牵引,观察 12 小时后仍无出血,放去胃气囊气体后,可拔管,拔管前宜口服液状石蜡 20ml~30ml。

8.拔管后 24 小时内仍需严密观察有无出血。

第十节　腹腔穿刺术护理常规

(一)目的

1.明确腹腔积液性质,协助病因诊断。

2.排除积液,缓解腹水所致胸闷、气短等压迫症状。

3.腹腔内注药物。

(二)用物准备

治疗盘内盛常规消毒物品,腹腔穿刺包、1%~2%利多卡因、无菌手套、试管、量杯、胶带、皮尺、盛腹水容器等。

(三)术中配合

1.向患者解释穿刺目的和注意事项,以取得合作。

2.协助患者取半卧位、平卧位或侧卧位,暴露腹部、注意保暖。

3.穿刺部位为左髂前上棘与脐连线的中、外/3 相交处,或取脐与耻骨联合连线的中点上方 lcm 稍偏左或偏右 1cm~1.5cm 处。

4.常规消毒皮肤,打开腹穿包.协助医生抽取 1%~2%利多卡因作局部麻醉。

5.术毕,拔出针头,按压针眼片刻,消毒后覆盖无菌纱布,胶布固定。

6.记录放液量,收集腹水标本,立即送检。

(四)注意事项

1.穿刺前嘱患者排尿,以免穿刺时损伤膀胱。

2.术中严密观察有无头晕、恶心、心悸、脉速、血压下降、面色苍白症状。

3.一般放液速度不宜过快,液量不宜过多,以免发生电解质紊乱及诱发肝昏迷。

4.大量放液后腹部必须束腹带,以防腹压骤降,内脏血管扩张,引起有效循环血量减少,甚至休克。

5.严格无菌操作,避免腹腔感染。

第十一节　纤维胃镜检查术护理常规

(一)目的

1.明确食道、胃、十二指肠疾病病变部位及性质。

2.治疗息肉、止血及取异物。

(二)术前准备

1.向患者解释检查目的、方法及注意事项,以取得合作。

2.检查前禁食 2 小时。

3.幽门梗阻者检查前 3 日子流质饮食,必要时洗胃。

4.术前查肝功能及乙型肝炎病毒表面抗原。

(三)术中配合

1.检查前 15 分钟口服含有利多卡因和消泡剂的润滑麻醉胶 10ml 作咽部麻醉。

2.松开衣领、腰带、取左侧卧位,头部稍向前倾,两腿屈曲,放松身躯。嘱患者咬住牙垫,并置弯盘接唾液及呕吐物。

3.协助术者川润滑剂润滑镜身,当胃镜进入咽部时,嘱患者做吞咽动作。如有恶心,稍事休息,做深呼吸,好转后再插。

(四)术后护理

1.术后患者咽喉部麻木感消失后即可进食。

2.行纤维胃镜活检者,术后 1 小时~2 小时应予温凉流质。

3.观察有无呕血、便血及腹痛情况。

4.术后患者 1 日~2 日内出现短暂的咽喉部疼痛,给予漱口液及含片,并告之不可强行咳出分泌物,以减少出血。

第十二节　纤维结肠镜检查术护理常规

(一)目的

1.明确下消化道疾病病变部位、性质。

2.治疗息肉、止血及取异物。

(二)术前准备

1.向患者解释检查目的、方法及可能发生的并发症,以取得合作。

2.检查前 3 日开始吃少渣饮食,检查当日上午禁食,检查前一日晚临睡时口服蓖麻油 30ml;检查前 4 小时口服清肠液 3000ml。

3.疑有肠梗阻者,需行清洁灌肠。

(三)术中配合

1.取左侧卧位,裤子退至膝部,双腿屈曲。

2.插镜前肛门涂润滑油,嘱患者放松。

3.手托蘸有润滑油的纱布握持镜身,协助术者插入肠镜。

4.捅镜过程中根据需要嘱患者变换体位。

(四)术后护理

1.活检及息肉摘除者术后给予无渣饮食 3 日。

2.重视患者主诉,密切观察血压和腹部体征,警惕出血、穿孔等并发症。

(赵允 吴远玲 王夫侠 孙会 王希美 刘美菊 王芳 王会)

第十四章 代谢性内分泌疾病护理常规

第一节 代谢性内分泌系统一般护理常规

1.按内科疾病一般护理。

2.轻者休息或卧床休息，危重或做特殊检查者绝对卧床休息。

3.给予各种治疗饮食。注意饮食是否符合规定。并劝其严格遵守膳食制度。

4.按时测量身高、体重并记录。

5.严密观察病情变化，发现异常及时与医师联系。

6.了解、掌握内分泌疾病常用各种检查的目的、方法、注意事项及临床意义，并做好各种检查的准备工作.按时收集各种化验标本。

7.加强宣教、保健指导。使患者熟悉防病治病的常识，了解随访意义，主动定期复查。

第二节 糖尿病护理常规

糖尿病是指一组由遗传和环境因素相互作用而引起的临床综合征。因胰岛素分泌绝对或相对不足，导致血糖升高，出现糖尿症状而引起脂肪、蛋白质、水及电解质等代谢异常。可能与遗传、自身免疫、病毒、基因突变、组织对胰岛素产生抵抗及其他因素如生活方式改变、高热量饮食、体育锻炼减少等因素有关。

高血糖为其重要临床特征，表现为多饮、多尿、多食和消瘦.重症或应急时可发生酮症酸中毒或其他急性代谢紊乱，久病可致脏器损害。

按内科及本系统疾病的一般护理。

（一）病情观察

1.有无泌尿道、皮肤、肺部等感染，女性有无外阴部皮肤瘙痒。

2.有无食欲减退，恶心、呕吐、嗜睡、呼吸加快、加深。呼吸呈烂苹果气味及脱水等酮症酸中毒表现。

3.有无低血糖。

4.有无四肢麻木等周围神经炎表现。

5.辅助检查尿糖定性、空腹血糖检查及口服葡萄糖耐量试验（COTT）.测定均要准确符合操作规范。

（二）对症护理

1.饮食护理：

（1）让患者明确饮食控制的重要性，从而自觉遵守饮食规定。

（2）应严格定时进食。对使用胰岛素治疗的患者尤应注意。

（3）检查每次进餐情况，如有剩余，必须计算实际进食量，供医师治疗中参考。

（4）控制总热量，当患者出现饥饿感时可增加蔬菜及豆制品等副食。

（5）有计划地更换食品，以免患者感到进食单调乏味。

2.应用胰岛素的护理：

（1）胰岛素的保存：中效及长效胰岛素比普通胰岛素稳定。同样在5℃情况下，前两者为3年而后者为3个月，使用期间宜保存在室温20℃以下。

（2）应用时注意胰岛素的换算。

（3）剂量必须准确。

（4）两种胰岛素合用时，先抽吸正规胰岛素，后抽吸鱼精蛋白胰岛素。

（5）胰岛素注射部位选择与安排：胰岛素常用于皮下注射，宜选皮肤疏松部位，有计划按顺序轮换注射。每次要改变部位，以防注射部位组织硬化、脂肪萎缩影响胰岛素的吸收，注射部位消毒应严密，以防感染。

（6）低血糖反应：表现为疲乏，强烈饥饿感，甚至死亡，一旦发生低血糖反应，除立即抽血检查血糖外，可口服糖水或静注50%葡萄糖40ml，待患者清醒后再让其进食，以防再度昏迷。

（三）一般护理

1.生活有规律，身体情况许可，可进行适当的运动，以促进碳水化合物的利用。减少胰岛素的需要量。

2.注意个人卫生，预防感染。糖尿病病人常因脱水和抵抗力下降，皮肤容易干燥发痒。也易合并皮肤感染，应定时给予擦身或沐浴，以保持皮肤清洁。此外，应避免袜紧、鞋硬。引起血管闭塞而发生坏疽或皮肤破损而致感染。

3.按时测量体重以作计算饮食和观察疗效的参考。

4.必要时记录出入水量。

5.每日分3段~4段留尿糖定性。必要时测24小时尿糖定量。

（四）健康指导

1.帮助患者（或家属）掌握有关糖尿病治疗的知识，树立战胜疾病的信心。

2.帮助患者学会尿糖定性试验，包括试剂法和试纸法有关事项。

3.掌握饮食治疗的具体措施，按规定热量进食，定时进食，避免偏食、过食与少食，采用清淡食品，使菜谱多样化，多食蔬菜。

4.应用降糖药物时，指导患者观察药物疗效、副作用，掌握其处理方法。

5.帮助患者及其家属学会胰岛素注射技术，掌握用药方案，观察常见反应。

6.预防和识别低血糖反应和酮症酸中毒的方法及低血糖反应的处理。

7.注意皮肤清洁，尤其要保持足部、口腔、阴部的清洁，预防感染，有炎症、痈和创伤时要及时治疗。

8.避免精神创伤及过度劳累。

9.定期门诊复查。平时外出时注意随带糖尿病治疗情况卡。

第三节　酮症酸中毒护理常规

糖尿病代谢紊乱加重时，脂肪动员和分解加速。大量脂肪酸在肝经 β-氧化产生大量乙酰乙酸、β-羟丁酸和丙酮，三者统称为酮体。血酮升高为酮血症，尿酮排出增多称为酮尿，临床上统称为酮症。这些酮体均为较强的有机酸，可大量消耗体内储备碱，超过机体的处理能力；若代谢紊乱进一步加剧.血酮继续升高.便发牛代谢性酸中毒，即酮症酸中毒。

按内科及本系统疾病的一般护理。

（一）病情观察

1.酮症酸中毒患者逐渐出现疲乏软弱，极度口渴，厌食，恶心、呕吐。

2.呼吸加速，呼气时有酮味（烂苹果样气味）。

3.随着失水加重出现脱水，尿量减少，皮肤干燥无弹性，眼球下陷。

4.严重时可出现休克。表现为心率加快、脉细速、血压下降、四肢厥冷等，患者呈倦睡而渐入昏迷。

5.实验室检查，血糖明显升高，血二氧化碳结合力明显降低，血酮增高，尿糖强阳性，尿酮阳性，血白细胞增高等。

（二）对症护理。

1.确诊酮症酸中毒后，绝对卧床休息，应立即配合抢救治疗。

2.快速建立静脉通路，纠正水、电解质及酸碱平衡失调，纠正酮症症状。

3.遵医嘱运用正规胰岛素。小剂量胰岛素应用时抽吸剂量要准确，以减少低血糖、低血钾、脑水肿的发生。

4.协助处理诱发病和并发症，严密观察生命体征、神志、瞳孔（见昏迷护理常规）.协助做好血糖的测定和记录。

5.饮食护理：禁食，待昏迷缓解后改糖尿病半流质或糖尿病饮食。

6.预防感染：必须做好口腔及皮肤护理，保持皮肤清洁，预防褥疮和继发感染，女性患者应保持外阴部的清洁。

7.血管病变的护理，除按糖尿病一般护理外，还应根据不同部位或器官的血管病变进行护理。

8.神经病变的护理。控制糖尿病，应用大量维生素 B，局部按摩及理疗，对皮肤感觉消失者应注意防止损伤。

9.做好保健指导.使患者或家属掌握有关糖尿病治疗的知识，树立战胜疾病的信心。

（三）一般护理

同糖尿病护理。

第四节　甲状腺功能亢进护理常规

甲状腺功能亢进症（简称甲亢）是指由多种原因引起的甲状腺激素分泌过多所致的一组临床综合征。主要与遗传、自身免疫、应激等因素有关。

临床以高代谢症候群、甲状腺肿大及突眼为主要特征。

按内科及本系统疾病的一般护理常规。

（一）病情观察

密切观察体温、脉搏、血压、呼吸、心率、心律及肝功能等变化，注意危象的发生。

（二）对症护理

1.重症浸润性突眼者，眼睑常不能完全闭合，可引起角膜损伤、感染与溃疡，故须注意保护角膜和球结膜，可用眼罩防止光、风、灰尘刺激。结膜水肿，眼睑不能闭合者，涂以抗生素眼膏或用生理盐水纱布湿敷，抬高床头限制水及盐的摄入，防止眼压增高，并训练眼外肌活动。

2.辅助检查的护理：向患者解释检查的目的及注意事项，消除思想顾虑以免影响检查的效果。

3.并发症的预防：甲亢危象是甲状腺功能亢进的严重并发症，来势凶猛，死亡率高，主要是由于感染、应激或手术前准备不充分，引起机体反应和代谢率极度增高所致。因此要严密观察体温、脉搏、呼吸、血压，有否精神异常，有否电解质紊乱等。每班详细记录病情及出入水量，并做好床边交接班。

（三）一般护理

1.休息：每日必须有充分的休息避免过度疲劳。尤其在治疗初期，应给予适当休息，重症或有心功能不全或心律失常者应卧床休息。环境要安静，室温稍低。

2.饮食：由于患者代谢率高，能量消耗大，因此必须给予高热量、高蛋白、富含糖类和B族维生素饮食，并多给饮料以补充失去的水分。但禁用浓茶、咖啡等兴奋性饮料。

3.心理护理：甲亢患者由于神经兴奋性增高，易激动，烦躁多虑，不良环境，语言刺激可使症状加重。因此医护人员应给予体贴关怀、同情安慰，解除患者的焦虑与紧张情绪，树立治疗信心。

（四）健康指导

1.帮助患者了解引起甲亢危象的有关因素。尤其是精神因素在发病中的重要作用，保持其开朗乐观情绪。

2.坚持在医生指导下服药，克服那些认为症状缓解就自行停药或怕麻烦不坚持用药的想法，指导患者认识药物常见的副作用，以便情况发生时及时得到处理。

3.在高代谢状态未控制前，必须进行高热量、高蛋白、B族维生素饮食，保证足够的饮料。但忌用浓茶、咖啡等兴奋性饮料。

4.合理安排工作、学习与生活，避免过度紧张。在疾病初治阶段应休息，以利控制病情。当症状控制后，应参与一些有益活动、工作，以调节生活乐趣。

5.定期门诊随访，及时了解病情变化。

第五节　甲状腺功能减退症护理常规

甲状腺功能减退症（简称甲减）。是指由多种原因引起的甲状腺激素合成、分泌或生物效应不足所致的一组内分泌疾病。根据起病年龄可分为呆小症（克汀病）、幼年型甲减和成年型甲减。成年型甲减主要是由于自身免疫性炎症引起的。

临床表现为畏寒、食欲不振、肌肉软弱无力、心动过缓、黏液性水肿、嗜睡、便秘、女性月经失调、性欲减退等。

按代谢性内分泌系统疾病一般护理常规。

（一）一般护理

1.安排舒适的环境，调节室温。

2.休息：重症者应卧床休息，伴有嗜睡或精神症状时应注意安全.以免发生意外。

3.饮食：给予高热量、高蛋白、低盐、低脂易消化的饮食，多食蔬菜和水果，以防便秘。

4.保持皮肤清洁，每日用温水擦洗并涂以润滑油，以防干裂或感染。

（二）病情观察

1.观察患者体温、脉搏、呼吸、血压、神志等，若体温低于35℃，呼吸浅慢。心动过缓，血压降低，嗜睡等症状。及时协助处理。

2.观察体重和水肿情况，及早发现黏液性水肿昏迷先兆，准确记录出入量，定期测体重。

3.黏液性水肿昏迷者，除按昏迷护理常规外，还应及时保暖，静脉给予甲状腺素和氢化可的松，并持续吸氧。

4.应用甲状腺制剂时应注意有无心动过速、心律不齐、心绞痛、多汗、兴奋等过量表现，并慎用麻醉剂、安眠药、镇静剂，以免加重病情。

（三）健康教育

1.避免感染和创伤，注意保暖。

2.避免过度劳累，注意个人卫生，保持皮肤清洁。

3.慎用安眠、镇静、止痛药等。

4.坚持长期服药，定期复查甲状腺功能。

第六节　库欣综合征护理常规

库欣综合征（Cushingsyndrome）是由多种原因引起的肾上腺素皮质分泌过量的

糖皮质激素（主要是皮质醇）所致。主要临床表现有满月脸、多血质、向心性肥胖、皮肤紫纹、痤疮、糖尿病倾向、高血压、肌力低下和骨质疏松等。

按内科及本系统疾病的一般护理常规。

（一）病情观察

1.观察体温变化，定期检查血常规，注意有无感染的征象。

2.观察皮肤情况：评估病人水肿情况，每天测量体重，记录 24 小时液体出入量，检测电解质浓度和心电图变化。

3.水肿严重时，根据医嘱给予利尿剂，观察疗效及副作用。

4.观察病人有无关节疼痛或腰背疼痛等情况，必要时可由骨科评估是否需要使用拐杖等辅助工具。

（二）对症护理

1.预防感染，保持皮肤清洁，勤沐浴，勤换衣裤，保持床单的平整清洁。做好口腔、会阴护理。

2.观察精神症状与防止发生事故。患者烦躁不安，异常兴奋或抑郁状态时，要注意严加看护，防止坠床，宜用床档或用约束带保护患者，不宜在患者身边放置危险品，避免刺激性语言，应多关心照顾。

3.腺癌化疗的患者应观察有无恶心、呕吐、嗜睡、运动失调和记忆减退征象。

4.每周测量身高、体重，预防脊柱突发性、压缩性骨折。

（三）一般护理

1.休息：合理的休息可避免加重水肿，尽量卧床休息，轻者可适当活动。

2.饮食：给予低钠、高钾、低碳水化合物、低热量的饮食，适当摄取富含钙及维生素 D 的食物，预防和控制水肿、低钾血症和高血糖，以及预防骨质疏松，鼓励病人多食用柑橘类、枇杷、香蕉、南瓜等含钾高的水果。

3.皮肤和口腔护理：协助做好全身皮肤清洁，避免皮肤擦伤破损。长期卧床者应预防褥疮发生，危重者做好口腔护理。

（四）健康指导

1.指导患者在日常生活中，注意预防感染，皮肤保持清洁，防止外伤，骨折。

2.指导患者正确地摄取营养平衡的饮食，给予低钠、高钾、高蛋白的食物。

3.遵医嘱服用药，不擅自减药或停药。

4.定期门诊随访。

第七节　尿崩症护理常规

按内科及本系统疾病的一般护理常规。

（一）病情观察

1.准确记录患者尿量、尿比重、饮水量，观察液体出入量是否平衡，以及体重变化。

2.观察饮食情况，如食欲不振以及便秘、发热、皮肤干燥、倦怠、睡眠不佳等症状。

3.观察脱水症状，如头痛、恶心、呕吐、胸闷、虚脱、昏迷。

（二）对症护理

1.对于多尿、多饮者应给予扶助与预防脱水，根据患者的需要供应水。

2.测尿量、饮水量、体重，从而监测液体出入量，正确记录，并观察尿色、尿比重等及电解质、血渗透压情况。

3.患者因夜间多尿而失眠、疲劳以及精神焦虑等，应给予护理照料。

4.注意患者出现的脱水症状，一旦发现要尽早补液。

5.保持皮肤、黏膜的清洁。

6.有便秘倾向者及早预防。

7.药物治疗及检查时，应注意观察疗效及副作用，嘱患者准确用药。

（三）一般护理

1.患者夜间多尿，白天容易疲倦，要注意保持安静舒适的环境。

2.在患者身边经常备足温开水。

3.定时测血压、体温、脉搏、呼吸及体重，以了解病情变化。

（四）健康指导

1.患者由于多尿、多饮，要嘱患者在身边备足温开水。

2.注意预防感染，尽量休息，适当活动。

3.指导患者记录尿量及体重变化。

4.准确遵医嘱给药，不得自行停药。

5.门诊定期随访。

第八节　腺垂体功能减退症护理常规

腺垂体功能减退症是指垂体激素缺乏而引起的症群，多见于女性，与产后大出血所致垂体缺血、坏死有关。儿童期发病者表现为垂体性侏儒症，男性成人多由垂体腺瘤引起。

临床以性腺机能减退、甲状腺机能减退、肾上腺皮质机能减退症为主要特征。

按代谢性内分泌系统疾病一般护理常规。

（一）一般护理

1.休息：适当休息.避免劳累。

2.心理护理：关心体贴患者，避免精神刺激，增强治疗信心。

3.饮食：给予高热量、高蛋白、多维生素饮食，食欲减退者应注意调剂饮食，多食新鲜蔬菜，避免饥饿。

4.保持皮肤、外阴部清洁，防止感染。

（二）病情观察

1.观察患者精神状态、生命体征变化。

2.警惕垂体危象的发生，如高热或体温过低、腹泻、饥饿、心慌、出汗、昏厥或昏迷等现象。

（三）危象护理

1.立即送检血糖，迅速静脉注射 50%葡萄糖液 40ml~60ml，继以 10%葡萄糖液静脉输注维持，补液中加氢化考的松 200mg~300mg，以解除急性肾上腺功能减退危象。

2.意识不清者加置床档，防止坠床。

3.体温过低者注意保暖，高热者给予物理降温，并注意调节室温。

4.休克者按休克护理。

5.昏迷者按昏迷护理。

（四）药物护理

1.观察药物作用及副作用。

2.应用肾上腺皮质激素时，观察有无精神异常等情况。

（赵允 吴远玲 王夫侠 孙会 王希美 刘美菊 王芳）

第十五章 肾内科疾病护理常规

第一节 肾脏系统一般护理常规

（一）病情观察

1.观察尿量、颜色、性状变化，有明显异常及时报告医师，每周至少化验尿常规和比重1次。

2.根据病情定时测量血压，发现异常及时处理。

3.每周测量体重1次，水肿明显、行腹膜透析和血液透析者，每日测量体重1次，做好记录。

4.观察有无贫血、电解质紊乱、酸碱失衡、尿素氮升高等情况。

5.根据病情记录24小时的出入水量。

（二）饮食护理：

1.急性肾炎：给予低盐、高维生素饮食，限制水的摄入。

2.慢性肾炎、肾病综合征：给予低盐、低脂、优质高蛋白、高维生素饮食，有水肿者限制水的摄入。

3.肾功能不全者：给予优质低蛋白、高钙、高铁、高维生素、低磷饮食，限制植物蛋白摄入量，尿少者限水、钠、钾盐摄入量。

（三）对症护理

1.水肿护理：

（1）准确记录出入液量，限制水和盐的摄入量。

（2）卧床休息注意观察血压变化，如血压低，要预防血容量不足。防止体位性低血压和摔跤；如血压高，要预防肾脏缺血、左心功能不全和脑水肿发生。

（3）做好皮肤护理，预防皮肤损伤和感染。

（4）用利尿药时，注意观察尿量的变化及药物的副作用和水、电解质的情况。

2.尿异常的护理：

（1）向患者交代留取尿标本的正确方法。容器要清洁，送验要及时。

（2）如有血尿时应分清是初始血尿、全程血尿还是终末血尿。以协助诊断。同时观察血尿的量和颜色。

（3）大量血尿时。应卧床休息，并注意观察血压和血红蛋白的变化，遇有异常应及时报告医师进行处理。

（4）适当多饮水。以冲洗尿路，防止血块堵塞和感染。

3.休息：

（1）急性肾炎、急性肾衰患者必须绝对卧床休息，待病情稳定后，可逐步增加活动。

（2）慢性肾炎、肾盂肾炎、急慢性肾功能不全患者，疾病期需要卧床休息，恢复期则可适当活动，但应合理安排生活，以免病情反复。

4.预防感染：

（1）保持室内清洁，空气新鲜，保持一定的温度和湿度。

（2）医护人员在做各项操作时，应保持无菌，严格执行操作规程。

（3）保持口腔及皮肤清洁，勤换内衣、剪短指（趾）甲，保持个人卫生，长期卧床者，应注意预防褥疮发生。

第二节　急性肾盂肾炎护理常规

肾盂肾炎为常见的尿路感染，主要是由细菌引起的肾盂、肾盏和肾实质的感染性炎症。本病多见于女性，女：男之比约为10:1，尤以婚育年龄女性、女婴、老年妇女患病率最高。

按内科及本系统疾病的一般护理常规。

（一）病情观察

1.注意观察患者有无尿频、尿急、尿痛等尿路刺激征状，有异常及时通知医生。

2.观察药物不良反应。

（二）对症护理

1.收集尿标本时应注意除急症外以留取晨尿为宜，并立即送检。留取中段尿做细菌培养时，必须严格执行无菌操作。

2.其余按本系统护理常规。

（三）健康指导

1.做好卫生宣教，帮助患者养成勤洗澡、勤更衣的卫生习惯。

2.女性患者要注意经期、婚后及孕期卫生。保持会阴部清洁。

3.坚持服药，定期门诊复查。

第三节　急性肾炎护理常规

急性肾炎是一组起病急，以血尿、蛋白尿、水肿和高血压为主要表现，且可有一过性氮质血症的一组疾病。本病常有前驱感染，多见于链球菌感染后或由其他细菌、病毒和寄生虫感染后引起。

按内科及本系统疾病的一般护理常规。

（一）病情观察

1.密切观察血压、浮肿、尿量变化。每日记录血压、尿量，出现有血压上升、尿量减少时，应该警惕合并心力衰竭、脑水肿、尿毒症、高血压的发生。

2.观察患者体温、脉搏、呼吸、血压、神志变化，发现异常及时报告医师。

3.观察用药不良反应。

（二）对症护理

1.每周测体重2次，对水肿严重者及使用利尿剂者应逐日测量，并记录液体出入量。

2.其余按本系统一般护理常规。

（三）健康指导

1.预防感染，尤其是上呼吸道感染易发季节，更应注意预防。

2.定期门诊随访。

3.保持皮肤清洁，注意个人卫生，预防皮肤感染。

4.女性患者近期不宜妊娠，以防复发。

第四节　急性肾功能衰竭护理常规

急性。肾功能衰竭简称急性肾衰，是指各种病因导致的肾功能短时间内急剧减退，以肾小球滤过率明显减低所致的氮质血症，以及肾小管功能障碍所致的水、电解质，酸碱平衡紊乱为临床表现的一组综合征。

按内科及本系统疾病的一般护理常规。

（一）病情观察

1.少尿期观察：

（1）严密观察病情变化，监测水、电解质平衡，按病情做好各种护理记录。

（2）观察患者有无嗜睡、肌张力低下、心律不齐、恶心、呕吐等高钾血症，有异常立即通知医师。

（3）血压异常按本系统疾病护理。

2.多尿期观察：注意观察血钾、血钠的变化及血压的变化。

3.恢复期观察：观察用药不良反应，定期复查肾功能。

4.其余按本系统疾病护理常规。

（二）对症护理

1.少尿期：

（1）严格限制液体进入量，以防水中毒，按医嘱准确输入液体。

（2）饮食护理：既要限制入量又要适当补充营养，原则上应是低钾、低钠、高热量、高维生素及适量的蛋白质。

2.多尿期：供给足够热量和维生素，蛋白质可逐日加量，以保证组织的需要，给予含钾多的食物。

3.恢复期：

（1）给予高热量、高蛋白饮食。

（2）鼓励逐渐恢复活动，防止出现肌肉无力现象。

（三）一般护理

1.少尿期：

（1）绝对卧床休息，注意肢体功能锻炼。

（2）预防感染，做好口腔及皮肤护理，一切处理要严格执行无菌操作原则，以防感染。

（3）如行腹膜透析或血透治疗，按腹透、血透护理常规。

2.多尿期：

（1）嘱患者多饮水或按医嘱及时补液如补充钾、钠等，防止脱水、低钾和低钠血症的发生。

（2）以安静卧床休息为主。

3.恢复期：控制及预防感染，注意清洁及护理。

（四）健康指导

1.注意增加营养。

2.适当参加活动，避免过度劳累。

3.定期复查。

第五节　尿毒症护理常规

尿毒症是肾功能丧失后，和机体内部生化过度紊乱而产生的一系列复杂的综合征，而不是一个独立的疾病，称为肾功能衰竭综合征或简称肾衰。

按内科及本系统疾病的一般护理常规。

（一）病情观察

1.严密观察病情变化，每日测体重、血压、记出入水量，观察体内液体滞留或不足。

2.注意观察高血压脑病，心力衰竭及心包炎等病的征象，有异常及时通知医师。

（二）对症护理

1.呕吐、腹泻频繁的患者应注意水、电解质紊乱，出现有关症状时应及时通知医师。

2.因脑部异常表现或低钙而出现抽搐、谵妄时应保护患者以免自我伤害，并立即通知医师。

3.呼吸有氨味者。易并发口腔炎，应加强口腔护理。

（三）一般护理

1.给予高热量、高维生素、优质低蛋白饮食，可根据肾功能调节蛋白质摄入量，高血压者应限制钠盐的摄入，若已进行透析治疗，则应予以优质高蛋白的饮食。

2.绝对卧床休息，意识不清、烦躁不安、抽搐、昏迷者，应安放床栏，加强巡视，以防坠床。

3.皮肤护理：由于代谢产物潴留致皮肤瘙痒，可用热水擦浴，切忌用手搔伤皮肤，以免感染。预防褥疮的发生。

（四）健康指导

1.指导患者根据肾功能采用合理饮食。

2.指导患者正确用药及观察副作用。

3.注意保暖，防止受凉、预防继发感染。

4.注意劳逸结合，增加机体免疫力。

5.定期门诊随访。

第六节　肾病综合征护理常规

肾病综合征指肾小球弥漫性损害引起的一组临床症状和体征，其主要临床特点为"三高一低"，即高度蛋白尿，高度水肿，高血脂及低血浆蛋白。

按内科及本系统疾病的一般护理常规。

（一）病情观察

1.密切观察血压、浮肿、尿量变化，一旦血压下降，尿量减少时，应警惕循环衰竭或急性肾功能衰竭。

2.准确记录24小时尿量。

3.观察用药不良反应。

（二）对症护理

按本系统疾病护理常规。

（三）一般护理

1.休息与活动：应卧床休息，保持适当的床上及床旁活动，以防肢体血栓形成。当疾病缓解后可增加活动，有利于减少合并症，降低血脂。减少对外界的接触以防外源性感染。

2.其余按本系统护理常规。

（四）健康指导

1.出院后应继续保持良好的休息，合理饮食。

2.定期门诊随访。

3.预防各种感染的发生。

第七节　血液透析护理常规

（一）目的

血液透析是将病人的血液引入体外半透膜一侧。半透膜另一侧充满透析液，利用弥散原理清除代谢产物和纠正电解质平衡失调，从而达到治疗目的。常用于治疗急、慢性肾功能衰竭和急性药物及毒物中毒。

（二）透析前准备

1.透析前向病人说明透析的目的和过程，避免紧张，以配合治疗。

2.透析前晚保证良好睡眠，必要时给镇静剂。

3.建立血管通道，一般常用：

（1）外瘘：常在前臂掌面、桡动脉及邻近头静脉，分别插入附有连接管端部的u型硅胶管。

（2）内瘘：在腕关节上方约5cm~8cm处做桡动脉与头静脉吻合术。

4.透析前排尿、测体重、体温、脉搏、血压。

（三）透析过程中护理

1.严密观察神志及生命体征变化，注意有无热源反应、失衡综合征及症状性低血压。

2.注意透析器及血路管道有无漏血及滑脱，如出现失血情况，迅速用血管钳阻断血流.随之关闭血泵。

3.注意设备的运行情况，如有异常及时处理。

4.透析结束时，将动脉端抬高，使全部血液缓慢驱回体内，并防止空气进入。

5.做动、静脉外瘘者，需在穿刺处压迫20分钟以上，以免出血。

6.透析后测体重1次，估计水分的丧失情况。

（四）透析后护理

1.注意观察动脉、静脉瘘及插管处有无出血、渗血。

2.定期测量体温、脉搏、呼吸及血压，注意有无出血倾向、低血压、心力衰竭等表现。

3.保持外瘘管肢体正确位置，避免长时间弯曲。

4.给予高热量饮食，补充一定量蛋白质。少尿或无尿者严格控制入水量，有高血压及心功能不全，水钠潴留者应限制钠盐。

5.心理护理。鼓励病人树立治疗信心，防止意外发生。

6.记录出入液量。

7.透析后8小时内，尽量避免各种注射、穿刺等。

第八节　肾脏活体组织检查术护理常规

（一）目的

明确肾脏病变原因、病变进展、病理类型.以指导治疗，判断预后。

（二）用物准备

治疗盘内盛常规消毒物品、肾脏穿刺包、1%~2%利多卡因、无菌手套、多头腹带、沙袋、盛有甲醛液的标本瓶、冰瓶。

（三）术中配合

1.向患者解释穿刺目的和注意事项，以取得合作。

2.协助患者取俯卧位，腹部垫枕。

3.穿刺点定位多选择右肾下部。

4.常规消毒皮肤。打开肾脏穿刺包，待医生铺洞巾后以胶布固定，协助医生抽吸 1%~2%利多卡因做局部麻醉。

5.操作过程中当穿刺针从肾囊进入肾实质时，指导患者屏气（或捏住鼻孔）至术者快速吸取活组织后拔出穿刺针，此过程约为 1/4 秒。

6.拔出穿刺针后，以无菌纱布按压穿刺点 5 分钟，胶布固定，局部加压沙袋，腹带包扎。

7.协助医生用生理盐水将吸取的肾组织冲出，置标本瓶内。

8.整理用物，嘱患者平卧 4 小时。

（四）注意事项

1.术后 1 周内不宜剧烈活动。

2.密切观察血压、脉搏、呼吸，注意有无胸痛、气急等症状，以防气胸、肺脂肪栓塞等并发症。

3.注意尿量、尿色的变化。留取尿标本送检，直至血尿消失 3 次以上。

4.术后 8 小时取下沙袋，24 小时取下腹带。

5.嘱患者多饮水，预防性应用抗生素及止血药物。

（赵 允 吴远玲 王夫侠 孙 会 王希美 刘美菊）

第十六章 肿瘤科疾病护理常规

第一节 化疗病人护理常规

1.化疗药物的毒性大，使用时间长，在化疗过程中要不断鼓励病人耐心坚持完成疗程。

2.注意预防感染，认真做好口腔及皮肤护理。

3.保护静脉.由于联合化疗中药物品种多，刺激性强，疗程长，必须注意保护患者的血管，一般从远端开始注射，两臂静脉轮换注射，不宜选择最细的静脉，以防药液外渗造成静脉炎、静脉周围炎或局部组织坏死。静脉穿刺要求一针见血，在推注药物过程中仍要反复抽试回血，掌握推药的速度，拔针后局部用干棉球加压。在注射刺激性强的药物时，注射化疗药物前后应用j%葡萄糖溶液静脉滴注，确保无药液渗出。药液现配现用，如在滴注过程中发现有药液外渗，应立即拔出针头，更换注射部位。药液外渗部位可进行冷敷、0.5%普鲁卡因局部封闭或金黄散外敷。

4.减轻不良反应，鼓励病人多饮水，保证每日排尿1500ml以上，以稀释尿液中药物浓度，防止高尿酸血症。有恶心、呕吐时，饮食宜清淡，少食多餐，可服用助消化药或止吐药。

5.观察药物不良反应，熟悉化疗药物的作用和副作用。注意有无脱发、口腔溃疡、血细胞减少，以及心肌毒性反应所致的心率变化、心律失常等。

第二节 支气管肺癌护理常规

支气管肺癌起源于支气管黏膜或腺体，常有区域性淋巴转移和血行转移。近年来，世界各国肺癌的发病率和死亡率急剧上升。在我国，肺癌在男性中占常见恶性肿瘤的第四位，在女性中占第五位，个别大城市肺癌死亡率已跃居各种恶性肿瘤死亡的首位。

（一）一般护理

1.高热量、高蛋白、丰富维生素饮食。

2.病人一般有恐惧绝望心理.对治疗失去信心，因此要特别关心病人，帮助其树立信心。

（二）病情观察

对中晚期病人需仔细观察，以了解是否有远处转移，凡有胸痛腰痛明显者提示有肋骨、胸膜或脊柱转移；如有头痛伴恶心呕吐、神志不清甚至偏瘫者，表明有颅内转移；若出现上腹胀痛肝脏进行性肿大伴黄疸者，提示肝转移。

（三）对症护理

1.对化疗病人要定期查血象，白细胞低于 $3 \times 10^9/L \sim 3.5 \times 10^9/L$ 应暂停化疗给予升白细胞药物，注意观察有无口腔炎、恶心呕吐等胃肠道反应，定期查肝、肾功能。

2.呼吸困难者，取半卧位氧气吸入，如有胸腔积液应协助医生做好胸穿。

3.声音嘶哑者，应少说话或行超声雾化以减轻不适。

4.咯血时嘱病人不要紧张，不要屏气，轻轻将血咯出，并注意卧床休息，侧卧位，保持呼吸道通畅，防止窒息。

5.上腔静脉压迫患者，输液时选择下肢静脉，抬高头颈部，利于静脉回流。

（四）出院指导

1.加强营养，进行免疫治疗，增强体质。

2.定期门诊复查。

3.宣传吸烟对人体危害，提倡不吸烟或戒烟。

第三节　胃癌护理常规

胃癌是常见的消化道癌肿之一。其发病率和死亡率与国家、种族及地区有很大的关系。日本、智利、俄罗斯和冰岛为高发国家，美国、澳大利亚、西欧国家发病率较低。在我国以西北地区发病率最高，华东、中南、西南区最低。全国平均年死亡率为 16/10 万人口，常发生在 40 岁~60 岁之间.男女之比约 2:1~3:1。

（一）一般护理

1.对早期轻症病人，应注意劳逸结合，中晚期应卧床休息以减轻体力消耗。

2.给予高蛋白、高碳水化合物、丰富维生素、温软易消化食物，忌过硬带刺食物摄入，如因化疗反应引起病人食欲差、厌食时，应尽量烹饪一些适合胃口、多样化膳食。可少量多餐，忌辛辣及烟酒。伴幽门梗阻时，较轻者应流质饮食，梗阻严重时应禁食。必要时静脉营养。

3.预防感染和并发症。应做好口腔护理、皮肤护理。保持床单平整清洁，长期卧床者应定时翻身，预防褥疮。

（二）病情观察

1.注意有无呕吐及咽下困难。

2.观察呕吐物的性状及大便颜色、量，了解有无消化道出血。

3.观察有无黄疸、腹水等癌肿转移的体征。

（三）对症护理

1.疼痛的处理：疼痛是晚期病人的严重问题，应尽力解决因疼痛造成的痛苦。首先在精神上给予支持，以减轻心理压力，转移注意力，以减轻疼痛的感受强度，疼痛剧烈时可以按医嘱给予止痛剂，如强痛定、吗啡等。口服止痛药时应按时按量，不可随意减量或停用。

2.加强支持治疗，提高病人体质，使之能更好地耐受化疗或手术。多用静脉高能量营养。

3.化疗病人应注意胃肠道反应，给予止吐、镇静剂，定期查血象、肝肾功能。若白细胞低于 1×10^9/L，应做好保护性隔离，并注意保护血管、防止渗漏。

（四）健康指导

1.养成良好的生活、饮食习惯。多食新鲜蔬菜、肉类，勿吃腌制品、油煎炸食物、发霉食物。

2.有胃炎等其他胃部疾病应及时治疗，门诊定期检查。

第四节　肝癌护理常规

肝癌是指自肝细胞或肝内胆管细胞发生的癌肿，为我国常见恶性肿瘤之一，其死亡率在消化系统恶性肿瘤中列第三位，仅次于胃癌和食道癌。在世界各地肝癌的发病率虽有所不同，但均居上升趋势。本病可发生于任何年龄，以40岁~49岁为最多，男女之比为2:1~5:1。

（一）一般护理

1.注意休息，伴有腹水和黄疸者要卧床休息。

2.尽量鼓励病人进食，注意烹饪。调节口味，禁止饮酒，给予高蛋白富含维生素的食物。不要过多限制脂肪摄入，肝昏迷应限制高蛋白摄入量，有腹水时血控制食盐摄入量。

（二）病情观察

观察肝区疼痛、腹胀、恶心呕吐、腹泻、厌食等变化，监测 T、P、R、BP 变化，了解意识状态，有无呕血、便血及出血倾向，尿量多少，黄疸加深的程度。

（三）对症护理

1.如患者突然腹痛伴有腹膜刺激征与休克，多为肝癌结节破裂。一旦确诊应绝对卧床，给予输血及大量止血药物。

2.消化道出血者应按消化道出血护理。

3.继发感染者要注意口腔及皮肤护理。

4.呼吸困难者取半卧位。

（四）健康指导

1.HBsAg 阳性者应积极治疗，定期检查 AFP。

2.禁酒，保持生活有规律。

（吴远玲 王夫侠 王希美 刘美菊 孙裕 孔凡侠）

第十七章　神经内科疾病护理常规

第一节　神经内科疾病一般护理常规

1.按内科疾病一般护理常规。

2.病情危重者，应绝对卧床休息，注意环境安静，光线宜暗。对昏迷、偏瘫、精神症状、癫痫发作者，应剪短指（趾）甲，装有假牙者应取下假牙。放置床档，防止坠床。

3.观察头痛性质及强度。如剧烈头痛且有颅内压增高，多数提示有脑血管意外，应严密监护神志、脉搏，呼吸、瞳孔、血压变化，注意有无抽搐、呕吐，警惕脑疝形成。

4.危重、瘫痪，昏迷的病人。应保持床铺清洁、干燥、平整。注意皮肤护理，每 2 小时~4 小时翻身 1 次，保护感觉障碍的肢体，并将肢体放置于功能位。加强口腔护理，保持呼吸道通畅。

5.给予高蛋白、高维生素、易消化饮食。轻度吞咽困难者给予流质或半流质饮食。进食宜慢，防止呛入气管。昏迷、吞咽困难者视病情给予鼻饲。

6.注意心理护理。病人常因生活不能自理而烦恼、自卑，影响治疗效果。因此要关心体贴病人。鼓励其树立信心，配合治疗。

7.定期进行瘫痪肢体的按摩及被动运动，鼓励尽早主动运动。预防肢体肌肉萎缩及肢体挛缩畸形。

8.对尿潴留者。应给予保留导尿，每 4 小时~6 小时放尿 1 次。留管期间，按无菌操作规程执行。

9.保持大便通畅。对便秘超过 3 日者，要给缓泻剂。如有腹泻，应及时清洁肛部。涂擦油膏保护肛周皮肤。

10.对昏迷者按昏迷护理常规。

11.出院时，应指导病人加强功能锻炼，避免疲劳，预防复发。

第二节　脑出血性疾病
（脑出血、蛛网膜下腔出血）护理常规

蛛网膜下腔出血是指颅内血管破裂后，血液流入蛛网膜下腔，分为自发性与外伤性两大类。非外伤性脑实质内的出血称为脑出血。常见部位有内囊出血、脑桥出血、小脑出血、脑室出血等。

按神经系统疾病一般护理常规。昏迷按昏迷护理常规。

（一）病情观察

1.观察意识、瞳孔、血压、脉搏、呼吸等变化。若压眶反射消失、血压增高、脉搏、呼吸不规则，应考虑出血未止。须及时采取措施。

2.及时发现脑疝前驱症状。如头痛剧烈、呕吐频繁、烦躁不安、意识模糊、两侧瞳孔大小不等、嗜睡等。若出现一侧瞳孔散大、光反应迟钝、血压升高、脉搏变慢、呼吸不规则，即有脑疝存在，应立即静脉应用脱水、降脑压药物，给予吸氧，并协助医师抢救。

3.观察呕吐物和大便的颜色、性质。及时留取标本，以了解胃内有无出血。

（二）对症护理

1.急性期绝对卧床休息4周以上，侧卧于患侧。头部制动抬高15°~30°避免不必要的操作。各项护理操作应轻柔.翻身角度不宜大。病室安静、避光。

2.保持呼吸道通畅。及时吸除口腔、气管分泌物、呕吐物。舌后坠时，应用拉舌钳。定时翻身，预防吸入性肺炎和肺不张。

3.中枢性高热给予物理降温，但头部禁用酒精。

4.控制补液量和速度，以防突然脑压增高导致脑疝。用脱水剂时可快速给药，以保持脱水效果。随时观察血压、尿量变化及水、电解质紊乱情况，并记录出入液量。

（三）一般护理

1.发病48小时内应禁食，以后根据病情放置胃管。给低脂、高蛋白流质及一定量的水分。入液量每天保证2000ml左右，以维持营养及水、电解质和酸碱平衡。

2.保护肢体和皮肤。定时慢动作翻身，当翻向健侧时，患侧部垫枕，以防关节强直。病情稳定48小时后，进行肢体运动康复指导和训练。

3.保持大小便通畅，病人常有便秘，尿潴留或尿失禁，应给予相应护理。切忌用力排便，以免诱发再出血。

4.保持情绪稳定，限制陪客，避免精神刺激。

（四）健康指导

出院时，指导病人出院后加强肢体的功能锻炼，脑出血应控制饮食。生活要有规律。注意情绪稳定，劳逸结合。

第三节　脑缺血性疾病（脑栓塞、脑血栓）护理常规

脑栓塞是指各种栓子沿血液循环进入脑动脉，引起血流中断，而出现相应供血区的脑功能障碍。脑血栓形成是指颅内外供应脑部的动脉血管壁发生病理变化，使血管腔变狭窄。或在此基础上形成血栓，最终完全闭塞，引起该血管供应范围内的脑梗死。

按神经系统疾病一般护理常规。

（一）病情观察

1.观察意识、瞳孔、呼吸、脉搏、血压的变化。并记录。注意有无意识障碍、头痛、呕吐等脑水肿、颅内压增高的症状。

2.对脑栓塞者，要严密观察有无新的栓塞形成或合并颅内出血等。如出现突然失语、肢体疼痛、腹痛、意识逐渐不清等症状，必须及时通知医师，采取相应措施。

3.观察扩血管、扩容、抗凝、溶栓剂等药物的副作用，注意有无出血倾向和出血、凝血时间延长现象，并随时观察血压。

（二）对症护理

1.急性期卧床休息1周~2周。取平卧。头偏向一侧。头部禁用冰袋或冷敷，以免影响脑供血。

2.瘫痪肢体保持功能位。病情稳定后，应尽早被动运动和按摩，以防肌肉萎缩和肢体挛缩畸形。

3.每2小时~3小时翻身1次，以免瘫痪的一侧长期受压而形成褥疮。

4.对呼吸困难者应给予氧气吸入。头痛、烦躁不安者，按医嘱给止痛镇静剂。

（三）一般护理

1.给低脂、低盐、高维生素、易消化的食物。忌烟、酒，有意识障碍及吞咽困难者给鼻饲流质饮食。

2.心理护理。病人常因肢体瘫痪、语言障碍、大小便失禁、生活不能自理而烦恼。护理人员应关心、体贴、解释，使其树立治疗信心。

3.对有失语者，要加强语言训练.训练内容尽可能联系日常生活。

（四）健康指导

出院时，指导病人及家属做瘫痪肢体按摩和被动运动，坚持语言训练。劝其戒烟，勿过量饮酒，避免劳累，生活要有规律。

第四节　癫痫护理常规

癫痫是一组反复发作的神经无异常放电所致的暂时性中枢神经系统功能障碍的临床综合征。常见病因主要是遗传、脑损伤。

临床以具有暂时性、刻板性、间歇性和反复发作为主要特征。

按神经系统疾病的一般护理常规。

（一）病情观察

1.癫痫持续状态的患者应尽快按医嘱用药控制发作，应用强中枢抑制剂做静脉注射时。需一人专心缓慢注射，另一人监护癫痫发作情况。

2.严密观察瞳孔、呼吸、血压、心率变化及病人的昏迷程度和用药反应。如有瞳孔缩小、血压下降、昏迷加深、呼吸变浅，应建议药物减量。

3.观察癫痫发作的类型，发作持续时间及次数。

（二）对症护理

1.癫痫大发作时立即让病人睡平，解开衣领、衣扣，头偏向一侧，保持呼吸道通畅，及时给氧；对呼吸功能不恢复者，及时做人工辅助呼吸。

2.尽快在病人上下臼齿之间垫开口器或牙垫、手帕，防止咬伤舌头和颊部。

3.禁止向病人强行灌水喂药及暴力按压抽搐肢体，以免造成窒息、吸入性肺炎及骨折、脱臼等。

4.专人陪护，详细记录发作经过、时间和主要表现。

5.防止脑水肿导致脑疝。保证脱水剂静脉快速滴入，高热时予以物理降温。

6.注意有无精神症状，少数病人抽搐停止后，意识在恢复过程中，有短时间的兴奋躁动，应加强保护，以防自伤或他伤。

7.根据癫痫发作的类型遵医嘱用药，注意观察用药疗效和副作用。

（三）一般护理

1.保持环境安静，避免光、声刺激。保证病人睡眠充足，不能让病人单独离开病区活动。

2.做好心理护理，帮助克服自卑、恐惧心理，应向病人及其家属讲解有关疾病常识，以取得配合。

3.间歇期可下床活动。出现先兆时应即刻卧床休息。

4.给予高热量、清淡饮食。少进辛辣食物，避免过饱。

5.注意保暖、防止感冒。炎热季节防止中暑。不可用口表测温。

（四）健康指导

出院时应指导病人坚持长期正规定期门诊随访。保持乐观情绪，生活、工作应有规律，避免过度劳累。忌烟酒。不能从事高空作业、驾驶等工作。随身携带个人资料，写上姓名、地址、病史、电话等，以备发作时及时了解和联系。

第五节　急性炎症性脱髓鞘性多发性神经病护理常规

急性炎症性脱髓鞘性多发性神经病又称格林–巴利综合征，为急性或亚急性起病，大多可恢复的多发性脊神经根麻痹和肢体瘫痪的一绢疾病。

按神经系统疾病一般护理常规。

（一）病情观察

1.注意心率、心律、血压变化，防止因迷走神经受累而引起心搏骤停。如有心肌损害，输液速度要缓慢，并记录出入液量。

2.注意呼吸频率与节律。如咳嗽无力，有反常呼吸，系提示呼吸肌瘫痪，应立即吸氧，行人工辅助呼吸，通知医师，并准备气管切开或气管插管，备好人工呼吸器等。

3.注意有无水、电解质，酸碱平衡紊乱及其临床表现，协助医师纠正。

4.观察四肢对称性肌无力的程度，是否累及躯干、肋间肌、面部等。

（二）对症护理

1.急性期卧床休息，取侧卧位。以利呼吸道分泌物流出。如有呼吸肌瘫痪，取平卧，头偏向一侧。

2.保持呼吸道通畅，预防肺炎及肺不张，及时吸痰。如痰液黏稠，可作雾化吸入、拍背。

3.对肢体疼痛严重者，应按医嘱给镇静止痛剂，但禁用麻醉性止痛剂如杜冷丁等。

4.观察激素、免疫抑制剂等药物的作用、副作用。

5.对面神经受损、眼睑不能闭合者。要涂以抗生素眼膏，加用眼罩，以防角膜溃疡及结膜炎。

（三）一般护理

1.给予营养丰富，易消化的饮食。对吞咽困难者，及早鼻饲。禁止经口进药物与饮食。

2.加强心理护理。消除病人因呼吸困难而产生的紧张情绪。尤其是应用人工呼吸器者，树立治疗信心，积极配合抢救。

3.瘫痪肢体应保持功能位，两足可用足托。病情稳定后，定时作被动运动、针灸按摩，鼓励主动运动。

4.保持口腔及皮肤清洁。勤翻身，保暖，忌用热水袋，防止烫伤。

（四）健康指导

出院时，应指导病人及其家属学会被动运动及按摩方法，鼓励肢体瘫痪者坚持功能锻炼，减少后遗症。按时服药，保证足够的营养，避免着凉及感冒。

第六节　震颤麻痹护理常规

按内科及本系统疾病的一般护理常规。

（一）病情观察

应用抗乙酰胆碱制剂或左旋多巴类药物。应注意有无口干、恶心、呕吐、视力模糊等副作用。

（二）对症护理

1.避免精神刺激，保持环境安静，以免加重震颤。

2.防止便秘，鼓励患者多做腹肌运动，促进肠蠕动。

（三）一般护理

1.轻者可下地活动，严重震颤麻痹和肌强直者应卧床休息，防止坠床和跌伤。

2.给予低胆固醇、高维生素营养丰富的饮食。避免刺激性食物，充分供给水果、蔬菜，预防便秘。

3.晚期卧床不起的患者，按重症患者护理。

（四）健康指导

嘱患者注意营养，宜食低脂高蛋白饮食，并预防感冒。

（赵允 吴远玲 王夫侠 孙会 王希美 刘美菊 王会 王芳 魏飒）

第十八章 儿科护理常规

第一节 儿科一般护理常规

1.患儿在门诊或急诊室经医师初步诊断后，确定需要住院时由医师签发住院证，在导诊员指导下，由家属到住院处办理入院手续。

2.迎接新患儿与家属，及时通知医师，并进行详细的入院宣教及安全告示，介绍床位医师及护士。为患儿提供舒适、安全、清洁的环境。

3.严格执行消毒隔离制度，按年龄与病种合理安置床位，防止院内感染。

4.及时执行医嘱，按分级要求进行护理，书写护理记录单。

5.加强巡视，观察病情变化，发现异常，及时汇报医师并配合处理。

6.进行各项护理操作，应认真执行查对制度，杜绝差错事故发生。

7.根据不同年龄和病情，做好患儿的心理护理。

8.做好健康教育和出院康复指导。

第二节 新生儿护理常规

1.患儿入室后，由本室当班护士进行沐浴、换衣、套手圈，安排床位。

2.认真做好护理体检，并与家长核实患儿性别，书写护理病历。

3.维持体温稳定。保持适宜的环境温湿度。室温维持在 22℃~24℃，相对湿度 55%~65%。注意保暖，可使用婴儿温箱。护理操作时，不要过分暴露新生儿。

4.保持呼吸道通畅。及时清除口、鼻腔的黏液及呕吐物。避免物品阻挡新生儿口、鼻或压迫其胸部。保持合适体位，如仰卧时，避免颈部前屈或过度后仰；俯卧时，头侧向一侧，专人看护。防止窒息。

5.预防感染。

（1）建立消毒隔离制度和完善清洁设施。接触新生儿前后勤洗手。室内湿式清洁。做好各项监测工作。新生儿用品均应"一人一用一消毒。"

（2）保持脐部清洁干燥。每日脐部护理 1 次~2 次，发现问题，及时处理。

（3）做好皮肤护理。每日沐浴一次。勤换尿布，便后温水清洗并涂鞣酸软膏，有红臀者，按红臀护理常规进行护理。

6.合理喂养。

（1）正常足月新生儿提倡早期哺乳。

（2）定时、定磅秤、定地点测量体重。

7.确保安全。避免新生儿处于危险的环境中，如可能触及的热源、电源及尖锐物品。工作人员指甲保持短而钝。使用暖箱者，应严格执行操作规程。

（一）早产儿护理

1.按新生儿护理常规。

2.体重低于2000g的早产儿，应放入暖箱（按暖箱操作常规），各种治疗、护理应集中进行。

3.吸吮能力差、喂奶后有呕吐或体重低于1500g的未成熟儿，宜采用鼻饲或滴管喂养。喂哺时，易发生发绀的患儿，可以在喂哺前后几分钟，给予氧气吸入。

4.吸氧患儿，应采用空氧混合仪给氧。持续吸氧不超过3天。

5.密切观察病情变化，严密观察早产儿生命体征，进食情况，精神反应，哭声、反射、面色及皮肤颜色等变化。发现异常及时汇报医生，及时处理。

（二）新生儿窒息护理

1.按新生儿护理常规。

2.急救复苏。

（1）保持呼吸道通畅，迅速清除口、鼻、咽部分泌物。

（2）予以吸氧，根据血氧饱和度调节氧流量，必要时，给予呼吸机应用并做好相应监护。

（3）建立静脉通道，准确、及时执行医嘱。

（4）注意保暖，将患儿置于远红外保暖床上抢救。病情稳定后置暖箱中保暖。

3.复苏后护理。

（1）严密观察并记录体温、呼吸、心率、面色、神志、反射、吸吮力、肌张力及有无抽搐发生。发现异常，及时汇报医生处理。

（2）使用心电监护仪时，保持监护仪功能状态良好。

（3）合理用氧及观察用药反应。

（4）注意能量的供给，必要时予以静脉营养支持。

（三）新生儿缺血缺氧性脑病护理

新生儿缺血缺氧性脑病是由各种因素引起的缺氧和脑血流的减少或暂停而导致的胎儿及新生儿的脑损伤，是新生儿窒息后的严重并发症之一。病死率高，少数幸存者留下永久性功能性神经功能缺陷，如智力障碍、癫痫、脑性瘫痪等。

主要表现为意识和肌张力变化，严重者伴有脑干功能障碍、根据病情程度分轻、中、重3度。

1.按新生儿护理常规。

2.加强监控，控制惊厥。

（1）给氧。选择适当的给氧方法。

（2）严密监护患儿的呼吸、心率、血氧饱和度、血压等。注意观察患儿的神志、瞳孔、前囟张力，肌张力及抽搐等症状，观察药物反应。

（3）遵医嘱给予镇静剂，脱水剂。

3.早期康复干预。

（四）新生儿颅内出血护理

新生儿颅内出血是新生儿时期常见的缺氧或产伤引起的脑损伤。主要表现为：意识改变、眼症状、颅内压增高、呼吸改变等症状。

1.按新生儿护理常规。

2.保持绝对安静，抬高床头，尽量减少对患儿的移动和刺激，护理工作尽量集中进行，动作做到轻、稳、准，忌沐浴。

3.观察病情，如出现烦躁不安、尖叫、呻吟、呼吸暂停等，立即报告医师。

4.保持呼吸道通畅，及时清除呼吸道分泌物，防止发生窒息，病情好转后，遵医嘱按需喂养。

5.危重者、暂不喂奶者，按医嘱给予静脉补液，保证液量按需滴入。

6.必要时氧气吸入，注意选择适当的给氧方式。

7.按医嘱给予镇静剂、脱水剂等。

8.做好出院指导，嘱定期门诊随访。

（五）新生儿破伤风护理

新生儿破伤风是由破伤风杆菌侵入脐部而引起的急性感染性疾病，临床以全身骨骼肌强直性痉挛和牙关紧闭为特征。

1.按新生儿护理常规。

2.控制痉挛，保持呼吸道通畅。

（1）置单独、安静、光线较暗的病房内，专人看护。

（2）各种治疗护理尽量集中进行。

（3）氧气吸入，有缺氧、发绀者间歇用氧，选用面罩给氧。避免鼻导管给氧。

（4）遵医嘱给予破伤风抗毒素、镇静剂等。

（5）避免反复穿刺，最好使用留置针。

（6）密切观察病情变化。尤其注意观察抽搐发生的时间、强度、持续时间和间隔时间。备齐抢救用物。

3.按接触隔离实施隔离措施，一切接触患儿的用品应先消毒再清洗，医用废物须焚烧。

4.每日口腔、脐部护理1次~2次，脐部伤口换下的敷料焚烧。

5.早期痉挛频繁者应禁食，给予静脉营养支持。在喉痉挛减轻后，给予鼻饲喂养。喂养前先检查胃内余奶，超过奶量1/3，可暂停1次。病情稳定后，遵医嘱按需喂养。

（六）新生儿黄疸护理

新生儿黄疸是指新生儿时期血清胆红素浓度升高引起的皮肤、巩膜及黏膜黄疸，分为生理性黄疸和病理性黄疸两类。病理性见于新生儿溶血症、新生儿感染及先天性胆道畸形等梗阻性疾病。

临床表现为：

1.生理性黄疸：出生后 2 日~3 日出现黄疸，4 天~5 天达到高峰，7 天~10 天消退。足月儿不超过 2 周，早产儿不超过 4 周。

2.病理性黄疸：出生后 24 小时内出现，进展速度快，黄疸程度重，足月儿血清胆红素每日大于 205μmol/L，早产儿每日大于 256μmol/L。持续长，足月儿大于 2 周，早产儿大于 4 周或退而复现。

3.新生儿肝炎综合征：一般时间在出生后 2 周~3 周出现黄疸，并逐渐加重，厌食、体重不增，大便色浅及肝脾肿大，血清胆红素以结合胆红素增高为主。

4.胆红素脑病：一般在出生后 2 日~7 日，黄疸突然加深，患儿反应差、嗜睡、拒乳、双眼凝视、肌张力增高、角弓反张甚至抽搐，留下后遗症。血清胆红素以未结合胆红素增高为主。

（1）按新生儿护理常规。

（2）一般护理：

①尽早喂养，及时建立肠道菌群，以减轻黄疸。

②遵医嘱正确应用蓝光疗法，保护眼及会阴部，观察副作用，如发热、皮疹、腹泻、呕吐，停止光疗后自愈。

（3）病情观察：

①评估黄疸的程度、范围及进展情况。

②观察患儿哭声、吸吮力和肌张力等临床表现，注意有无胆红素脑病。

③观察大小便次数、量、颜色及性质，如出生后不久大便呈灰白色，则提示有先天性胆道闭锁；如黄疸持续不退，大便色浅，有时呈灰白色，则提示有新生儿肝炎综合征；如存在胎粪延迟排出，应予灌肠处理，促进大便及胆红素排出。

④注意皮肤有无破损及感染灶，脐部有无分泌物，如有异常及时协助处理。

（4）健康教育：

①新生儿溶血症应做好产前咨询及预防性服药。

②胆红素脑病者，注意有无后遗症出现。给予康复治疗和护理。

③红细胞 G6PD（6-磷酸葡萄糖脱氢酶）缺陷者，忌食蚕豆及其制品。保管患儿衣物时勿放樟脑丸，以免诱发溶血。

（七）新生儿硬肿症护理

肿，常伴有低温及多器官功能受损。主要是由于寒冷、早产低体温、窒息引起。临床表现为低体温、拒乳、反应差、哭声低、心率慢、少尿、肢体发凉、皮肤变硬、色暗红，按之如橡皮样，轻度凹陷。重者出现心、肾、肺多脏器损害，甚至出现 DIC。

1.按新生儿护理常规。

2.一般护理：

（1）保证足够的热量及水分，吸吮力差者鼻饲或静脉补充。

（2）做好皮肤护理，勤更换体位，护理治疗集中进行，以免影响复温。

3.复温：

（1）一般在 12 小时~24 小时体温恢复正常范围，轻症可予棉絮、绒毯包裹，外加热水袋保暖。

（2）重症患儿放入 28℃暖箱，以每小时提高箱温 1℃逐渐升至 30℃~32℃，相对湿度 55%~65%。

4.病情观察：

（1）观察体温、呼吸、心率、心音及精神状态，注意哭声、反应能力、吸吮能力等变化。

（2）注意硬肿程度、皮肤色泽、尿量等情况。

（3）注意有无出血倾向及并发症发生，如败血症、肺炎、DIC 等。

（八）新生儿败血症护理

新生儿败血症是指细菌侵入血循环并生长、繁殖、产生毒素造成的全身感染，主要是由于新生儿免疫系统功能不完善，皮肤黏膜屏障功能差、血中补体少等因素引起。其病原菌以葡萄球菌、临床以全身严重中毒症为主要特征。重者出现硬肿、出血倾向、休克、DIC。

1.按新生儿护理常规。

2.一般护理：

（1）鼓励母乳喂养，病情危重拒奶者，应给予鼻饲喂养或静脉营养，以保证足够的营养、水分和热量。

（2）高热者应调节环境温度，按高热护理常规。体温不升者应采取保暖措施，以维持正常体温。

（3）保持呼吸道通畅，必要时给氧。

（4）注意保护血管，有计划地更换穿刺部位。

（5）消除局部病灶，如脐炎、鹅口疮、皮肤破损等，促进皮肤病灶早日痊愈，防止感染继续蔓延扩散。

3.病情观察：

（1）观察呼吸及面色，注意有无呼吸不规则、发绀或面色苍白。

（2）观察消化道症状，注意有无呕吐、腹胀、腹泻。

（3）观察神经及精神症状，注意有无烦躁不安、精神萎靡、嗜睡、昏迷，若出现呻吟、尖叫、两眼凝视或抽搐，应及时协助医师处理。

（4）注意有无出血倾向，观察出血部位和出血量。

（5）观察药物作用及副作用。

（6）配合做好脓液、血液培养和药敏，以了解抗生素使用的效果。

（九）新生儿肺炎护理

新生儿肺炎可发生在宫内、分娩过程中或出生后。前两者称宫内感染性肺炎，后者称出生后感染性肺炎。新生儿肺炎主要是由不同病原菌引起的肺部感染性疾病，与羊水、胎粪、乳汁以及其他分泌物吸入等因素有关。临床表现为呼气性呻吟、气促、发绀和吸气性凹陷，进行性加剧。重者可有呼吸不规则、呼吸暂停和呼吸衰竭。

1.按新生儿护理常规。

2.一般护理：

（1）保持室内空气新鲜，温度、湿度适宜。

（2）取侧卧位，注意保暖。

（3）喂养应以少量多次为主，一次不宜喂得过饱，以防呕吐后误吸，病情严重者可给予鼻饲喂养或静脉补液。

（4）保持呼吸道通畅，勤翻身、拍背、吸痰、雾化吸入等，必要时给予氧气吸入。

（5）严格控制输液速度和量，滴速不宜过快，以4滴/分~6滴/分为宜，以免发生肺水肿。

3.病情观察：密切观察体温、呼吸、心率的变化，如有面色苍白、口吐白沫、口唇青紫、呻吟等临床表现，以及拒乳或吃奶差等情况，说明患儿病情加重，应及时协助医师处理。

第三节　　高热护理常规

1.按儿科一般护理常规。

2.卧床休息，随时测量体温，注意观察体温变化。

3.给予高维生素、清淡易消化的流质或半流质饮食，保证充足水分摄入，饮食后注意清洁口腔，多饮水。

4.降温措施：体温升至39℃以上者，予以物理降温或遵医嘱药物降温。降温后隔30分钟~60分钟测量体温，并记录。

物理降温的方法：

（1）头置冰袋或毛巾冷敷。

（2）降低环境温度。

（3）松解衣被。

（4）洗温水浴（水温34℃）。

（5）30%~50%酒精擦浴。

5.加强基础护理：

（1）勤换内衣，保持皮肤清洁，及时更换汗湿的衣服。

（2）根据病情每日测体温4次~6次，并观察热型，协助诊断。

6.做好口腔、皮肤清洁，防止感染。

7.观察病情，凡有哭吵、烦躁不安、拒食、惊厥等异常表现时，及时与医生联系。

第四节　肺炎护理常规

肺炎系不同病原体或其他因素所致的肺部炎症。以发热、咳嗽、气促、呼吸困难和肺部湿啰音为共同临床表现。此病是儿科常见疾病中能威胁生命的疾病之一。

按儿科一般护理常规。

（一）病情观察

1.观察有无嗜睡、精神萎靡、烦躁不安、昏迷、惊厥、呼吸不规则等神经系统症状，及时通知医师及时处理。

2.观察有无面色苍白、烦躁、气急加剧、心率加速、肝脏在短期内急剧增大等心力衰竭的表现。护士应熟悉洋地黄药物治疗的剂量及使用注意事项。

3.观察呼吸的频率、节律、深浅度的改变，如发现有双吸气、呼吸暂停等中枢呼吸衰竭危象，应与医师联系，及时处理。

4.合并脓胸、脓气胸，应配合医师抽气排脓，或做胸腔闭式引流。

（二）对症处理

1.高热时，按高热护理常规。

2.气急烦躁时，给予半卧位，氧气吸入，按医嘱用镇静剂。

3.重症患儿，做好口腔护理，以增进食欲，防止真菌性口腔炎。

4.补液时应严格控制静脉输液速度，以防肺水肿及心力衰竭的发生。纠正呼吸性酸中毒时应用碱性药物，速度宜慢。天气寒冷时，进行输液的肢体要注意保暖。

5.氧气吸入。根据缺氧情况决定氧浓度。

6.保持呼吸道通畅，清除口、鼻腔分泌物，必要时喂奶及服药前吸痰，鼓励患儿咳嗽排痰，勤翻身，轻拍患儿背部，促使其咳痰。分泌物黏稠而不易咳出时，可采用超声雾化吸入。

（三）健康教育

1.饮食应富有营养、易消化的流质或半流质，有气急、发绀的患儿，在喂奶或喂药时应抱起，奶头孔不宜过大。咳呛严重者，必要时可用滴管或鼻饲管喂养。

2.准确执行医嘱，严密观察药物毒副作用。

第五节　哮喘护理常规

支气管哮喘，简称哮喘，是由嗜酸性粒细胞、肥大细胞和 T 淋巴细胞等多种细胞参与的气道慢性变态反应性炎症，使易感者对各种激发因子具有气道高反应性，并可引起气道缩窄，临床表现为反复发作性咳嗽和伴有哮鸣音的呼气性呼吸困难，常在夜间（和）或清晨发作、加剧，又自行缓解或治疗后缓解，以 1 岁~6 岁患病较多，大多在 3 岁以内起病。

（一）一般护理

1.保持病室空气新鲜，阳光充足，环境安静、舒适、室内避免放置花、鸟、羽毛等易引起过敏的物质。

2.保证休息，做好心理护理，鼓励锻炼，提高活动耐力。

3.饮食宜选清淡易消化饮食，鼓励多饮水。避免诱发哮喘发作的食物，如牛奶、蛋、鱼虾等。

4.哮喘发作时给予半卧位，保持呼吸道通畅，按医嘱用镇静剂、解痉剂及氧气吸入或氧喷治疗，并观察疗效。

（二）病情观察

严密观察面色、呼吸、脉搏、如有心力衰竭现象应立即与医师联系处理。各种处理后，症状不见改善，而出现意识不清，发绀、呼吸浅、呼吸暂停等呼吸衰竭征象时，立即做人工呼吸，并通知医师，做好气管内插管的一切准备工作。

（三）健康教育

健康教育，鼓励锻炼，提高活动耐力，寻找哮喘发作因素，去除各种诱发因素。

第六节　充血性心力衰竭护理常规

充血性心力衰竭简称心衰，是指心脏在充足的回心血量的前提下，心搏出量不能满足周身循环和组织代谢的需要，而出现的一种病理生理状态。心功能代偿期，临床无症状。心功能失代偿期，出现静脉回流受阻，体内水潴留、脏器瘀血等。

1.按儿科一般护理常规及先天性心脏病护理。

2.绝对卧床休息，取半卧位。保持呼吸道通畅，必要时吸氧。给予易消化、营养丰富的饮食，少量多餐，控制钠盐的摄入。

3.应用洋地黄类药物治疗时的护理。

（1）严格按时问及剂量给药，宜在饭前口服，以免呕吐。

（2）用洋地黄前用听诊器听心律及心率（1分钟），并做好记录。如年长儿心率每分钟低于80次，婴幼儿每分钟低于100次，应与医师联系后再决定是否用药。

（3）洋地黄达到疗效的主要指标是：心率减慢、气促改善，肝脏缩小、尿量增加、安静、情绪稳定。

（4）密切注意洋地黄的毒性反应，如有无恶心、呕吐等肠胃道症状，有无嗜睡、昏迷、视力模糊、绿视等神经系统症状，以及有无心律失常，如期前收缩、心动过缓等，应及时报告医师。

4.心理护理，密切注意其心率、心律、呼吸及血氧情况。

5.严格控制补液量及补液速度。

第七节　病毒性心肌炎护理常规

病毒性心肌炎是指病毒侵犯心脏，以心肌炎性病变为主要表现的疾病，伴有心包炎和心内膜炎。

临床表现为发病前1周~4周内有呼吸道或消化道的病毒感染史而出现相应的局部或全身症状，重者可发生心力衰竭、心源性休克、心律失常或心脑综合征。

按儿科疾病一般护理常规。

（一）一般护理

1.保持环境安静，温、湿度适宜，阳光充足，减少不良刺激。

2.急性期伴有心力衰竭和心脏扩大者应绝对卧床休息3个月~6个月，病情好转后逐渐增加活动量。

3.给予高热量、高蛋白、多维生素、易消化饮食，心功能不全伴水肿者应限制钠盐及水摄入量。

4.呼吸困难者，给予氧气吸入。

（二）病情观察

1.密切观察体温、脉搏、心率、心律、呼吸、血压变化，注意有无心源性休克发生。

2.注意有无乏力、胸闷、心悸、心前区不适等心肌受累表现。发现异常及时协助处理。

3.观察洋地黄毒性反应，用药前后应测量心率、了解心前区不适等心肌受累表现，发现异常，及时协助处理。

4.慢性心肌炎患儿长期服用激素时，应注意观察有无高血压、低血钾、消化性溃疡等副作用。

5.控制输液的速度及量，以防肺水肿及心力衰竭的发生。

（三）健康教育

1.向患儿及家长介绍医疗保健知识，使之对疾病有正确认识。

2.加强锻炼，增强体质，防止呼吸道、消化道等病毒感染，在疾病流行期少去公共场所，一旦发病及时就诊。

3.注意营养，保证休息，防止复发。

第八节　先天性心脏病护理常规

1.按儿科一般护理常规。

2.避免患儿情绪激动、剧烈活动及啼哭，以免加重心脏负担。保持大便通畅，保持病房安静，适当限制体力活动。

3.注意营养，给予高蛋白、高热量、多种维生素饮食，给予足够的水分。

4.加强对病情的动态观察，注意神志、面色、呼吸等，并注意有无气急、烦躁、心率增快等心力衰竭早期症状。如呼吸困难者，给予半卧位及氧气吸入；如有烦躁不安、心率增快现象，应及时与医生联系处理。

5.需静脉补液时，输液速度必须严格控制，不宜太快，以防加重心脏负担，促使心力衰竭。

6.四联症患儿：

（1）给予足够的水分，定期喂开水，必要时静脉补液，预防脱水。

（2）加强护理，避免啼哭，以免引起脑缺血、缺氧。一旦发生，应将小儿置于膝胸卧位并配合医生进行抢救。如年长儿主诉头痛时，应提高警惕，防止昏厥。

附 C：

心导管检查术护理

（一）术前护理

1.做好解释工作，减少患儿对检查的恐惧心理。

2.观察体温情况，如有发热，暂停检查。

3.术前 3 天开始肌肉注射抗生素，预防感染。

4.术前 6 小时起禁食、禁水。

5.术前 1 小时，按医嘱用镇静剂。

（二）术后护理

1.患儿于麻醉清醒前，应去枕平卧，头侧向一侧，注意呕吐，以免吸入呼吸道。

2.每 30 分钟测量血压 1 次，连续 3 次，注意脉搏、呼吸，特别注意有无心律不现象。

3.卧床休息 12 小时~24 小时，穿刺侧肢体制动 8 小时，血管穿刺局部以沙袋压迫 2 小时~4 小时，并观察患侧趾端颜色及足背动脉搏动。

4.注意切口渗血，保持切口清洁，防止感染，如有渗血要找出原因，及时处理。

5.原有心衰者，观察有无心衰加重现象。

第九节　风湿热护理常规

风湿热是一种累及多系统的炎症性疾病，初发与再发多与 A 组乙型溶血性链球菌感染后的变态反应、自身免疫密切相关，好发年龄为 5 岁~15 岁。

临床发热，伴关节炎、心肌炎、较少出现舞蹈病、皮下结节、环形红斑。

按儿科疾病护理常规。

（一）一般护理

1.保持居室阳光充足，注意保暖，避免寒冷和潮湿。

2.绝对卧床休息，无心肌炎休息 2 周，有心肌炎时，轻者休息 4 周，重者休息 6 周~12 周，伴心力衰竭者待心功能恢复后再卧床休息 3 周~4 周。血沉接近正常时方可逐渐下床活动，活动量应根据心率、心音、呼吸、有无疲劳而调整。

3.给予高蛋白、高热量、多维生素、易消化的饮食，伴心力衰竭者适当限制钠盐，少食多餐。

4.对舞蹈病患儿应采取必要的安全保护措施，防止跌伤。

（二）病情观察

1.观察心率、心律及心音等变化，注意有无烦躁不安、面色苍白、多汗、气急等心力衰竭表现。

2.伴有心房颤动者，注意有无偏瘫、失语、腰痛及肢体疼痛，以便能早期发现脑、肾、肺、肢体等部位的栓塞现象。

3.密切观察药物副作用，如长期服用水杨酸制剂及肾上腺皮质激素时，应注意有无胃肠道症状、消化道出血及感染倾向，并予饭后服用以减少反应。

（三）健康教育

1.避免受凉，以防止呼吸道感染。

2.注意休息，避免过度活动。

3.坚持长期治疗，定期复查。

第十节　小儿腹泻护理常规

小儿腹泻是因多种病原、多种因素引起的以大便次数增多和大便性状改变为特点的一组临床综合征，是儿科的常见病。根据病因分为感染性和非感染性两类，以前者更为多见。

（一）一般护理

按儿科护理常规。

1.饮食宜清淡易消化，少量多次。重型腹泻应暂禁食，指导饮食卫生。

2.遵医嘱给予正确补液，掌握输液速度和补液原则："先快后慢，先盐后糖，先浓后淡，见尿补钾"。

3.加强生活护理及皮肤护理。勤换尿布，预防红臀。

4.预防交叉感染，接触患儿后应注意清洗双手，做好大便的管理，保持床单整洁。

（二）病情观察

1.观察呕吐、腹泻的次数、颜色、性质、尿量。

2.密切观察脱水情况，如皮肤弹性、前囟凹陷程度、精神状态等。

（三）健康教育

1.宣传母乳喂养的优点，指导合理喂养。

2.注意饮食卫生。

3.增强体质，适当户外活动，防止受凉或过热。

第十一节　婴儿红臀护理常规

1.每次便后用温水洗净，并涂红霉素软膏。

2.I°臀红，可涂青鱼肝油。

3.Ⅱ°臀红，表皮破损，百多邦外用，暴露臀部。

4.Ⅲ°臀红，表皮破损，面积较大，伴有渗血。暴露臀部，或用烤灯，严重者可给予抗菌药物，以防感染。烤灯照射时，需要注意：

（1）使用 40W~60W 灯泡。

（2）灯泡距离臀部 30cm~50cm，防止烫伤。

（3）照射时间一般为 15 分钟~20 分钟，每日 2 次。

（4）在烤灯照射过程中，应注意保暖。

5.臀部伴真菌感染可涂克霉唑软膏、达克宁霜等。

第十二节　急性肾炎护理常规

急性肾小球肾炎简称急性肾炎，是儿科常见的免疫反应性肾小球疾病，主要临床表现为急性起病、水肿、血尿、蛋白尿和高血压。本病多见于感染之后，其中多数发生于溶血性链球菌感染之后，被称为急性链球菌感染后肾炎。而由其他感染因子引起的急性肾炎，称为急性非链球菌感染后肾炎。

1.按儿科一般护理常规。

2.密切观察病情

（1）及时发现并发症的发生，如患儿出现烦躁、喘憋、不能平卧、头疼、眩晕、呕吐、尿少等症状时，应警惕有无心力衰竭、高血压脑病、急性肾功能衰竭的发生，应立即报告医师，及时处理。

（2）观察降压药的疗效，利舍平肌肉注射时，应及时复测血压，因此药可致患儿鼻塞、嗜睡、面红、体位性低血压。在护理时嘱患儿缓慢起床及站立，避免直立性低血压发生。

3.准确记录 24 小时出入量，并注意尿色的改变。

4.协助留取晨尿，及时送检。

5.应用利尿剂期间，每日测体重 1 次，了解水肿增减情况。

6.注意保暖，减少探视，防止感冒加重病情。

7.饮食：有浮肿及高血压患儿，应限制钠盐摄入，每天 1g~2g。有氮质血症时应限制蛋白质的摄入量，每日 0.5g/kg。除非严重少尿或循环充血，一般不必严格限水。

8.休息：发病 2 周内，应卧床休息，待浮肿消退、肉眼血尿消失、血压正常，才可下床在室内活动。血沉降至正常可恢复上学，但应避免剧烈运动，直至阿迪氏记数恢复正常，才能正常活动。

第十三节　肾病综合征护理常规

肾病综合征简称肾病，是多种病因所致。肾小球基底膜通透性增高，导致大量蛋白尿的一种临床症候群。临床具有四大特点：大量蛋白尿；低蛋白血症；高胆固醇血症；高度水肿。

1.按儿科一般护理常规及急性肾炎护理。

2.密切观察并发症的发生，如感染、电解质紊乱，应及时与医师联系。

3.预防感染：

（1）与感染患儿分室居住，天气变化时要随时增减衣服，注意口腔清洁，预防呼吸道感染。

（2）饮食：按医嘱给适量优质蛋白、低盐饮食。浮肿消退后给普通饮食。

（3）休息：有浮肿、蛋白尿时，应卧床休息。症状消失。可逐渐增加活动，合理安排作息制度。

（4）加强皮肤护理，注意床单清洁、整齐，勤换内衣裤，以防皮肤磨损。

（5）遵医嘱合理用药，观察药物治疗的疗效及副作用，激素治疗时，要预防继发感染，避免摔跤，防止骨折，并注意观察血压。免疫抑制剂应用时，注意血象及肝肾功能测定，观察有无出血、胃肠道反应、脱发等副作用。

第十四节　营养不良护理常规

按儿科疾病一般护理常规。

（一）一般护理

1.病室应保持清洁，阳光充足，温、湿度适宜，防止交叉感染。

2.调整饮食：

（1）指导家长合理喂养。

（2）循序渐进地给予高热量、高蛋白、多维生素饮食。

（3）观察患儿的消化情况，如大便的形状、气味等，根据情况添加辅食，不可操之过急。

3.保持口腔、皮肤清洁，防止并发症发生。

4.定期测体重，评估营养状况是否改善。

5.输液、输血时，应控制滴速和液体总量，防止心力衰竭及肺水肿的发生。

（二）病情观察

1.注意面色、呼吸、脉搏及神志的变化。

2.注意有无电解质紊乱、酸碱平衡失调，尤其是夜间应防止低血糖发生。

（三）合并多种维生素缺乏的护理

1.维生素 A 缺乏时常出现干眼病、角膜炎或角膜溃疡，可用生理盐水湿润角膜或涂金霉素眼膏。

2.肌注维生素 AD 时部位准确，穿刺宜深。

3.维生素 C 缺乏时易引起毛细血管脆弱、黏膜出血，护理时动作应轻柔。

（四）健康教育

1.向家长讲解营养不良的常见病因及预防方法。

2.指导家长合理喂养，讲解母乳喂养的重要性。

3.加强户外活动，多晒太阳，注意补充富含维生素 D、钙、蛋白质等营养食品，防止佝偻病发生，定期复查。

第十五节　维生素 D 缺乏性佝偻病护理常规

维生素 D 缺乏性佝偻病简称佝偻病，是指缺乏维生素 D 所致的一种慢性营养缺乏病，见于婴幼儿，主要是由于日光照射不足，维生素 D 摄入不足；生长速度快，需要维生素 D 增多。

慢性肝胆、胃肠道疾病可影响维生素 D 的吸收、利用。

临床分为活动期（初期、激期）、恢复期和后遗症期。活动期主要表现为易激惹、烦躁、易惊、夜啼、多汗枕秃、骨髓改变、颅骨软化、方颅、佝偻病手镯或足镯、肋骨串珠、鸡胸或漏斗胸；恢复期可见下肢弯曲成"O"形或"X"形腿；后遗症期仅遗留不同程度的骨骼畸形。

按儿科疾病一般护理常规。

（一）一般护理

1.病室光线充足，空气新鲜，每日定时户外活动，直接接触阳光。

2.采用母乳喂养，及时添加辅食及补充维生素 D 和钙片，喂鱼肝油时直接滴在舌面上，保证达到指定剂量。

3.避免早坐、久坐、早走，保持正确姿势，宜侧卧位，预防骨髓畸形骨折。护理操作时应避免重压和强力牵拉。

（二）药物护理

1.维生素 D 注射时宜深部肌肉注射，以利吸收。注射维生素 D 制剂前，必须口服钙剂 1 周或静脉补钙 3 日，以免使血钙降低而发生搐搦。

2.静脉注射钙剂时应稀释后缓慢推注，以免血钙突然升高引起心脏骤停。

3.钙剂勿与牛奶混合喂服，宜在两餐之间。口服 10%氯化钙时，应稀释 3 倍~5 倍，以免刺激胃黏膜。

（三）健康教育

1.提倡母乳喂养，并及时添加副食及维生素 D。应从生后第 2 周开始给予维生素 D 预防剂量，每日 400U~800U。

2.合理安排生活，要经常进行户外活动和日光浴。

3.注意母亲孕期和哺乳期的保健，饮食应富有营养并多晒太阳。

第十六节　血液病护理常规

1.按儿科一般护理常规。

2.防止交叉感染，单病种应安排在同一病室（重点指白血病患儿），避免与感染性疾病的患儿接触，室内空气保持流通，每天通风 2 次，每天紫外线消毒 1 次。限制探视者。

3.防止出血护理：

（1）婴幼儿期患儿，要加强安全保护措施，防止由于外伤引起出血。

（2）尽量少用肌肉注射药物，以免深部出血。必须注射时。须较长时间压迫止血，防止再出血发生。

（3）采血后，用干棉球压迫止血，直至不出血，并加强观察是否有出血现象。

（4）宜用软毛牙刷，避免挖鼻以免损伤鼻腔黏膜，引起出血和继发感染。

4.出血护理：

（1）鼻中隔出血时，患儿应平卧。少量渗血，用 1:1000 肾上腺素棉球或吸水性明胶海绵剪成条形填塞鼻孔，鼻额部冷敷。大量出血时，报告医师，应请耳鼻咽喉科会诊，用碘仿纱条进行后鼻孔填塞，一般保存 24 小时~48 小时。应经常用消毒液状石蜡滴入鼻孔以保持润滑，并加强口腔护理。

（2）口腔出血：常见为牙龈出血，局部处理可用吸水性明胶海绵压迫止血。饮食不宜过热过硬，以免刺激引起再度出血。

（3）胃肠道出血：患儿禁食，要密切观察面色、脉搏、血压、尿量。记录呕吐、便血量，如患儿有面色灰白、四肢冰冷、出冷汗、心悸等症状，应及时报告医师，采取抢救措施。

（4）颅内出血，患儿有头痛、头昏、嗜睡、神志模糊、瞳孔散大等神经系统症状，应去枕平卧，头侧向一侧，保持呼吸道通畅，做好大静脉穿刺，氧气吸入等抢救准备。

5.预防感染：

（1）严格按无菌原则进行技术操作。

（2）注意皮肤清洁干燥，防止破损。保持会阴部清洁，对白细胞降低者，可用 1:5000 高锰酸钾坐浴，每日 1 次，防止肛旁脓肿发生。

（3）加强口腔护理，每餐饭后漱口，按医嘱可用 0.05%氯已定或复方硼砂溶液漱口。

6.化疗时护理：

（1）注意保护静脉，穿刺宜从远心端到近心端，并熟练掌握穿刺技术。

（2）静脉注射药物时，药物不能外漏，推药前后，均用生理盐水冲静脉。万一药液外漏，用 25%硫酸镁湿敷，0.25%~1%普鲁卡因局封。

（3）鞘内注射时，术后须平卧 4 小时~8 小时，并注意观察有无头痛、恶心、呕吐、感觉障碍等毒性反应。

（4）激素治疗时，注意保暖，预防继发感染，避免摔跤，防止骨折。

（5）患儿使用化疗药物后常有恶心、呕吐、食欲减退、脱发及骨髓抑制情况发生.甚至出现出血性膀胱炎等反应，因此应嘱患儿多饮开水或按医嘱补液，应使用新鲜配制药液。

7.增加营养、注意饮食卫生，给予高蛋白、高维生素、高热量饮食，鼓励患儿进食，多饮水。

8.消除心理障碍，建立战胜疾病的信心。

第十七节 营养性缺铁性贫血护理常规

营养性缺铁性贫血是指由于体内铁储存缺乏引起血红蛋白合成减少导致低色素小细胞性贫血，主要是由于先天性储铁不足、饮食缺铁、生长发育快及丢失过多或吸收减少引起，以婴幼儿及青少年发病率最高。

临床表现为起病缓慢、面色苍白、乏力、食欲不振、对周围环境缺乏兴趣、注意力不集中、智力及动作发育迟缓，严重者可出现心力衰竭。

按儿科疾病一般护理常规。

（一）一般护理

1.注意休息，适量活动，对严重贫血者，应根据其活动耐力下降程度制定休息方式、活动强度及每次活动时间。

2.给予营养丰富的饮食，如动物肝脏、鸡蛋、蔬菜、水果等，注意合理添加辅食，纠正偏食、择食等不良习惯。

3.保持口腔清洁，预防感染。

（二）药物护理

1.口服铁剂应饭中或餐中服用，以减少胃肠刺激。

2.铁剂不宜与牛奶、钙剂和咖啡等同服，以免影响铁的吸收。

3.口服液体铁剂时应使用吸管。以免牙齿长时间接触铁剂而变黑。服用铁剂后大便发黑应事前告诉家属，停药后可恢复正常。

4.注射铁剂应精确计算剂量，分次深部肌肉注射，每次应更换注射部位，以免引起组织坏死。

5.观察疗效。铁剂治疗有效者，用药后3日~4日网织红细胞上升，1周后可见血红蛋白逐渐上升。如服药3周~4周无效，应查找原因。

（三）健康教育

1.掌握科学的喂养知识。

2.合理安排膳食，培养良好的饮食习惯。

3.加强体育锻炼，增强其抗病能力。

第十八节 原发性血小板减少性紫癜护理常规

原发性血小板减少性紫癜（ITP）是指血小板免疫被破坏，外周血中血小板减少的出血性疾病，是小儿最常见的出血性疾病。主要病因是病毒体吸附于血小板表面，改变血小板抗体性而导致的一种自身免疫性能低下的疾病。

临床以自发性皮肤黏膜出血、血小板减少，束臂试验阳性为主要特征。

按儿科疾病一般护理常规。

（一）一般护理

1.急性期应卧床休息，血小板低于 $20×10^9/L$ 时，常有自发性出血，应绝对卧床休息。

2.给予高蛋白、高热量、多维生素的饮食，禁食坚硬及带刺食物，牙龈出血、消化道出血者应给予温凉流质饮食，出血量多时应禁食。

3.做好患儿及家属的心理护理，消除恐惧。

（二）病情观察

1.观察生命体征变化。

2.注意有无出血倾向，如皮肤黏膜、消化道、泌尿道、颅内出血等症状。

3.监测血小板数量的变化。

（三）避免出血

1.限制剧烈活动，忌玩锐利玩具，以免碰伤、刺伤、摔伤。

2.减少肌肉注射，以免发生深部血肿。

3.尽量避免哭闹，以免加重出血。

（四）健康教育

1.教会患儿及家属压迫止血方法。

2.知道自我防护方法，防止上呼吸道感染。

3.避免使用阿司匹林等抗凝药，以免加重出血。

第十九节　急性白血病护理常规

急性白血病是指造血干细胞的克隆性恶性疾病，发病时骨髓中异常原始细胞（白血病细胞）大量增殖并浸润各器官、组织，使正常造血功能受到抑制，临床分为急性淋巴细胞白血病和急性非淋巴细胞白血病两大类。

临床上多数起病较急，少数起病缓慢，以发热、贫血、出血等白血病细胞浸润引起的症状为主要特征。

护理常规

按儿科疾病一般护理常规。

（一）一般护理

1.根据病情适当休息，有高热、严重贫血、出血症状，以及在化疗过程中，应绝对卧床休息。

2.给予高蛋白、高热量、多维生素、易消化的饮食，鼓励患儿进食，化疗期间多饮水。

3.中枢神经系统白血病，鞘内注射后，须去枕平卧 8 小时。

（二）病情观察

1.观察体温的变化。

2.注意口腔、咽喉、肛周皮肤有无异常。

3.观察皮肤黏膜、消化道、泌尿道及颅内有无出血倾向。

4.注意有无白血病细胞浸润脑膜的表现。

5.高热时按高热护理常规，忌用酒精擦浴。

（三）防止出血

1.保持口腔清洁，忌食坚硬食物，防止牙龈出血。牙龈出血时可用吸水性明胶海绵贴敷或肾上腺素棉球压迫止血。

2.勿用手挖鼻，鼻出血时可用 1%麻黄素或 0.1%肾上腺素棉球填塞。

3.有颅内出血征兆时，应制动，头部罩冰枕，吸氧。

4.消化道出血时，按消化道出血护理常规。

（四）预防感染

1.保持病室环境整洁，每日空气消毒。限制探视。

2.严格无菌技术操作，保持口腔、皮肤、肛周清洁。

3.患儿白细胞低于 $3.0×10^9$/L，行保护性隔离。

（五）药物护理

1.观察化疗药的疗效及副作用。

2.化疗时应注意保护血管，防止药液外渗。如有外渗，立即用硫酸镁湿敷或用生理盐水加利多卡因及地塞米松局部封闭，外涂美宝烫伤药。

（六）健康教育

1.少去公共场所，防止上呼吸道感染。

2.适当进行体育锻炼，增强抗病能力。

3.定期复查。

（赵允 吴远玲 王夫侠 孙会 王希美 刘美菊 孙宁 王燕 邵珠红）

第十九章 医院护理组织管理

第一节 护理管理体制及组织结构

一、护理部管理体制

县和县以上的医院应设护理部，实行院长领导下的护理部主任负责制。三级医院实行护理部主任—科护士长—护士长三级管理，二级医院实行总护士长—护士长二级管理。

二、护理管理组织结构

300 张病床以上有条件的三级医院设专职护理副院长，可兼任护理部主任，另设副主任 1~2 名，可设干事 1 名；500 张病床以上的三级医院设护理部主任 1 名，副主任 1~3 名，病区、门急诊及手术部根据工作任务及范围可设科护士长及护士长；二级医院设总护士长 1 名，可设干事 1 名。病房、门急诊、手术部、消毒供应中心设护±长。护理部主任（总护士长）、副主任由院长聘任，科护士长、护士长由护理部主任提名、院长聘任。

护理部下设若干委员会，如护理持续质量改进委员会（包括门诊和急诊管理组、病房管理组、基础和危重症护理组、护理文件书写管理组、医院感染管理组、手术部组、消毒供应中心组等），教学及继续医学教育委员会，科研委员会。各委员会根据其工作特点制订职责范围、工作内容、工作程序以及考核标准等。

第二节 护理部管理职能

护理管理职能是实现管理目标的重要保证，护理管理目标的制订和实现过程，是通过护理管理者运用管理职能对管理对象施加影响和进行控制的过程。

一、计划职能

计划职能是护理管理职能中最基本的职能，是管理的重要环节。计划能使决策具体化，使管理者在工作前有充分的准备。计划要通过科学的预测、权衡客观需要和主观可能，针对未来一段时间内要达到的目标和有待解决的问题进行组织安排，制订实施方案，合理使用人力、财力、物力和时间，确保目标的完成和问题的解决

（详见本章第三节）。

二、组织职能

组织是实施管理的手段，是为了实现目标对人们的活动进行合理的分工和组合、合理的配备和使用资源。管理者必须通过组织管理对各要素和人员在系统中的相互关系进行合理、有效的组织，才能保证计划的落实和目标的实现。

组织工作主要有以下内容。

1.按照目标要求合理地建立组织机构和人员配备。

2.按照业务性质进行分工，确定各部门的职责范围。

3.确定各级管理人员的职责和权力。

4.为了保证目标的实现和工作的顺利进行，须制订有效的规章制度，包括考核、晋升、奖惩等制度。

5.建立信息沟通渠道，及时反馈各部门的信息。

6.对各级护理人员进行培训。

三、领导职能

领导是对组织（或群体）内的部门或个人的行为施加影响，以引导实现组织目标的过程。领导的本质是处理人际关系，通过沟通联络等方式影响组织或群体中的每一个成员，促使大家统一认识，使他们自觉地和有信心地为实现组织目标而努力奋斗。领导者要为下属提供发挥自身潜能的机会，协调好组织成员的个人需要与组织效率之间的关系。

四、控制职能

控制职能是对实现计划目标的各种活动及规定的标准进行检查、监督和调节。即发现偏差时及时采取有效的纠正措施，使工作按原定计划进行。每一种活动都是由各要素有机地组成并且有着极为复杂的内部联系和外部联系的，尽管在制订计划时要尽可能地做到全面、细致、周密，制订出切实可行的方案，但在管理过程中还会出现预料不到的情况，同时各种活动要素及其相互间也会存在一些事先预测不到的变化。因此，在计划实施的过程中，一旦发生偏差就要通过控制职能进行调节，必要时可调整计划，确保目标的实现。

控制的基本步骤如下。

1.确定标准　标准是衡量成效的依据，是体现各项工作计划方案的预期效果和达标依据。

2.衡量成效　将实际情况与预期目标相比较，通过检查获取大量信息，以了解计划执行的进度和目标实施过程中的偏差。

3.纠正偏差　偏差是指实际工作状态与目标标准的偏离程度。纠正偏差主要是对已经或可能发生的偏差及时采取纠正和防范措施，如调整计划、修改指标、更换人员或改变措施等，以保证目标的实现。

五、创新职能

护理管理者的创新职能就是为达到护理学科进步的目的，适应外部环境和内部条件的发展而实施的管理活动。管理活动的创新要求管理者首先具备观念上的超前意识和理论上的超前跨越，辅以组织结构和管理体制上的改革创新，以保证整个组织采用新技术、新设备和新方法，最终达到技术进步、学科发展和管理效能的提升。

第三节　护理管理程序

护理管理程序包括确定目标、制订计划、实施方案、信息的反馈处理及控制协调、评价与总结等基本步骤。

一、确定护理管理目标

护理管理目标是指护理部的各级组织运用行为科学理论，在一定时期内通过有效的管理方法和活动所要达到的目的。护理部必须根据医院整体目标，结合本部门的实际情况制订近期和远期目标。

（一）确定护理管理目标的意义

1.确定护理管理目标有助于建立和健全护理管理制度、确定管理内容、改进和选择有效的管理方法。

2.护理管理目标是各级护理人员的行动准则、工作指南和努力方向，对护理管理起着规范和促进作用。

3.护理管理目标既可鼓励广大护理人员的参与，充分发挥个人力量和潜能，激励创造性，又可促进管理者和被管理者双方互动，为实现目标而共同努力。

4.护理管理目标可用于客观地评价护理管理者的管理能力及工作优劣，还可作为评价护理管理质量的依据。

5.护理管理目标是现代管理的需要，对实现科学管理、提高护理管理质量起着积极的促进作用。

（二）确定护理管理目标的原则

1.整体性　确定目标须从护理管理的整体效益出发，考虑目标体系的整体性和一致性。护理部在制订护理目标时，应根据医院的整体目标，从医院的整体利益出发，指导各基层护理单元的护士长依据护理部的总体目标制订本部门及个人的工作目标，使基层护理单元的目标与总体目标相一致，才能更好地发挥整体功能。

2.先进性　先进性表现在开拓创新上，使目标具有竞争性。目标必须通过竞争和努力才能实现。

3.量力性　确定目标一定要从实际出发，量力而行。首先要从护理人员的数量和素质、现有的设备和设施、可能提供的经费、医疗技术力量以及其他可变因素考虑，全面分析内、外环境的影响，然后再确定目标的高低。既要防止唾手可得，又要防止高不可攀，目标过高可使群众丧失信心和竞争力。

4.应变性　为适应客观环境的动态变化，在确定护理管理目标时不仅要考虑目标的连续性和稳定性，还要考虑目标的灵活性和应变性，以便根据客观条件的变化随时调整管理目标。

5.可测性　制订目标要尽量做到具体化和数量化，对难测定的目标可分等级限定或用文字描述，如医德医风、服务态度等目标可用文字具体描述达标要求。

6.因地制宜　应根据各部门的特点和具体情况确定目标，以确保目标的实现。如神经外科与妇产科疾病的严重程度不同，在确定陪伴率时应有所区别。

（三）确定目标的方法和步骤

1.提出问题、确定重点　这是确定目标的第一步。提出的问题应反映护理管理中的关键问题、未来的发展方向、患者的要求、护理部门或本病房、本部门迫切需要解决的问题等。护理骨干对所提出的问题进行充分讨论、对比分析，判明主次缓急，再交群众讨论后确定重点。

2.草拟目标预案　根据确定的重点问题，拟定若干预案，供择优选用。

3.评价和选择目标预案　在骨干初步商议的基础上广泛征求群众意见，预案经过多方评议后，根据预案中的目标价值、预期成效及目标的可行性选出最佳目标预案。

4.目标综合论证和修订　目标综合论证和修订是指护理管理者根据医护人员和患者的信息反馈，结合我国卫生方针政策对目标进行全面分析，在分析的基础上重新修订目标，删除预案中不切合实际、不符合政策及可行性差的部分，使目标趋于完善。

5.确定重点目标　目标预案确定和修订后，还必须根据主次选出重点目标，对重点目标的实施应给予较大的人力、物力支持。

二、制订护理管理计划方案

计划是确定目标后整个管理工作的前提，是管理工作的重要环节。计划能使决策具体化，使管理者有充分的准备，以便应对。通过计划能合理地使用人力、财力、物力和时间，使人们的活动沿着既定的方向和目标前进。

（一）计划的种类

计划按时间可分为长期计划、中期计划和短期计划。按计划作用的范围可分为全面工作计划和单项工作计划。

1.长期计划　一般期限为3~5年，通常也称为长期规划，是预测医院发展趋势的行动规划。护理部上层管理者既要制订短期计划，也要制订长期规划。长期规划应带有战略性、持续性，时间较长。因此，要有弹性或调整的余地，使其能依据客观情况的变化进行调整。

2.中期计划　一般为2~3年，可根据计划目标来确定时间长短。

3.短期计划　一般期限为1年，按月、季度、年度制订计划。短期计划应以中、长期计划为指南，并与中、长期计划目标相呼应。但是短期计划多不具有弹性，不论是组织结构、达标标准、时间、措施，都力求具体明确，便于实施。

（二）制订计划的程序

在计划制订前首先应该收集资料，分析和预测未来的发展趋势、需求和可能的结果，在评估自身的优势和劣势的基础上确定目标，提出多个可行性方案，再通过论证选择最佳方案并组织实施。

（三）制订计划的依据

1.医院及护理部的总体目标和任务。

2.本部门的任务和护理发展的需要。

3.本部门的实际情况，如人员数量、素质、技术水平等。

4.社会需求，如社区对医疗护理和家庭护理的需求等。

5.上年度计划实施的反馈信息和客观评价。

6.任务时限的要求。

（四）制订计划的内容

计划应按照5个"W"、1个"H"的内容制订。

1.要做什么？（What to do it?） 这是要明确所要进行的护理活动及要求。如专科护士的培训要根据专科护理的特点和当前亟需解决的问题，在众多的专科中确定首先要举办哪一类专科护士培训班。如目标确定为重症监护病房（ICU）护士，则计划就要针对ICU的工作特点制订培训大纲。

2.为什么要做？（why to do it?） 这是要明确制订计划的原因和目的，使计划执行者了解实施此项计划的目的和意义，便于贯彻实施。如举办ICU专科护士培训班，其原因是ICU的患者病情危重、复杂，技术性强，护士必须通过培训才能胜任此项工作。因此，在制订大纲时必须结合其特点和ICU护士的实际需要，使培训达到预期的效果。

3.何时去做？（When to do it?） 这是要明确计划实施和结束的时间，以便进行有效的控制，以达到预期目的。

4.何地去做？（Whereto do it?） 即在何处实施此项任务，确定计划实施的场所和地点。在确定计划实施的场所时必须充分评估计划实施的环境和条件，分析其有利条件和不利因素，做到防患于未然，保证计划的实施。

5.由谁去做？（who to do it?） 即确定由哪个部门或由谁来承担此项任务，包括责任者或协助者。在确定部门或承担人时要考虑任务的性质、难易程度、承担人的个性特点和能力，以促使计划的顺利完成。

6.如何去做？（How to do it?） 如何去做则要在仔细调查研究、分析的基础上制订实施计划的具体措施和方法，在制订措施时必须注意措施要具体，方法要切实可行，要合理地安排人力、物力、时间等。

（五）制订计划的要求

1.应根据已确定的目标制订计划，计划应具有科学性。

2.制订计划前应进行调查研究，结合本单位或本部门的实际情况充分评估人力、物力、财力和时间等因素。

3.力求计划周密细致、措施具体，有可测性和可操作性。

4.计划要有弹性，便于应变。

5.长期计划要分阶段，任务分配要合理。

三、实施护理管理计划方案

召集有关人员研究方案，熟悉内容及实施方案的具体措施，落实责任者的职责，对可能出现的潜在问题应有估计并预先做好安排。方案在正式实施前可先试行，在试行过程中及时发现问题并予以纠正，以增强方案的适用性和可靠性。在方案实施中要求各级管理者和执行人员各尽其责，按计划程序实施并建立信息反馈系统及各级人员联络制度，定期检查方案实施情况。

检查方法如下。

1.全程督促实施　此方法贯穿于方案实施的全过程，对方案实施中的每一个步骤均要监督。

2.定期检查　一般由医院或护理部组织人员按月、季度、年度检查各科计划方案实施情况。

3.不定期抽查　这种方法易于了解真实情况，如护士长不定时查问，抽查护理人员坚守岗位及制度执行情况。

4.目标评价　通过自我评定、民主评定、考核等方法评价目标实现的进程和程度。

5.自我测评　通过自我测评激励下属发挥自身潜在能力，把方案执行与自我实现结合起来，自觉地实施方案。

四、信息反馈

信息反馈是实施计划方案的重要环节，各级护理管理者要做好目标管理，必须有一个高效的信息反馈系统，才能及时协调和修正护理计划实施中出现的问题，保证护理管理目标的实现。

（一）信息反馈的渠道

1.来自患者及社会的信息　护理部（基层护士长）通过与患者及患者家属的沟通，了解他们及社会对护理工作的需求。

2.医院内部上、下级之间的信息反馈　如下级对上级制订的目标、任务的安排和要求等方面的意见、请示、汇报、建议等以及各科室间的信息交流。

（二）信息反馈的要求

信息反馈是对决策的正确性、计划的合理性和方案实施的可行性的评价。因此，信息反馈要做到以下几点。

1.及时　反馈信息必须迅速、及时地反映护理管理计划方案实施的进度、动态变化及目标的可行性，以便及早地发现问题，做出相应的调整和处理。

2.准确　必须客观现实地反馈信息，才能作为控制、协调的依据。

3.适用　必须按规定要求有针对性地反馈有关信息，以适应控制的需要。

4.广泛 广泛地收集有关人员和有关渠道的信息,全面地评价方案实施的可行性。

(三)反馈信息的处理

对收集到的信息按照信息的内容、性质或来源进行分类,以便筛选和综合分析。经过分析各类信息,删去不确切和无关的部分,采用正确可靠的信息作为管理调控的依据,以修订计划实施方案。

五、控制、协调、评价与总结

(一)控制、协调的程序

控制、协调是管理过程中的一个重要环节,控制一方面对正在执行中的计划进行检查,排除可能出现的阻碍和干扰;另一方面是对护理管理系统运行中的信息反馈进行验证,以纠正可能出现的偏差,提高运行效能。协调是对护理管理系统中的诸多程序和环节进行理顺和调整,力求运行同步,共同为实现目标而完成各自的任务,以达到预定的目标。

1.制订标准 标准是衡量绩效的依据,也是体现各项计划方案的预期效果是否达标的依据。

2.衡量绩效 方案实施过程中须适时用已定的标准来评价和计量实际的工作绩效。

3.纠正偏差 偏差是指实际工作状态与目标标准的偏离程度,纠正偏差主要通过调整计划、修改指标、更换人员或改变措施等方法解决。

(二)评价成效(工作效率的评价)

评价是计划目标管理控制的重要内容,工作效率的评价应从时间、工作量指标、工作效果、效益与效率等方面进行评价,通过评价来促进管理方法的改善和计划目标的有效实现。

1.时间效率的评价应从时间分配、利用和计划安排上进行评价。

2.工作量指标是根据预定单位时间内的工作量来评价其完成目标的效率。

3.工作效果、效益和效率三者不可分割,效果和效益不仅是量的体现,也具有质的含义,是评价工作效率的客观依据。在评价计划的实施和成果时,还要注意客观求实、科学定量,防止主观片面。

(三)总结

总结是对前一段工作的回顾,应根据整体方案和具体计划提出总结提纲,抓住几个主要问题进行重点总结,找出其内在的规律性。

总结的内容包括以下几点。

1.完成任务的情况、数量和质量。

2.找出存在的问题,并分析其原因。

3.总结经验和吸取教训。

4.提出改进措施,使护理管理按照PDCA(即计划、实施、检查、处理)循环规律,周而复始,以螺旋式的方式逐步提高。

(吴远玲 王夫侠 孙会 王希美 刘美菊 赵允)

第二十章　护理部文档管理

第一节　护理部文档管理要求

1.指定专人负责护理部文档管理，明确职责，确保护理部文档资料的齐全、完整。

2.护理部文档收集的范围除"文档管理"规定的内容外，还应注意对易流失的零星材料的收集。

3.护理部文档应分类登记，建立索引，分卷、分档存放，并根据年度装订成册。

4.护理部文档应定点存放，标识清晰。所有的文档资料不得丢失、涂改。

5.护理部文档借阅时应办理借阅手续并督促借阅人按期归还。

6.有条件的医院可利用计算机按上述要求进行护理部文档管理。

第二节　护理部文档管理内容

一、医院护理组织结构图及护理管理组织运行图

根据医院护理管理组织体系制订护理组织结构图及护理管理组织运行标准图。

二、全院护理人员名册

全院护理人员名册包括部门、科室、姓名、性别、出生年月、政治面目、民族、籍贯、学历、在学情况、毕业院校、毕业时间、参加工作时间、职称、取得现职职务、任职时间、身份证号、职业证号、调动时间等（以上内容可根据情况增减）。

三、护理部年度工作目标及计划

年度计划、季度安排、月重点及完成任务情况。

四、全院护理人员技术档案

全院护理人员技术档案包括护理人员的基本情况、学历、学位、职称、个人经历、进修情况、继续医学教育项目（省市以上）、社会兼职、业绩（论文、科研、奖惩等），具体可参照下列内容建档。

1.简历　包括姓名、性别、毕业时间、毕业学校、学制、学历、学位等，应粘贴照片。

2.技术职称和职务　职称、晋升及职务任职时间。

3.奖惩情况　何时受过何种奖励或处罚。

4.考核情况　各阶段的理论、技术操作、专科技能及外语考试成绩。

5.外出学习进修情况　在何时何地参加何种学习，附进修单位的鉴定表及进修结束时的考试成绩等。

6.论文情况　发表时间、期刊或会议名称、发表或交流论文题目等（包括论文或综述）。

7.著作时间、著作名称、出版地及出版社等。

8.科研、技术革新　时间、课题成果名称、证书或专利或获奖证明复印件。

9.学术团体　学术团体名称、任职时间、任何职务等。

通过护理人员技术档案的建立与资料积累，可以对护理人员的业务情况做出比较全面的鉴定，为晋职、晋级、奖惩、任用提供依据。

五、各级护理人员培训资料

1.各年资培训大纲。按职称或学历制订分层培训大纲，并根据临床要求及时修改、补充。

2.岗前、岗位培训计划及考核标准。

3.各级护理人员考核成绩（理论和技术操作）。

（1）理论、技术操作考核汇总表（半年、年终考核、参加人数、平均分数、达标率）。

（2）各年度试卷、技术操作原始资料及综合分析资料。

六、护理个案查房及质量查房有关资料

七、护理持续质量改进有关资料

护理持续质量改进有关资料包括检查项目、质量标准、分值、存在问题、得分、结果反馈。

八、夜班护士长交班记录

夜班护士长交班记录的重点包括医院动态（24h）、危重患者抢救情况、重大突发事件等。

九、护理缺陷管理有关资料

1.护理缺陷管理有关制度。

2.科室护理缺陷报告表。

3.护理缺陷登记、综合分析及整改措施。

4.院级护理缺陷讨论记录。

十、临床教学、进修及科研相关资料

（一）临床教学管理有关资料

1.临床教学组织结构。

2.教学老师聘任条件、职责及考核标准。

3.护生（即护理实习生）的实习大纲、实习守则及名册。

（二）进修护士管理有关资料

1.进修护士的管理有关规定。

2.进修护士应具备的条件。

3.进修护士的学习要求。

4.进修护士的培训计划。

（三）科研有关资料

科研有关资料包括科研立项、成果登记及经费管理。

十一、医院风险管理有关资料（风险应急预案及防范措施）

根据管辖范围及专科特点，制订各种应急预案程序及培训记录。

十二、护士长手册

护士长手册包括以下内容。

1.年度护理部工作计划。

2.年度科工作计划。

3.年度病房工作计划。

4.每季度科工作重点。

5.每月计划与实施情况。

6.每季度护理工作小结。

7.护士长个案查房记录。

8.护士长质量检查记录。

9.缺陷管理记录。

10.满意度调查分析。

11.护士考核记录。

12.护士考勤表。

13.年业务学习计划。

14.业务学习有关记录。

15.科研、继续医学教育及外出学习情况。

16.护理论文登记。

17.好人好事登记。

18.接受锦旗或表扬信及对护理工作满意度调查记录。

19.年护理工作总结。

十三、护士长会议记录

护士长会议记录包括科护士长会议、护士长会议记录。

十四、护理部协调、评价、总结记录

十五、奖惩资料

奖惩资料主要采用复印件。

十六、全院护理活动记录（包括大事记）

十七、医院护理部管理相关制度

（吴远玲 王夫侠 孙会 王希美 刘美菊 赵允 孙宁 高玲花）

第二十一章 护理行政管理规章制度

第一节 护理部工作制度

1.护理部有健全的领导体制，在主管院长领导下实行三级管理，对科护士长、护士长进行垂直管理，或实行总护士长与护士长二级管理体制。

2.根据医院整体目标，结合临床医疗和护理工作情况制订护理工作计划，包括年度计划、季度计划、月工作重点，并认真组织落实及进行年终总结。

3.建立健全各项护理管理制度、疾病护理常规、操作规程及各级护理人员岗位职责。

4.护理部负责全院护理人员的聘任、调配、奖惩等有关事宜。

5.加强对外交流活动，拓宽管理思路，使护理管理工作不断创新。

6.制订持续质量改进的工作计划，以定期检查和抽查的形式开展多种护理质量管理活动，达到持续质量改进的效果。

7.建立护理不良事件报告体系，以促进护理质量、安全管理体系的持续改进。

8.健全科护士长、护士长的考核标准，定期考评，择优竞聘。

9.护理部定期组织护理查房，对各病区的质量管理进行重点检查，协助临床解决实际问题。

10.定期召开护理部、科护士长、护士长及全院护士大会。

11.做好与院内相关部门的协调工作，保证临床科室工作的顺利进行。

12.全面实施以患者为中心的护理服务理念，每季度进行住院患者、门诊患者满意度调查，每半年进行出院患者满意度调查并对调查结果进行分析，提出整改对策。

13.组织全院护士进行多种形式的业务学习，如个案查房、技能培训、读书报告等，并定期进行考核，将成绩纳入技术档案。

14.制订各类人员（护生、进修护士、在职护士等）教学或培训1计划及落实措施。

15.组织护理科研及新技术推广工作。

第二节 护理查房制度

1.护理查房要有组织、有计划、有重点、有专业性，通过护理查房针对患者病情提出护理问题，制订护理措施并针对问题及措施进行讨论，以提高护理质量。

2.护理查房要结合临床实际介绍新技术、新业务的进展，注重经验教训的总结，通过查房解决实际护理问题，促进临床护理技能及护理理论水平的提高。

3.护理查房可采用多种形式，如质量查房、个案查房、危重疑难病例讨论等。

4.三级管理体制的医院护理部主任查房每季度不少于一次，科护士长每 2 个月进行护理大查房一次，护士长每个月进行护理查房一次。二级管理体制医院护理部主任查房每 2 个月一次。

5.查房前要进行充分的准备（如质量查房前进行预查房，个案查房前选择适宜病例，查房前查阅有关资料并做好个案报告）并提前通知参加人员及查房内容。

6.各级管理者应对整个查房过程给予指导并进行质量监控，评价查房效果，制订改进措施。

第三节　护理缺陷管理制度

1.各科室建立差错、事故登记本。

2.差错事故发生后，要积极采取补救措施，以减少或消除不良后果。

3.发生差错后责任人应立即向护士长报告，根据差错性质，由护士长逐级向上级领导报告其发生原因、经过、后果，并做好登记。

4.登记时应将日期、时间、患者姓名、床号、诊断及差错经过、性质、原因分析、整改措施、责任者填写清楚。

5.发生严重差错事故的有关记录、检验报告及造成事故的药品、器械均应保留，不得擅自涂改或销毁，必要时保留患者的标本以备鉴定。

6.差错事故发生后按情节及性质组织科室人员进行讨论，分析原因以提高认识，并酌情予以处理。

7.护理部或科室应定期组织护理人员进行讨论，分析差错、事故发生的原因，并提出防范措施。

8.发生差错或事故的个人如有不按规定上报或有意隐瞒等行为，事后经领导或他人发现后，应按情节给予严肃处理。

9.差错事故每月填写报表上报护理部。

第四节　护理人员培训制度

1.对每年聘用的护理专业毕业生或调入护士应实施岗前培训，时间为 1~2 周。培训结束后进行考核，考核成绩纳入护理技术档案。

2.护理中专毕业 6 年内、专科毕业 3 年内、本科毕业 1 年内应进行规范化培训，定期进行考试，达到护师水平。

3.护师以上职称的人员应进行继续医学教育，以新理论、新技术、新知识、新方法为主要培训内容。护师每年必须完成国家继续医学教育规定的 20 学分，中级以上职称者应完成 25 学分。

4.护理部定期组织全院性业务学习，以更新知识、开拓思路。

5.护理部定期组织业务技术短期培训班，以提高护理人员的专科技能和知识。

6.护理部根据专科护理要求，有计划地选派护理骨干外出进修、学习，提高专科技能。

7.护士长应针对本科专业特点，组织护士（师）的专科理论及技术操作的培训、业务学习及护理查房，定期进行考试、考核，以提高专科护理水平。

（王夫侠　孙会　王希美　刘美菊　赵允　吴远玲　王燕　孙宁）

第二十二章　护理人才管理

第一节　护理管理者的基本素质及要求

医院的护理管理者，（包括护理部正副主任、科护士长、护士长几个层级的护理管理人员），是医院护理队伍中的"领头羊"。他们的素质和水平直接影响着整个医院的管理水平和护理质量。因此，选拔、培养、使用护理管理人员，做到知人善任，人尽其材，是医院护理管理学中重要的研究课题。

一、基本条件

包括德、识、才、学、体五个方面，其中德是统帅，体是基础，才、学、识是核心。

（一）德：主要是指一个人的政治思想素质，如品德、作风、职业道德等。具体地说，就是要爱党、爱国、爱人民、爱本职工作，有高尚的医德，较强的事业心，忘我劳动，严肃认真，一丝不苟，以救死扶伤、实行革命的人道主义，全心全意为人民服务为宗旨。

（二）识：就是要有远见卓识，深谋远虑的能力，敢于决策的胆略。作为一个优秀护理管理者来说，既有丰富的临床工作经验，又要有纵观全局及时发现和处理问题的能力。

（三）才：是指才能。包括技术能力和工作能力，如护理操作、处理疑难病症的能力，科研能力，口头及文字表达能力，组织管理能力，综合分析能力，思维创造能力，应变能力，社交能力等。

（四）学：主要指学问、知识，包括业务理论知识，工作实践知识，政策水平等。

（五）体：主要指身体的素质和强度，其中也包括脑力的素质和强度。身体素质是发挥才能的素质基础。

二、护理管理者的素养

（一）要有政治家的胸怀主要是指心胸开阔，要有度量和智谋，有良好的道德规范，能宽容人、谅解人，不计较小事，能随机应变地处理各种问题。

（二）要有外交家的风度在交际中要落落大方，彬彬有礼，大事讲原则，小事讲风格，不卑不亢，善于同各种人合作共事。仪表风度、端庄礼貌、和蔼温柔，而且要行为规范，作风严谨认真，动作敏捷轻快，说话讲究艺术，处理问题注意效果。

（三）要有强烈的事业心和社会责任感要对自己的工作无比热忱，有浓厚的兴趣和探索精神，并有明确的奋斗目标和具体的措施，以及达到目的的决心和毅力。

（四）要有灵敏的信息观念信息就是管理。护理管理主要善于捕捉信息抓住机遇，靠信息发展提高业务水平。

（五）要有雄厚的基础医学知识和技术操作能力 要精通专业的基础理论知识，有丰富的临床经验和精湛的操作技能，工作中能抓住重点，善于解决工作中的难点。

（六）要有较好口头表达能力和写作水平护理管理者在日常工作中接触的人多面广，碰到的问题和矛盾也比较多，如病人、家属的工作，社会交流，学术探讨，医疗事故差错的处理等，没有很好的语言表达能力和技巧，是不能解决问题的。写作能力则是人才技术结构的重要内容之一。一个护理管理者，没有一定的写作能力，是无法完成科研任务的。

（七）要有相当的组织和协调能力 作为一个优秀的护理管理者，要管理好病房、医院。在任何情况下，必须搞好协调和互助，要善于与各方面协调做好工作，善于团结大多数人，共同合作，利用优势，创造出最佳效果。

第二节　护理管理者的使用

一、正确地识别选拔人才

选拔护理管理者的标准和原则，就是通常说的"德才兼备"，只要按个标准和原则去了解、识别人才，全面、系统地考察人才，才能知人善任。了解一个人要历史地全面地看本人各个方面的表现和才识，同时也要听取群众的意见。对一个人评价的一定要客观、公正实事求是，要看大节，看主流，用其所长，切忌主观、片面、求全责备，以偏概全。

二、护理管理者的使用和培养

在使用护理管理者的过程中，千万不要忽视再培养再提高的工作，知识不更新就要老化，人才光使用不培养不提高就会落后。一方面要注意通过实践锻炼和学术活动，不断发现、选拔新的护理管理人才，另一方面要对现有护理管理者通过各种不同形式和渠道，进行培养，不断充实、更新他们的专业知识，提高其管理能力和业务水平。

三、注意护理管理者群体结构的合理组合

1.在专业结构方面，要把管理型、理论型、操作型的人才合理组配；

2.在能力结构方面，要把不同知识和能力级别的护理管理人员，按上小下大的金字塔形的结构组合；

3.在素质结构方面，要把各种不同素质的人作合理组配，使个体素质的不足或缺陷，通过互补作用达到群体素质的完善；

4.在年龄结构方面，一般应配备经验丰富的老年，年富力强的中年，精力旺盛的青年三部分人才，各个年龄段的人才应分布均衡，中青年护理人才应占绝大多数。一个好的群体结构，可以在人才间产生一种"亲和力"、"向心力"和互相促进的作用，使该群体的作用和功能达到最佳宏观效果。

四、解决人力单位、部门所有制的思想，提倡人才合理流动和智力交流

由于某些原因，现在有些单位、部门人员派不进、调不出，缺乏生机和活力，不利于工作和科研的发展。应根据需要，使人才适当流动，这可以开阔眼界，互相学习，取长补短，改变科技研究方面的近亲繁殖，发挥杂交优势，推动科学技术的发展。

第三节　影响人际关系的因素

社会心理学研究证明，影响人际关系密切程度的因素主要有以下几个方面。

一、距离的远近

地理位置越接近，人与人之间越容易形成密切关系。例如同一楼的邻居，同一病房的护士等比较容易建立密切关系。有研究表明，交往的频率与距离的远近成反比例关系。

二、交往的频率与内容

一般来说，交往频率越高越容易形成较密切的关系。如因工作关系经常接触，就容易建立友谊关系，容易达成共识。

三、态度的相似性

人与人之间若对某种事物有相同或相似的态度，有共同的理想、信念和价值观，就容易产生共鸣，形成密切关系。例如同时进行自学考试的护士会有更多共同语言，容易建立互相帮助的关系。

四、需要的互补性

不仅态度相似的人们之间会形成友好关系，而且性格、气质等相反的人之间也会形成友谊关系。如脾气暴躁和脾气随和的人会友好相处；独断专行和优柔寡断的人会成为好朋友；喜欢支配别人与期待别人支配自己者可以相互得到满足；活泼健谈和沉默寡言的人会结成亲密伙伴。双方可取长补短、互相满足需要。

五、个性特点

在群体中，态度和善、性情宽厚、谦和虚心、情感丰富、诚实正直的人易于与人交往，而性格孤僻、自高自大、敏感多疑、感情贫乏者，则难于与人接近。

六、能力与专长

有专业特长、能力很强的人，有较强的吸引力。可使别人对他产生敬佩感，愿意与之接近。

七、仪表

包括容貌、衣着、体态、风度等。仪表在人际间初步交往中显得更为重要，是第一印象作用：随交往深入，人们将更多地关注内在气质、性格、道德、学识、修养等，仪表的作用会越来越下降。

第四节　护理技术管理的意义和内容

一、护理技术管理的意义

护理技术管理是医院管理技术的组成部分，加强技术管理可以充分发挥技术作用，提高技术水平和医疗护理质量。

护理技术管理应以使人的技术和设备一起发挥最大的效能为目标，如管理不善，人不能发挥最大效能，仪器维修管理不好，就会使人和仪器发挥不了作用。加强技术管理常可起到事半功倍的作用。如进行脑外伤抢救基本训练，可缩短抢救时间，提高抢救成功率，达到优质服务。加强护理技术管理，有利于促进各科室之间的协作，现代医学科学分工精细，技术操作不是一个人或一个科室所能单独完成的，如要控制手术感染率，就涉及医师、护士的无菌操作高压灭菌技术，细菌室微生物鉴定，药剂科药物供应的质量，后勤科室的密切配合，卫生员清洁卫生的质量指标等。因此达到一项技术质量指标，要求以各科室之间的相互制约和协作，才能保证准确无误，协调一致。

二、护理技术管理

在管理中与有关科室和人员建立技术协定，避免管理中的脱节和混乱；制订各项技术操作质量标准，进行基本功训练，提高技术操作水平和效率，最终达到技术操作常规化，程序化和标准化。掌握技术信息，及时收集信息予以反馈，并能及时应用业务技术信息，护理部随时检查工作如管理不善应提出纠正措施，以减少差错和事故的发生，同时不断总结经验予以推广。

三、业务技术管理内容

1.基础护理技术：如测量 T、P、R，血压、灌肠、导尿、口腔护理、褥疮预防、氧气使用等，做到技术标准化、规范化。

2.专科护理技术：如各种穿刺、插管技术、引流技术、输液、输血技术、心肺复苏技术等，做到技术熟练。

3.特殊护理技术操作：如内窥镜、导管技术、各种造影（腹腔造影、脑室造影）心脏起搏、心电监护、胎儿监护、人工肾、脏器移植护理等。

4.护理常规：有症状护理常规如高热、昏迷、休克、呼吸衰竭、瘫痪、心脏骤停、抽搐等；有各种疾病护理常规，如痢疾、伤寒、心力衰竭、肾炎等。

5.重病室、抢救病室、监护室、新生儿室、分娩室、婴儿室、各种专科护理的技术管理等。

6.护理技术的制订实施。

7.抓安全技术管理，达到无差错、无事故、无交叉感染。

总之，要求护理人员能熟练地掌握自身业务工作中的常规技术，掌握本专业领域内基本理论、基本知识、基本技能，明确各项工作质量要求。

四、基础护理技术的管理方法

1.护理部要十分重视基础护理技术的管理，注意基础护理理论与临床实践的有机结合，不断学习新理论、新知识，巩固、充实、改进基础护理技术的操作规程。

2.结合护理队伍中的技术情况，明确训练目标，制订基础训练的计划和监控措施。从提高个体技术素质入手，达到护理队伍整体技术素质的提高。护理队伍中的年资、学历、技术水平、知识结构不同，护理部要针对这种情况，统一准备新出版的基础护理学课本，人手一册，组织学习、训练和考核，在此基础上，制订下达基础护理技术标准，护士长组织学习、训练、人人学标准护理技术，苦练标准技术操作，逐人逐项进行考核。护理部组织验收考核，成绩记入档案，不合格者重新训练，直至考核合格，激发广大护士苦练基本功的自觉性。

3.健全考核制度、严格考核标准，技术考核工作要在临床护理实践中进行，以保证考核的严肃性和真实性，取得实际效果。

4.护理部在深入研究制订标准化基础护理技术操作的基础上，可编印成册，制成录像带，成为对护士"三基"训练的形象直观教材，有利于基础护理标准化、规范化。

5.在深入进行基本功训练的基础上，注意引导基础护理技术的科研工作，培养选拔尖子人才，增加护理队伍中的竞争机制。

五、护理新业务、新技术开展的管理方法

1.护理部应组织护理技术管理领导小组，由科护士长和有一定理论水平的护士长、护师或护士参加。

2.建立资料情报组。结合医院开展的新业务、新技术收集有关护理资料，以了解国内外医疗护理技术的进展。

3.各科的科研、技术革新和计划开展的新业务、新技术项目，须经护理部呈报全院学术委员会批准。

4.对研究或革新成功的护理技术及护理操作工具必须经护理技术管理小组和院内有关部门鉴定后方可推广应用。

5.在开展新业务、新技术过程中，通过反复实践，不断总结经验，逐渐掌握规律并改进操作方法，制订出管理制度、操作规程或护理常规。

6.新仪器设备的管理：新仪器、设备应由熟练掌握仪器性能和操作方法的专业人员负责管理使用，并建立仪器档案和保管制度，定期检查维修，充分发挥仪器效能，以延长仪器的寿命。

六、对配合医疗开展的新业务、新技术的管理

1.护理部组织的护理技术管理领导小组，应通过理论学习、参观、动物实验等方式进行专业技术培训，以便掌握和应用该项技术。

2.各有关科室的科护士长及护士长直接参加新业务、新技术的开展工作，并应掌握其理论知识、操作规程及要求，抓住主要环节，与专业小组共同讨论明确分工，分别制订详细的工作计划、护理方案、操作程序、人员安排、环境布置及物资、设备的添置等。

3.各班护理人员要严格执行护理计划及操作规程并做出详细护理记录，护理部及科护士长要经常深入实际，了解情况，协助病房护士长督促指导，并经常分析研究找出可能影响质量的潜在因素，及时做出决策，进行详细调度并修改护理方案。

【例一】显微外科的护理业务管理：

显微外科技术应用于断指再植、游离足趾、移植再造拇指，血管吻合、皮瓣、肌肉、腓骨、网膜、肠段移植，颅内外血管吻合和神经束膜缝合等。目前显微外科技术应用范围已经扩大，包括小血管、小淋巴管、小神经、小管道及小气管等的修复或移植。近年来，我国显微外科发展迅速，不少项目已达到世界先进水平，为了不断提高技术，须做好护理管理。

（一）组织培训医护专业人员

显微外科的特点是：手工精细，组织损伤小、手术难度大。如要获得良好的效果，就必须培训专业医护人员，其中护理配合十分重要。

（二）精细仪器的准备和管理

主要是手术显微镜（放大镜）、显微外科器械和针线。目前较先进的手术显微镜附有脚踏变倍和调焦装置，通常放大 6~13 倍，具有视物清晰，焦距适中等优点。

望远镜或放大镜可放大 2~6 倍，但戴用时稍有移动会使视像模糊。单镜能放大 2~3 倍，视野广但焦距远，适用于缝合焦距在 1.5mm 以上的血管。手术显微镜和放大镜各有优缺点，最好用放大镜做一般操作，在缝合血管时用手术显微镜，以节约时间，手术器械要求小型、纤细、轻巧、结构简单、使用方便、不反光和无磁性。常用的有镊子、血管夹、靠拢器、持针器、精密的刀剪等。缝合小血管所用的针线质量与血管畅通率密切相关，缝线中以单股尼龙线的反映最轻，缝合直径为 1.5~2mm 的血管或神经束可用 9~10 各 "0" 号线，1.5mm。以下的血管可用 11 各 "0" 号线。

（三）病室的要求与管理

病人术后最好住在监护病室 4~7 天，手术结束前病室要进行严密的消毒和保持卫生，夏天室温保持在 21~25℃，冬天在 25~29℃。保持室温极为重要，因寒冷刺激可引起血管痉挛，血管长时间痉挛会造成血栓而致手术失败，保持室温可用电暖炉或空调机、室温不足时，局部可用烤灯保温。

病室要安静、舒适、控制陪人与探视，因精神紧张亦可导致四肢末梢血管痉挛，妨碍组织器官移植后的血液循环，影响手术效果。

（四）护理技术管理

1.术前应做好病人的思想工作、使病人与医护人员配合，并做好术前皮肤的准备。

2.手术后各部位的体位：手术原则上要求手术区略高于心脏水平，这既不影响动脉充盈，有利于静脉回流，是减少移植物水肿的措施，四肢手术后体位多用枕头垫高患肢 10~15cm，下肢手术在垫高的同时膝关节要稍屈，以防下肢过度伸展而疲劳不适。

大网膜游离移植头部，或肠段游离移植再造食道，手术后一般采用低半卧位，以减轻移植器官组织的水肿和胸腹腔渗出液的排出。术后患者如用石膏固定，应按石膏护理常规执行。

3.密切观察移植部分的血循环

（1）定时测量皮肤温度。体表移植物在移植前后 1~3 天内要每小时测量移植部位的表面温度，并和健侧对比做好记录，皮瓣式足趾移植术一般在 1~3 天内要每小时测量移植部位的表面温度，并和健侧对比做好记录，皮瓣式足趾移植术一般在 4~6 小时后其温度接近健侧或高于健侧 1℃左右，亦有在术后 2~3 天内，移植部位比健测温度稍低，以后逐渐升至和健侧相等，如移植部位温度低于健侧 1.5~2.5℃以上，是局部血流不良的表现，要及时向医师反映病情，测皮肤温度最好使用半导体测量计。

（2）观察皮肤的颜色及毛细血管反应：体表移植部位的皮肤呈淡红色是供血良好的表现。如呈紫红色，可能由于静脉回流欠佳，如不继续发展，一般能自行恢复。严重发绀、毛细血管充盈反应十分缓慢，是静脉回流严重障碍的表现。反之，移植部位的皮肤或足趾呈苍白或暗灰色，是动脉供血不足的表现。检查毛细血管反应的方法：以玻璃棒一端按压移植的皮肤呈苍白色，移去玻璃棒，皮肤即有苍白转为红润，毛细血管充盈时间为 1~2s，如术后早期充盈时间延长到 5s 以上，是血运障碍的标志。如没有毛细血管反应，则是血运中断的征象，也可用超声血流仪测定血流情况。

肠段移植的患者因不能用以上方法观察，故要特别注意创口的引流条。如在三天内创口引流出许多暗红色或臭的液体，则是血运障碍的危险征象，如无引流物，三天内可拔除引流条。

对甲状旁腺和卵巢等异体器官移植病人，可用超声血流仪测量血流情况。

（3）术后疼痛亦可引起血管痉挛，故上肢术后应保留术中使用的持续臂丛麻醉插管，下肢保留持续硬膜外麻醉插管 2~3 天，定期注射止痛等药物、保留这类插管时在护理上要严格执行无菌操作，进行严密消毒，以免发生感染。

（4）特别药物的应用

常用的扩张血管或抗凝的药物有低分子右旋糖酐、阿司匹林、潘生丁、妥拉苏林、地巴唑、肝素、双香豆素等。尽可能不用或少用，可引起血管收缩或对血管刺激性较大的药物、如注射肾上腺素及静脉注射四环素、红霉素等。

第五节 建立和谐的人际关系

一、人际关系的概念

人际关系（Interpersonal relationship）是指人与人之间的相互关系。每一个生活在社会中的人都要和其他人发生各种各样的相互关系，这种关系就是人际关系。

人际关系的建立和维持是在人与人之间的交流中实现的。一个人不能脱离群体而单独生存。在群体中，个体与他人从事互动行为，不断通过语言、思想、观点、动作、表情、感情等相互影响，从而建立相应的人际关系。

群体人际关系是社会关系、生产关系、经济关系的具体体现。而人的社会关系、生产关系和经济关系是通过心理关系这一中介因素对个人发生作用，并制约人际关系的心理距离，制约相互之间的合作和竞争关系。心理因素包含交往中的认知、情感、意向行为三种成分。如果交往双方的心理都能得到满足，人们将发生和保持一种亲近的人际关系。

人际关系的建立和密切程度受到各种因素的影响，是有一定规律的。研究人际交流规律，可以从分析及修正自己的人际交流模式入手，提高个人社交能力；管理者在护理群体中，测量人际关系现状，在纷繁复杂的情景中，自觉的形成和改善人际关系，促使护理群体中的人际关系协调、平衡的发展。

护理工作与人际关系是研究护士在病人及其家属中、护士中、护医中、护士与上级领导之间的人际关系，以及护士群体与其他群体在社会交往中的关系等。护理工作中建立和谐的人际关系，则有利于护理工作的顺利进行，有利于提高护理质量，有利于病人获得身心两方面的最佳护理。

二、人际关系的重要性

（一）建立和谐的人际关系是人的基本需要

人不仅有衣、食、住、行等基本生理需要，还有情感上、社交上的心理需要。人们加入群体的原因之一即为社会交往，人际关系的和谐与平衡可以满足人的基本需要。例如护理人员均希望有一个和谐、平衡的人际环境。（关于人际需求的具体类型及反应特点的研究见本节第四个问题）

（二）人际关系对人的信念和行为的影响

在交往中，人们通过语言、思想、观点、感情来相互影响。不仅影响心理状态，而且影响行为，进而影响社会实际效果。对人群产生的积极或消极影响主要表现在以下方面。

1.人际关系影响群体内聚力和工作效率

内聚力是群体工作效率得以发挥的前提，而良好的人际关系则是群体内聚力的基础。一个单位的人际关系优劣，直接影响职T的工作积极性和工作效率。如群体人际关系良好，成员之间感情融洽，内聚力增强。反之，如人际关系差，关系紧张，则会削弱群体内聚力，降低工作效率。

2.人际关系影响职工的身心健康

人际关系紧张可能导致身心疾病，如神经衰弱、高血压、偏头痛和溃疡病等。著名医学心理学家丁瓒教授曾指出：人类的心理适应，最主要的就是对人际关系的适应。人类的心理病态，主要是由于人际关系的失调而来。

3.人际关系影响职工的自我发展和自我完善

人在社会中生存。个体自我发展过程，既受外部自然环境的影响.又受人与人之间相互交往的影响。马克思有句名言："人的发展取决于直接和间接进行交往的其他一切人的发展。"管理心理学的研究表明，良好的人际关系，可以鼓励职工相互促进，增强职工之间相互模仿和竞争的动机，加速自我发展和自我完善。如护理群体中自学成才的护士，会促使青年

护士中形成积极进取、互帮互学的良好风气。

三、人际需求及反应特点

心理学家修兹（W·C·Schutz)·经过大量调查，认为每一个人的人际关系需求不尽相同，并且都有自己独特的反应倾向。由于受到生长环境的影响，人们人际关系需求及表现形式，可分为参与的需求、控制的需求、感情的需求三类；并且存在主动表现型和期待别人行动（或称被动表现）型不同情况。

1.参与的需求

人有希望与他人来往、结交、建立并维持和谐关系的欲望。基于此动机而产生的待人行为的特征是：交往、沟通、融洽、参与、出席等。如与此动机相反，人际反应的特点是：孤立、退缩、疏远、排斥、忽视等。

2.控制的需求

在权利上有与他人建立并维持良好关系的欲望。其行为特征是：运用权利、权威、影响、控制、支配、领导他人等。如与此动机相反，人际反应特点为：抗拒权威、忽视秩序、受人支配、追随他人等。

3.感情的需求

在感情上有与他人建立并维持良好关系的欲望。其行为特征是：喜爱、亲密、同情、友善、热心、照顾等。与此相反的人际反应特征是：憎恨、厌恶、冷淡等。

修兹又将行为的表现分为主动地表现型和被动地期待别人的行动型。由此划分出六种"基本人际关系反应倾向"，见表23-l。

表 22-1　基本人际关系反应倾向

需要类型	主动型被动型	参与需要
主动与他人来往	期待别人接纳自己	控制需要
支配他人	期待别人引导自己	感情需要
对他人表示亲密	期待别人对自己表示亲密	

　　一个参与动机很强，而又行为主动者，一定是一个外向、喜欢与人交往、积极参与各种社会活动的人。如果他的感情动机也很强，则不但喜欢与别人相处，同时亦关心别人、爱护别人。这种人在人际关系上易与别人相处，且受到欢迎。

　　不同人际关系反应形式，都是个体用以达到满足需要的一种手段。

　　人际关系有多种分类方法，其中按公私分类是组织中基本的分类方法。

四、公务关系

　　即工作关系，是由组织结构规定的正式关系，包括领导与被领导、成员之间的分工协作关系等，是管理系统中的职务关系。例如护理部主任与各科、室护士长的关系，护士长与护士的关系。

五、私人关系

　　私人关系存在于成员与成员之间，也存在于与领导者之间。在管理系统中，一般没有脱离私人关系的纯公务关系，私人关系会对公务关系发生影响。例如护士长向护士布置任务，若私人关系融洽，护士会心情舒畅地认真完成；若关系紧张，护士会拖延执行任务或借口拒绝执行。

六、按个人与不同对象之间的关系分类

　　(一) 护理工作者与病人的关系

　　护理与病人的人际关系是双方人际关系，但护士处于主导地位。从总体来说，护患关系是互相协调的、和谐的、健康的，广大护理人员救死扶伤为人民的健康所作的贡献是有目共睹的，故人们称护士为"白衣天使"这是对护士的最好评价。护士的服务对象是受疾病折磨的病人，因病人的年龄、职业、信仰、生活习惯的不同，所患疾病种类繁多，病情各异，如护士在服务中语言温和、态度和蔼，对病人温暖热情可使病人产生良好的心理效应和处于最佳心理状态，而能自觉遵守院规，尊重医护人员，主动配合治疗与护理，双方关系十分良好。但也可因双方对事物认识不同、要求不同、理解不同，发生社会心理冲突而出现紧张关系。常见原因：护士方面，不能热心为病人服务，不愿接近病人，有的护士语言简单，表情淡漠，使病人害怕；有的护士因护理技术不熟练，观察病情不仔细，护理不周到，影响治疗效果而给护患关系带来阴影。病人方面，大多数病人对护理工作者能采取合作态度，护患关系和谐融洽。但也有少数病人求医心切，要求医护人员尽善尽美，达不到自己要求时不满意、发牢骚；有的对医院生活不习惯，往往提出一些不合理要求而造成意见分歧，有的病人因病魔缠身而有心理上精神上的变态发生易怒、固执、

焦虑、挑剔，产生护患关系上的隔阂；也有个别病人文化修养差，对护士出言不逊，甚至制造矛盾，使护患关系紧张。以上情况虽属少数，但护士居主导地位，应心胸宽广、理解患者，耐心进行劝导，绝不能与病人发生口角，避免与病人的人际关系紧张。

（二）护士与医师的关系

1.医护双方是不可分割的有机整体，又是共同与疾病做斗争的集体，二者工作目标是一致的。医护同是医学体系，但对专业来说，又是不同的学科，有各自的独立体系，有各自的分工，但在工作中要求紧密合作。病人从人院到出院无论诊断、治疗、护理到康复的全过程无一不是医护密切合作完成的。如临床工作中只有技术高超的医师没有精湛的护理，病人则是难以康复。所以，护理工作是医疗工作的终端环节。医护之间的关系是相互依存、相互制约的。任何一个环节均需要相互配合、相互协作，为此医护双方应相互尊重和信任，相互谅解和支持。当病人向护士询问病情时，回答的内容与医师口径一致，避免回答问题不当而引起病人的疑虑。

2.在病房管理中要注意护士长和科主任的密切配合，要带头搞好医护关系，对医师与护士同等对待不偏一方，护士长要求护士要主动配合医师；科主任要求医师要主动与护士加强联系。才能开展好各项工作，从而更好地完成医疗教学和科研任务。

（三）护际关系

护际关系即指护理工作中，班组与班组护士之间、科室与科室护士之间的相互关系。为了全面的完成护理任务，达到优质服务，不仅护士本身要做好自己的工作，还应处理好护士之间的人际关系。首先要有病人第一的思想，要做到抢救危重病人时，既服从工作需要，不计较个人得失，主动团结协作，又能服从上级的随机调度。当发现别人在工作中有疏忽遗漏，应以病人利益为重，迅速补救避免造成损失。做到工作中既有明确的分工制度，又能团结协作。护士青老之间则要求青年护士尊重老护士，老护士爱护和培养新护士，使护士之间形成互敬互爱、相互学习、相互帮助的良好风气，工作中成为一个战斗的集体。

（四）护士与医技科室人员的关系

护士与医技科室人员之间接触频繁关系密切，为使病人得到正确的诊断和及时的治疗，护士必须了解对方工作特点、规章制度和要求，切实遵守，积极配合以提高服务质量和工作效率。当工作中遇到矛盾，存在不同意见时，应本着实事求是的态度做到主到协商，寻求解决方法，不能互相推诿，不能打乱对方的工作程序。只要互相尊重，以诚相待，就能解决问题，处理好相互之间的关系。

（五）护士与后勤部门的关系

后勤部门具有很强的服务性，专业化技术部门，工作范围涉及到全院各个科室，如病人的衣食住行，水电汽暖的供应都直接影响到病人的治疗和护理。护理工作与后勤工作关系密切。护士人员均应尊重后勤人员的劳动，了解后勤科室特点，加强团结，相互配合。如彼此关系正常，办事就会顺利，问题就容易解决，就能全面完成医疗护理教学和科研等各项任务。

（六）护理人员上、下级之间的关系

主要指护士与护士长，护士与护生之间的关系，上下级之间地位不同、工作职责不同，所以要求也不同。上级分配下级工作这是职能，下级按上级布置的工作去做则是应尽的职责，为了共同完成工作任务，没有高低贵贱之分。在人格、政治地位、社会地位上也都是平等的，所以，上级的态度应和蔼可亲平易近人，不要在下级面前摆架子、耍威风、上级分配给下级工作要给予信任，以赢得下级的支持。

上级与下级人员的交往中，当遇到下级人员有不满情绪思想抵触时，作为上级应主动、应克制，应宽容，能容任下级的失礼和冒犯，切忌遇到问题时火冒三丈或恶语伤人寸步不让，要做到宽大为怀，平心静气地说服，使矛盾趋向缓和，最终能达到对方的理解和支持。上级要宽严并用，该宽则宽，该严则严。遇到原则问题时则应掌握好态度据理力争，决不可模棱两可。

另外，上级对下级必须遵守诺言，言而有信。切忌空许诺言。只有上级守信，才能取得下级的拥护和支持，才能搞好与下级之间的人际关系。

第六节　护理人员岗前培训制度

一、每年新分配的大、中专毕业生及医院聘用护理人员须参加医院组织的岗前培训，时间为1周。

二、对调入医院的护士，由护理部组织培训。

三、培训结束后进行考核，成绩合格者方可上岗，考核成绩记入个人技术档案。

四、培训内容

1.进行医德医风、职业道德教育，牢固树立专业思想，全心全意为患者服务。

2.介绍医院现状及发展规划、护理发展前景，使之达到人人有理想，有抱负，愿为医院无私奉献一生。

3.介绍医院规章制度和各级各类护理人员职责，做到有章可循，有责可依。

4.进行操作规程培训，采用看录像，集中具体培训考核。

5.院内感染知识。

6.计划生育知识的宣传教育。

五、对新上岗的护士长也要进行岗前培训，培训内容按护士长的管理标准进行。

六、岗前教育期间要进行讨论、学习，并考试考核，以保证培训效果。

第七节　护理人员继续教育

护理人员的培训与继续教育是护理管理的重要内容，也是护理管理者培养人才的有效途径。

一、护理人员在职教育的目的及功能

（一）护理人员继续教育目的

1.帮助护理人员适应组织内外环境的变化、满足市场人才竞争和护士自身发展的需要、提高部门和组织效率、建立医院组织文化。

2.通过培训使护士在知识、技能、能力和态度四个方面得到提高，保证护理人员有能力按照工作岗位要求的标准完成所承担或将要承担的工作和任务。

3.护理人员在职教育还是医院创造护士群体智力资本的重要途径，培训可以使护理人员具有不断学习的能力，学会在工作环境中知识共享，并运用所掌握的知识和技能优化护理服务过程。

4.通过培训，使护理人员在工作数量上和工作质量上得以提高；使护理服务工作得到不断改善；使服务成本消耗不断降低。

（二）护理人员继续教育的功能

1.帮助护理人员掌握工作所需要的基本方法，帮助护理人员了解组织和护理工作的宗旨、价值观和发展目标。

2.改善护理人员的工作态度，强化护理人员的职业素质，提高护理人员的工作效率。

3.协助护理人员结合个人特点制定职业生涯发展规划，使护理人员在完成组织任务的同时个人素质不断提高，个人潜能得到最大限度发展。

4.提高和增进护理人员对组织的认同感和归属感。

二、护理人员培训的原则

（一）按需施教、学用一致原则

护理人员培训要从护理人员的知识结构、能力结构、年龄情况和岗位的实际需要出发，注重将培训结果向生产力转化的实际效果。培训结果要能够促进组织、部门和护理人员的竞争优势的发挥和保持，使人员的职业素质和工作效率得到不断的提高。

（二）与组织战略发展相适应原则

护理人员培训首先要从组织的发展战略出发，结合医疗组织和部门的发展目标进行培训内容、培训模式、培训对象、培训规模、培训时间等综合方案的设计，以保证培训为组织发展服务、培训促进组织战略目标实现的目的。

（三）综合素质与专业素质培训相结合原则

护理人员培训除了要注意与护理岗位职责衔接，提高护理人员专业素质外，还应包括组织文化建设的内容，使护理人员从工作态度、文化知识、理想、信念、价值观、人生观等方面符合组织文化要求。帮助护理人员在提高职业素质的同时，完成在组织中的社会化过程。

（四）重点培训和一般培训相结合原则

医院的培训需要投入成本，因此，同时对医院护理工作的发展影响力大的护理技术骨干力量，特别是护理管理人员进行培训。管理者在制定培训计划时对不同职称、不同学历的护理人员都需要培训，以提高护理人员整体素质。

（五）长期性与急用性相结合的原则

科学技术发展的日新月异要求组织对人员的培训必须坚持长期性原则。

三、护理人员培训程序

护理人员培训程序分为确认培训需求、制定和实施培训计划、培训效率评价三个主要阶段。

（一）制定培训计划

在确认培训需求的基础上，培训者要根据目标制定出有针对性的培训计划。培训计划应包括培训的组织管理人员、受训对象、培训内容和方式、培训师资、执行培训的具体时间地点、培训资料选择、培训考核方式、培训费用预算等内容。

（二）制定和实施培训计划

培训实施就是落实培训计划，并在执行过程中根据实际情况进行必要调整。护理人员培训面临的最重要的任务是确保受训护理人员能够把学到的知识和技能应用于护理工作中，解决实际问题，提高工作效率。因此，在执行培训计划时要注重实现预期的培训效果。对不同的护理人员进行同样内容的培训，要求培训者采用综合培训的方法实现培训目标。如课堂培训、自学、角色扮演、经验交流、培训者指导、案例学习等，通过多种形式获得期望效果。

在培训过程中，不仅要给护理人员充分的时间讨论如何运用新知识和技能，还要留有时间让他们做有针对性的练习，以保证学以致用。另一个保证因素是护理主管人员的参与，他们必须了解培训的内容和要求，以保证在培训前后给予护理人员必要的支持和帮助。

（三）培训评价

培训评价是保证培训有效性的重要环节，主要包括培训过程监控、培训环节和培训效果评价、培训投入成本与培训产出的效益评价。培训评价以培训目标为依据，并尽量采用一些可衡量的指标或行为改变来进行评价。评估培训效果，常用的方法有：

1.用书面评估表来评价课堂理论培训效果，这种评估能够通过对受培训人员的态度、认知、行为等方面信息的了解，提供有关培训内容、方法及效果的反馈意见，但对新技能和新知识在实际工作中的应用程度评估意义不大。对技能培训的效果评价可在培训2~3个月后在实际工作环节中针对受训人员的行为进行追踪评估。

2.以讨论的形式让护理人员自己讲述学习收获和对培训的合理化建议。

3.学习后测验。

4.观察受训护理人员的工作情况以及在实际工作中使用新知识和技能的情况。

5.比较护理人员培训前后的工作表现，了解护士在工作中发生什么样的变化；培训后护士能掌握的专业技术等。

识别培训带来的一些可测量变化包括新技术新业务开展率、操作合格率、差错减少率、病人满意率、成本消耗下降率等。培训目标越具体，测量培训效果就越具有操作性。

四、护理人员培训教育形式和方法

（一）培训形式

1.脱产培训　脱产培训是一种较正规的培训方式，是根据医院护理工作的实际需要选派不同层次有培养前途的护理骨干，集中时间离开工作岗位，到专门的学校、研究机构或其他培训机构进行学习或接受教育。这种培训在理论知识方面学习的比重较大，培训内容有一定深度，并较系统，因此对提高管理人员和专业技术骨干的素质和专业能力具有积极影响，从长远观点看，对医院有利。但培训成本较高，在培训人员数量上也受到一定限制。

2.在职培训　护士在职培训是指在日常护理工作环境中一边工作一边接受指导、教育　的学习过程。在职培训可以是正式的，也可以是非正式的。

此外，护士工作岗位轮转也是在职培训的主要方式。通过岗位轮转，使护理人员在工作　经历方面积累更多的临床护理经验，拓宽专业知识和技能，增强解决临床护理问题的能力，　使其胜任多方面的工作，并为今后的职业发展打下良好的专业基础。也为在组织内形成护　理人才的合理流动，更加有效地安排护理人力资源创造了条件。

3.岗前培训　岗前培训又称定位（耐 entation）教育，是使新员工熟悉组织、适应环境和　岗位的过程。也就是对护理专业毕业生（中专、专科、本科）上岗前的基本培训，可使新护士　尽快熟悉工作环境、要求和内容，以适应护士角色，安全、独立地进行护理工作。

4.授予学分可按照《继续医学教育学分授予试行办法》执行，在此不再赘述。

（二）培训方法

护理人员培训方法多种多样，培训人员应根据医院的自身条件、培训对象特点、培训要　求等因素进行选择。常用的培训方法：

1.讲授法　是一种以教师讲解为主，学习对象接收为辅的传统知识传授方法。这种方法的优点是有利于受训人员较系统的接受新知识，利于教学人员控制学习进度，通过教学人员的讲解可帮助学员理解有一定难度的内容，可同时对数量较多的人员进行培训。这种方法的局限性是讲授的内容具有强制性，受训人员不能自主选择学习内容；学习效果容易受教师讲授水平的影响，没有反馈，受训人员之间不能讨论等。

2.演示法　是借助实物和教具通过实际示范，使受训者了解某种工作是如何完成的一种教学方法，如六步洗手法演示、胰岛素注射程序演示、监护仪的使用演示等。演示法的主要优点有：感官性强，能激发学习者的学习兴趣；有利于加深对学习内容的理解，效果明显。局限；适应范围有限，准备工作较费时。

3.讨论法　是一种通过受训人员之间的讨论来加深学员对知识的理解、掌握和应用，并能解决疑难问题的培训方法。优点：参与性强，受训者能够提出问题，表达个人感受和意见；集思广益，受训者之间能取长补短，利于知识和经验交流；促使受训者积极思维，利于能力锻炼和培养。局限：讨论题目的选择和受训者自身的水平将直接影响培训效果，不利于学员系统掌握知识，有时讨论场面不能很好控制。

4.视听和多媒体教学法　角色扮演、案例学习等教学方法均可选择性地运用于护理人员的培训教育。计算机网络技术的发展、远程教育手段等新教育技术为护理人员的培训提高提供了更加广阔的前景。

（孙会　王希美　刘美菊　赵允　吴远玲　王夫侠）

第二十三章　各级护理管理者的职责

第一节　护理副院长职责

1.在院长领导下，负责全院护理管理。应以加强护理管理和提高护理质量为目的，把护理工作纳入医院领导的议事日程，加强指挥，团结护理人员，协调各部门的关系，以保证护理管理目标的实现。

2.严格执行有关医疗护理法规，指导护理部行使对全院护理工作的行政和业务管理职能。

3.根据全院工作整体目标和工作任务，结合医院护理部的具体情况，领导护理部制订护理工作长远规划和近期计划，督促、指导护理部组织实施并定期检查总结。

4.负责全院护理人事安排、业务培训、技术考核、教学、进修等工作。提出晋升、任免、奖惩意见，有计划地培养一支德才兼备的护理队伍。

5.定期参加护理查房，了解护理管理系统的运行情况，及时采取改进措施，确保护理目标的实现和各项任务的完成。

6.负责领导护理科研工作，审定科研课题，确定实施方案并组织实施。积极创造条件，帮助解决科研工作中的实际问题，以出成果、出人才。

7.领导护理人员努力钻研业务，学习先进经验并积极引进新业务、新技术。

8.负责审批护理部的物资申请、设备购置及计划更新。

9.负责制订全院护理常规及质量标准。确定排班原则，督促护理部严格落实各级护理人员的岗位职责、遵守各项工作制度及操作规程。

10.促进护理学科的发展，注重人才培养，有计划地安排护理人员到国内、国外进修学习。

11.定期听取护理部汇报，组织各级护理管理者分析影响护理质量的因素，提出改进措施。

第二节　护理部主任（副主任）职责

一、护理部主任职责

1.在院长及主管副院长的领导下，负责医院护理行政、护理业务（质量）、护理教学、护理科研等管理工作。

2.严格执行有关医疗护理的法律、法规及安全防范等制度。

3.制订护理部的远期规划和近期计划并组织实施，定期检查总结。

4.负责全院护理人员的调配，向主管副院长及人事部门提出聘用、奖惩、任免、晋升意见。

5.教育各级护理人员培养良好的职业道德和业务素质，树立明确的服务理念，敬业爱岗、无私奉献。

6.制订各级护理人员的培训目标和培训计划，采取多渠道、多种形式的业务技术培训，定期进行业务技术考核。

7.组织制订护理常规、技术操作规程、护理质量考核标准及各级护理人员的岗位职责。积极开展护理科研和技术革新，积极引进新业务、新技术。

8.负责护生、进修护士的教学工作，创造良好的教学条件和实习环境，督促教学计划的落实，确保教学质量。

9.护理部定期召开护士长会议，部署全院护理工作。定期总结分析护理缺陷，提出改进措施，确保护理持续质量改进。

10.定期进行护理查房，组织护理会诊及疑难病例讨论，不断提高护理业务水平及护理管理质量。

11.制订护理突发事件的应急预案并组织实施。

二、护理部副主任职责

护理部副主任可参照护理部主任的职责，并在护理部主任的领导下，按分工履行相应的职责。

第三节　科护士长职责

科护士长是护理指挥系统中的中层骨干力量，在护理部主任及科主任的共同领导下，负责全科护理工作。包括护理组织管理和业务技术管理；培养提高护士长的业务水平和管理能力；协助解决科内护理工作中的疑难问题；对全科的护理管理、护理质量、教学、科研工作进行指导；定期与科主任研究改进科内工作；对本科突然发生的问题应及时进行协调处理，使全科护理工作得以顺利进行。

1.根据护理部的年度工作计划，结合本科的实际情况制订全年工作计划并组织实施。

2.注重护理人员综合素质的提高与培养，包括职业道德和业务技术。组织全科护理人员的业务学习，提高护理人员扎实的基础理论、专科知识和精湛的业务技术。要求各级护理人员严格执行技术操作规程，自觉遵守各项规章制度。

3.组织护理查房（质量查房和个案查房）、护理会诊、疑难病例讨论。

4.深入病房参加晨会交接班，检查护理各岗责任制落实情况及危重患者的护理并给予必要的指导。对复杂的新业务和新技术应亲自参与实践并进行指导。

5.培养护理人员树立以患者为中心的服务理念，运用护理程序积极开展整体护理并督促指导护理计划的实施。

6.组织安排护生和进修护士的临床实习，督促并指导护士长或教学老师按照教学大纲制订教学计划，定期检查落实情况。

7.随同科主任查房，了解护理工作中存在的问题并及时加以解决。

8.组织安排所管辖科室护理人员的轮转和临时调配。

9.经常检查差错事故的隐患，及时采取有效措施做到防患于未然。一旦发生事故及严重差错应立即向上级汇报，及时组织讨论，查找原因，吸取教训并提出处理意见及改进措施。

10.及时传达护理部的决议和指示精神，督促护士长认真贯彻落实并及时总结经验。

11.每半年小结一次全科护理工作，年终总结全年工作和制订下一年度的工作计划并向护理部作书面汇报。

12.关心所管辖科室护理人员的思想、工作、学习和生活情况。加强思想教育工作，明确服务理念，提高护理人员的爱岗敬业精神，树立良好的服务态度和认真负责的工作作风。

13.制订本科室护理突发事件的应急预案并组织实施。

第四节　护士长职责

一、门诊部护士长职责

1.在护理部主任或门诊部主任的共同领导下，负责门诊部及其所管辖各科室的护理行政及业务管理，督促检查护理人员及卫生员的岗位责任制完成情况。

2.根据医院和护理部的总体目标，确定本部门的护理工作目标，制订计划并组织实施，定期总结。

3.负责护理人员的分工、排班及调配工作。

4.认真落实各项规章制度和技术操作规程并督促检查，严防差错事故的发生。

5.督促护理人员做好消毒隔离工作，防止医院内交叉感染。

6.经常对护理人员进行职业道德教育，不断提高护理人员的职业素质和服务质量。

7.关心下属的思想、工作和生活，帮助他们解决实际问题，充分调动各级人员的积极性。

8.负责物品、药品的管理，做到有计划地领取，合理使用，妥善保管。

9.协调沟通医护患、后勤及辅助科室的关系，经常听取意见，不断改进工作。

10.制订门诊突发事件的应急预案并组织实施。

11.组织并督促护士完成继续医学教育计划。

12.根据季节做好疾病预防和卫生宣教工作。

二、急诊科护士长职责

1.在护理部主任及急诊科主任的领导下，负责本科室的护理行政及业务管理。

2.根据医院和护理部的工作目标，确定本部门的护理工作目标，制订计划并组织实施，定期总结。

3.组织安排、合理配备各岗护理人员，以保证抢救工作的顺利进行。

4.经常巡视、督促、检查各岗工作，亲自参与大型抢救及复杂技术指导，把好质量关。

5.认真落实各项规章制度和技术操作规程，严防差错事故的发生。

6.负责备类物品、药品的管理，做到计划领取，在保证抢救工作的前提下做到合理使用，避免浪费。

7.各种仪器抢救设备做到定期测试和维修，保证性能良好，便于应急使用。

8.组织护理人员进行业务学习和抢救技术的训练，以提高急诊护士的抢救技术水平。

9.组织安排护生和进修护士的临床实习，督促教学老师按照教学大纲制订教学计划并定期检查落实情况。

10.经常对护理人员进行职业道德教育，不断提高护理人员的职业素质和服务质量。

11.督促护理人员及卫生员保持环境卫生，做好消毒隔离工作，防止医院感染。

12.督促护理人员做好观察室工作，做到密切观察病情，及时治疗及护理。

13.关心下属的思想、工作和生活，帮助他们解决实际问题，充分调动各级人员的积极性。

14.协调沟通医护患、后勤及辅助科室的关系，经常听取意见，不断改进工作。

15.制订急诊突发事件的应急预案并组织实施。

16.组织并督促护士完成继续医学教育计划。

三、病房护士长职责

1.在护理部主任及科主任的领导下，负责病房的护理行政及业务管理。

2.根据医院和护理部的工作目标，确定本部门的护理工作目标，制订计划并组织实施，定期总结。

3.科学分工，合理安排人力，督促检查各岗位工作完成情况。

4.随同科主任查房，参加科内会诊、大手术和新开展手术的术前讨论及疑难病例的讨论。

5.认真落实各项规章制度和技术操作规程，加强医护合作，严防差错事故的发生。

6.参加并指导危重、大手术患者的抢救工作，组织护理查房、护理会诊及疑难护理问题讨论。

7.组织护理人员的业务学习及技术训练，引进新业务、新技术，开展护理科研。

8.经常对护理人员进行职业道德教育，不断提高护理人员的职业素质和服务质量。

9.组织安排护生和进修护士的临床实习，督促教学老师按照教学大纲制订教学计划并定期检查落实情况。

10.督促护理人员及卫生员保持环境卫生，做好消毒隔离工作，防止医院感染。

11.负责各类物品、药品的管理，做到计划领取。在保证抢救工作的前提下，做到合理使用，避免浪费。

12.各种仪器、抢救设备做到定期测试和维修，保证性能良好，便于应急使用。

13.协调沟通医护患、后勤及辅助科室的关系，经常听取意见，不断改进工作。

14.关心下属的思想、工作和生活，帮助他们解决实际问题，充分调动各级人员的积极性。

15.制订病房突发事件的应急预案并组织实施。

16.组织并督促护士完成继续医学教育计划。

四、手术部护士长职责

1.在护理部主任及科主任领导下，负责手术部的护理行政及业务管理。

2.根据医院和护理部的工作目标，确定本部门的护理工作目标，制订计划并组织实施，定期总结。

3.根据手术部的任务和护理人员的具体情况，科学安排，合理分工，密切配合医师完成手术任务。

4.认真执行规章制度和技术操作规程，严防差错事故的发生。

5.要求各级人员严格遵守无菌技术操作原则，做好切口愈合情况的统计分析工作。

6.组织护理人员业务学习及技术训练，引进新业务、新技术，开展护理科研。

7.经常对护理人员进行职业道德教育，不断提高护理人员的职业素质和服务质量。

8.组织安排护生和进修护士的临床实习，督促教学老师按照教学大纲制订教学计划并定期检查落实情况。

9.负责各类物品、药品的管理，做到计划领取。在保证抢救工作的前提下做到合理使用，避免浪费。

10.各种仪器、抢救设备做到定期测试和维修，保证性能良好，便于应急使用。

11.督促护理人员及卫生员保持环境卫生，做好消毒隔离工作，防止医院感染。

12.督促护理人员认真留置标本，及时送检。

13.组织并督促护理人员完成继续医学教育计划。

14.协调沟通医护患、后勤及辅助科室的关系，经常听取意见，不断改进工作。

15.关心下属的思想、工作和生活，帮助他们解决实际问题，充分调动各级人员的积极性。

16.制订手术部突发事件的应急预案并组织实施。

17.按规定接待参观人员，确保医疗安全。

五、消毒供应中心护士长职责

1.在护理部主任的领导下，负责消毒供应中心的行政及业务管理。

2.根据医院和护理部的工作目标，确定本部门的护理工作目标，制订计划并组织实施，定期总结。

3.科学分工，合理安排人力，督促检查各岗工作完成情况。

4.认真执行各项规章制度和技术操作规程，加强与临床科室的沟通与合作，严防差错事故的发生。

5.负责医疗器械、护理用物及敷料的领取、制备、灭菌、保管及供应。

6.组织护理人员的业务学习及技术训练，引进新业务、新技术。

7.开展技术革新，改进操作程序，提高工作效率。

8.经常对护理人员进行职业道德教育，不断提高护理人员的职业素质和服务质量。

9.实行下送、下收并做好回收物品的处理，做好消毒隔离工作，防止医院感染。

10.经常深入临床科室听取意见，不断改进工作。

11.组织并督促护理人员完成继续医学教育计划。

12.关心下属的思想、工作和生活，帮助他们解决实际问题，充分调动各级人员的积极性。

13.制订消毒供应中心突发事件的应急预案并组织实施。

六、夜班总护士长职责

1.在护理部领导下，负责夜间全院护理工作的组织领导。

2.掌握全院危重、新入院、手术患者的病情、治疗及护理情况，解决夜间护理工作中的疑难问题。

3.检查夜间各病房护理工作，如环境的安静、安全，抢救物品及药品的准备，陪伴及作息制度的执行情况，值班护士的仪表、服务态度。

4.协助领导组织并参加夜间院内抢救工作。

5.负责解决临时缺勤的护理人员调配工作，有权协调科室间的关系。

6.督促检查护理人员岗位责任制落实情况。

7.督促护理人员认真执行操作规程。

8.书写交班报告，并上交护理部，重点问题还应做口头交班。

（王希美 刘美菊 赵允 吴远玲 王夫侠 孙会 高玲花 孙宁）

第二十四章　护理人员技术职称及职责

第一节　主任护师（副主任护师）职责

一、主任护师的职责

1.在护理部主任或护士长的领导下，负责本专科护理、教学、科研等工作。

2.指导制订本科疑难患者的护理计划，参加疑难病例讨论、护理会诊及危重患者抢救。

3.经常了解国内、外护理发展新动态，及时传授新知识、新理论，引进新技术，以提高专科护理水平。

4.组织护理查房，运用循证护理解决临床护理中的疑难问题。

5.承担高等院校的护理授课及临床教学任务。

6.参与编写教材，组织主管护师拟定教学计划。

7.协助护理部主任培养教学、科研高级护理人才，组织开展新业务，参与护理查房。

8.协助护理部主任对各级护理人员进行业务培训及考核。

9.参与护理严重差错及事故鉴定会，并提出鉴定意见。

10.制订科研计划并组织实施，带领本科护理人员不断总结临床护理工作经验，撰写科研论文和译文。

11.参与护理人员的业务、技术考试，审核、评审科研论文、科研课题，参与科研成果鉴定。

12.参与护理技术职称的评定工作。

二、副主任护师

副主任护师可参照主任护师职责。

第二节　主管护师职责

1.在本科护士长的领导及主任（副主任）护师的指导下，参与临床护理、教学、科研工作。

2.完成护士长安排的各岗及各项工作。

3.参与复杂、较新的技术操作及危重患者抢救。

4.指导护师（护士）实施整体护理，制订危重、疑难患者的护理计划及正确书写护理记录。

5.参加科主任查房，及时沟通治疗、护理情况。

6.协助组织护理查房、护理会诊及疑难病例讨论，解决临床护理中的疑难问题。

7.承担护生、进修护士的临床教学任务，制订教学计划，组织教学查房。

8.承担护生的授课任务，指导护士及护生运用护理程序制订护理计划，实施整体护理，做好健康教育。

9.参与临床护理科研，不断总结临床护理经验，撰写护理论文。

10.协助护士长对护师及护士进行业务培训和考核。

11.学习新知识及先进护理技术，不断提高护理技术水平。

第三节　护师职责

1.在病房护士长的领导及主任护师、主管护师的指导下，进行临床护理及护理带教工作。

2.参加病房临床护理实践，完成本岗任务，指导护士按照操作规程进行护理技术操作。

3.运用护理程序实施整体护理，制订护理计划，做好健康教育。

4.参与危重患者的抢救与护理，参加护理查房，协助解决临床护理问题。

5.指导护生及进修护士的临床实践，参与临床讲课及教学查房。

6.学习新知识及先进护理技术，不断提高护理业务技术水平。

7.参加护理科研，总结临床护理经验，撰写护理论文。

第四节　护士职责

1.在护士长的领导和上级护师的指导下进行工作。

2.认真履行各岗职责，准确、及时地完成各项护理工作。

3.严格遵守各项规章制度，认真执行各项护理常规及技术操作规程。

4.在护师指导下运用护理程序实施整体护理及健康教育并写好护理记录。

5.参与部分临床带教工作。

6.学习新知识及先进护理技术，不断提高护理技术水平。

（刘美菊　赵允　吴远玲　王夫侠　孙会　王希美　王会　王芳）

第二十五章 护理质量管理

护理质量是护理工作的核心，是护理管理的重点。护理质量高低不仅取决于护理人员的素质和技术质量，更直接依赖于护理管理水平，尤其是护理质量管理的方法。强化质量管理意识、持续进行科学有效的质量改进是为患者提供安全、优质、高效的医疗护理服务的重要保证。

第一节 概述

一、基本概念

1.护理质量 护理质量是指护理工作为患者提供护理技术和生活服务的效果及满足患者对护理服务的一切合理需要的特性总和，即患者对护理效果满意程度的高低。护理质量直接反映了护理工作的职业特色和工作内涵，集中反映在护理服务的作用和效果方面。它是通过护理服务的设计和在工作实施过程中的作用和效果所取得，经信息反馈形成的，是衡量护理人员素质、护理管理水平、护理业务技术和工作效率的重要标志。

2.护理质量管理 护理质量管理是要求医院护理系统中各级护理人员层层负责，用现代科学管理方法建立完整的护理质量评价体系，通过质量策划、质量控制和质量改进实施有效的护理质量控制管理的过程。

3.护理质量结构 质量是由三级结构组成，即要素质量、环节质量和终末质量，三者不可分割，将其结合起来构成综合质量。质量管理不仅要重视终末质量，更要重视要素质量和环节质量，即实施全过程的质量管理。

（1）要素质量 是指构成护理工作质量的基本要素，也是影响护理工作的基本要素，这些要素通过管理结合成基础质量结构——要素质量。它包括人员质量标准、技术质量标准、环境质量标准、仪器设备质量标准、药品及物资质量标准、时限质量标准和基础管理的合格程度。

（2）环节质量 环节质量是指各种要素通过组织管理所形成的各项工作能力、服务项目及其工作程序或工序质量。这些工序质量是一环套一环的，故称为环节质量。护理工作环节质量是整体护理质量中各项具体的局部质量，也是整体质量的重要组成部分。其项目繁多，既包括护理管理工作、技术工作和思想工作对质量的保证，也包括各项护理工作的质量标准及分级护理质量标准等。

（3）终末质量 护理工作终末质量标准是指患者所得到的护理质量标准。它是通过某种质量评价方法形成的质量指标体系，如技术操作合格率、差错发生率等，这些指标数据作为终末质量管理和评价质量高低的重要依据。终末质量是质量管理最基本的要求，在质量管理中起着一定的促进作用。

二、护理质量管理的原则

1.以患者为中心的原则　护理质量管理的目的就是为患者提供优质的服务。"以患者为中心"的整体护理使护士从思维方式到工作方法都有了科学的、主动的和创造性的变化。护理质量管理要做到指导和不断促进这种变化，就必须时刻关注患者现存的和潜在的需求以及对现有服务的满意程度，以此进行持续改进护理质量，最终达到满足并超越患者的期望。

2.预防为主的原则　护理管理者必须树立预防为主的思想，坚持预防为主的原则，将质量监控的重点从终末质量管理转移到环节质量管理，对护理质量的产生、形成和实现的全过程中的每一个环节都应充分重视。定期分析影响质量的各种因素，找出主要因素加以重点控制，建立一整套完善的、与环节质量相关的监控系统，做到把影响质量的问题消灭在形成的过程之中。

3.系统管理的原则　管理人员在进行质量管理时要以系统工程思想和分析理论方法作为在实践中行动的指南，按照系统的相关性、整体性、动态性、目的性等基本特性理解、分析、解决质量管理中的问题。

4.标准化的原则　标准化管理是奠定质量管理的基础，明确质量评价尺度是提高质量的依据。护理标准化管理就是在护理管理中以标准的制订和贯彻实施形式来进行，包括各类护理工作质量标准、各项规章制度、各种操作规程及质量检查标准等。同时要求管理过程应始于标准又终于标准，从制订标准开始，经过贯彻标准发现问题，进一步修改标准，使护理质量在管理循环中不断上升。

5.数据量管理的原则　"一切以数据说话"是现代质量管理的要求。按照统计学的原理，进行抽样检查，用样本量了解、分析整体质量，对数据进行比较、分析质量，用定性、计量、计数的方法评定质量已逐渐被护理管理者接受并采纳。

6.全员参与的原则　护理质量管理是涉及多学科、多部门、多层次的系统工程，每个护理人员的工作质量、服务质量都与全院护理质量密切相关。护理质量管理组织网络是由不同层次的护理人员组成的，各层次职责应明确并有所侧重。应做到层层管理，人人负责，不断增强护理人员的质量意识及参与质量管理的意识。

7.持续改进的原则　持续改进是指在现有水平上不断提高服务质量、过程的管理体系。为能有效开展持续改进，首先在出现问题时，不是仅仅简单处理这个问题，而是采用 PDCA 的循环模式，调查分析原因，采取科学措施并检验措施效果，总结经验并形成规范，杜绝类似问题再次出现，以实现质量的持续改进。其次要强化各层护理人员特别是管理层人员追求卓越的质量意识，以追求更高过程效率和有效性目标，主动寻求改进机会，确定改进项目，而不是等出现问题再考虑改进。

第二节　护理质置管理方法

一、护理质量管理组织结构

在护理质量评价体系中，护理质量管理组织结构建设是质量保证的基础和条件。护理持续质量改进委员会由护理院长、护理部主任、科护士长、病房护士长及护理骨干等组成，形成持续质量改进网络结构，以充分发挥三级质控管理的整体功能，对全院护理质量进行监控，达到全部门、全员化、全过程的质量控制，使之体现全方位的护理质量管理。

二、护理质量管理方法

1.加强质量教育　首先要加强质量教育，使全体人员树立"质量第一、预防为主"的思想，不断增强质量意识。护士通过参与质控工作，树立持续质量改进的工作理念，不断提高护理服务质量。质量管理教育包括技术培训和质量管理意识的普及教育两个方面。通过教育使护理人员克服对质量管理的片面性，进一步了解质量管理的基本概念、方法及步骤，掌握有关的质量标准、

管理方法和质量管理工具的应用。除进行质量管理教育外，还要建立健全的质量管理责任制，即将质量管理的责任明确落实到岗，使每个护理人员都明确自己在质量管理中所负的责任、权力、具体任务和工作关系，做到"在其位、尽其职、负其责"，形成完整的质量管理体系。

2.制订质量标准　科学、完善的护理质量标准是护理质量管理的基础，也是质量控制的依据。按照卫生部、省市卫生厅对医院护理管理的要求制订质量标准，护理质量标准包括护理管理质量标准、护理技术操作质量标准、护理文件书写质量标准、临床护理质量标准四大类。

(1) 护理管理质量标准包括护理部、护士长、各班护士岗位质量管理标准等。

(2) 护理技术操作质量标准包括基础护理、专科护理等技术操作质量标准，每项护理技术操作标准应包括准备质量标准、流程质量标准、终末质量标准。

(3) 护理文件书写质量标准　包括体温单、医嘱单、护理记录等临床护理文件质量标准。

(4) 临床护理质量标准包括分级护理质量标准、危重患者护理质量标准等。

3.实施质量监控　护理质量监控是护理管理的重要环节，即根据护理职能部门所制订的效率指标、质量指标和时间指标等对个人和部门所进行的护理工作进行质和量的分析、评价。通过评价，随时发现质量缺陷。通过自查、抽查、全面检查等方法，找出工作中的薄弱环节加以改进，以形成严密的"自我控制"、"同级控制"、"逐级控制"的质控网络，取得优化的效果。

4.进行质量评价　通过护理质量考核与评价可以了解和掌握护理质量、工作效率

和人员情况，为今后的护理管理提供信息及依据。

评价按照时间可分为定期评价和不定期评价。定期评价是综合性的全面、定期检查，可按月、季度、年度进行，注意把握重点科室、重点问题和薄弱环节。不定期评价是各级护理管理人员、质量管理人员随机按质量标准进行的检查，目前多采用定期评价和不定期评价相结合的评价方式。常用的评价形式有医院外部评价、上下级评价、同级间评价、自我评价和患者评价。

第三节　护理持续质量改进

持续质量改进是在全面质量管理基础上发展起来的，是一种更注意过程管理、环节质量控制的新的质量管理理念，包括过程改进、持续性改进及预防性改进。主要通过检查护理服务是否按照规章制度、职能职责和操作规范进行，护理服务的效果是否达到质量目标的要求，是否能满足患者的需求，从中找出差距和存在的问题，分析原因、制订改进措施和方法。在实际质量管理中，应用 PDCA 循环是持续质量改进的基本方法。其循环过程分为计划（plan）、实施（do）、检查（check）、处理（action）4 个阶段。

1.计划阶段　根据医院的总体规划，结合护理工作的特点分析现状，找出存在的质量问题，分析产生问题的各种影响因素，就其主要因素制订工作计划和改进措施。

2.实施阶段　按照预定的质量管理计划、目标、措施及分工要求组织有关护理人员实施计划。

3.检查阶段　根据计划的要求检查实际执行的效果，判断是否达到预期的结果。检查方法主要分为内部监控和外部监控。

（1）内部监控　有三种方法。

①定向检查　护理部每月组织对科室进行重点项目护理质量检查，根据各项检查细则和评分标准，评价各科室质量达标情况。

②随机检查　护理部对各项护理工作的质量不定期地进行现场抽查，并按各项检查细则和评分标准严格评分。护理部通过定期检查与不定期检查相结合的方法使护理质量始终处于受控状态。

③护士长夜查　夜间总值班护士长每晚对危重患者、高危科室、重点时间段进行质量检查，做到白天护理质量控制与夜间护理质量控制相结合。

（2）外部监控　采用问卷调查、工休座谈会、社会监督员座谈会等形式实现外部监控，通过患者对护理工作的满意度，及时反馈病房工作质量。

4.处理阶段　检查结果应及时向科室反馈并进行分析、评价、总结。把成功经验纳入标准规范进行惯性运行，对遗留或新发现的质量问题转入下一个 PDCA 循环。

总之，PDCA 是一个不断循环、螺旋式上升、周而复始的运转过程，每转动一周就实现一个具体目标，使质量水平上一个新台阶，以利于实现护理持续质量的不断改进。

（刘美菊　赵允　吴远玲　王夫侠　孙会　王希美　何海萍　宋敏）

第二十六章　护理安全管理

随着科学技术的发展，现代医疗护理活动日趋复杂，患者在医院治疗护理过程中所面临的不安全因素也随之增加。由于患者法律意识的增强和对医疗保健期望值的提高，风险管理在护理管理中的作用越显重要。护理安全已成为衡量护理服务质量的重要指标，护理管理也应当从保障患者安全着手，加强护理安全管理，促进护理质量不断提高。

第一节　护理风险管理与防范

医疗护理风险是一种职业风险，指从事医疗护理服务职业，具有一定的发生频率并由该职业者承受的风险。风险包括经济风险、政治风险、法律风险、人身风险。因此，现代医院管理者必须对风险因素进行安全管理及有效控制。

一、护理风险管理与护理安全管理

1.护理风险与护理安全的概念。

（1）护理风险指患者在接受医疗护理过程中，由于风险因素直接或间接的影响导致可能发生的一切不安全事件。除具有一般风险的特征外，护理风险还具有风险水平高、客观性、不确定性、复杂性及风险后果严重等特征。

（2）护理安全是服务质量的首要质量特征，是指在医疗服务过程中，既要保证患者的人身安全不因医疗、失误或过失而受到危害，又要避免因发生事故和医源性纠纷而造成医院及当事人的风险。因此，护理风险是与护理安全相并存的概念，二者是因果关系，即在医疗护理风险较低的情况下，医疗护理安全就会得到有效的保障。

2.护理风险管理与护理安全管理的概念。

（1）护理安全管理是指为保证患者身心健康，对各种不安全因素进行有效的控制，是避免发生医疗护理差错和事故的客观需要。

（2）护理风险管理是指对患者、医护人员、医疗护理技术、药物、环境、设备、制度、程序等不安全因素进行管理的活动。即采用护理风险管理程序的方法，有组织、有系统地消除或减少护理风险事件的发生及风险对患者和医院的危害及经济损失，以保障患者和医务人员的安全。

因此，护理安全管理强调的是减少事故及消除事故；而护理风险管理是为了最大限度地减少由于各种风险因素而造成的风险损失，其管理理念是提高护理风险防范意识，预防风险的发生。护理风险管理不仅包含了预测和预防不安全事件的发生，而且还延伸到保险、投资甚至政治风险等领域，以此达到保证患者及医护人员的人身安全。由于护理风险管理与护理安全管理的着重点不同，也就决定了它们控制方法的差异。

二、护理风险管理程序

护理风险管理程序是指对患者、医护人员、探视者等可能产生伤害的潜在风险进行识别、评估，采取正确行动的过程。

1.护理风险的识别　护理风险的识别是对潜在的和客观存在的各种护理风险进行系统、连续的识别和归类，并分析产生护理风险事件原因的过程。常用的护理风险识别方法有以下几种。

（1）通过对常年积累的资料及数据进行回顾性研究，分析和明确各类风险事件的发生部门、环节与人员。

（2）应用工作流程图，包括综合流程图及高风险部分的详细流程图，了解总体的医疗护理风险分布情况，全面综合地分析各个环节的风险。

（3）调查法，通过设计专用调查表调查重点人员，以掌握可能发生风险事件的信息。

2.护理风险的衡量与评估　护理风险的衡量与评估是在风险识别的基础上进行的。即在明确可能出现的风险后，对风险发生的可能性、可能造成损失的严重性进行评估，对护理风险进行定量、定性的分析和描述，并对风险危险程度进行排序，确定危险等级，为采取相应风险预防管理的对策提供依据。

3.护理风险的控制　护理风险控制是护理风险管理的核心，是针对经过风险的识别衡量和评估之后的风险问题所应采取的相应措施，主要包括风险预防和风险处置两个方面。

（1）风险预防　在风险识别和评估基础上，对风险事件出现前采取的防范措施，如长期进行风险教育、举办医疗纠纷及医疗事故防范专题讲座等，强化护理人员的职业道德、风险意识及法律意识，进一步增强护理人员的责任感，加强护理风险监控。

（2）风险处置包括风险滞留和风险转移两种方式。

①风险滞留是将风险损伤的承担责任保留在医院内部，由医院自身承担风险。

②风险转移是将风险责任转移给其他机构，最常见的风险控制方式，如购买医疗风险保险，将风险转移至保险公司，达到对护理人员自身利益的保护。

4.护理风险管理效果评价　护理风险管理效果评价是对风险管理手段的效益性和适用性进行分析、检查、评估和修正。如通过对调查问卷、护理质控检查、理论考试等方法获得的数据进行分析和总结，评价风险控制方案及效果，以完善内控建设，进一步提高风险处理的能力，并为下一个风险循环管理周期提供依据。

三、护理风险的防范

1.建立健全风险管理组织。进行长效、稳固的风险管理，需建立健全风险管理组织，它能使风险管理活动有系统、有计划、有目的、有程序地进行，达到有效监督及控制风险。首先成立护理风险管理委员会（也可以由护理持续质量改进组织替代）、专职或兼职风险管理人员、科室风险管理小组，组成三个层面的管理组织，切实做好三级护理风险管理，建立风险信息网络。如病区护士长对每项护理工作都要严格按照质量标准，结合本专业具体情况进行自查、自控、自纠；科护士长组织科内人员进行相互之间的质量检查与督导；护理部除不定时督导抽查外，每月组织一次全院护理质量督导检查。总之，通过事先和实时质量监控，将护理风险管理与质量控制紧密结合起来，及时发现护理安全隐患，把护理不安全事件发生后的消极处理变为不安全事件发生前的积极预防，从根本上减少护理风险事件发生。

2.制订并完善各项护理制度及各项护理风险预案，抓好安全管理的关键环节，如制订并完善与护理风险管理配套的一系列制度，包括临床常用护理技术操作流程、假日护理安全管理规定、风险事件的评估和呈报制度等。在制订风险预案时，应首先突出"预防为主"的原则，并在其预案制订的基础上进一步完善事件发生后的应急处理措施，达到对患者安全质量的持续管理，使护理风险降至最低水平。

3.合理调配人力资源，使护理人员数量与临床实际工作量相匹配，并根据护士自身条件、业务能力、工作资历等合理构建人员梯队，使护理人员最大限度地发挥专长，进一步增强责任心和竞争意识，减少和避免护理人员不安全因素的发生。

4.加强护士的专业技术培训和继续医学教育。护理管理者需要有计划、有目的地结合专业需求，组织护士业务学习，选送护理骨干外出进修，不断更新知识，以适应护理学科的发展。

5.构建安全文化，将安全文化视为一种管理思路，运用到护理管理工作中，使安全文化的理念不断渗透到护理行为中，培养和坚定护理人员的安全管理的态度及信念，并使护理人员能够从法规的高度上认识职业的责任、权利和义务，规范安全护理的行为，以建立安全的保障体系。

6.建立良好的护患关系和护理风险预告制度，维护患者知情同意权并实施签字认可制度，以减少人为因素而引发的护理风险事件。

第二节　医疗事故的管理

自2002年9月1日起新的《医疗事故处理条例》（以下简称《条例》）开始实施，并对医疗事故作了明确界定，对规范护理行为起到了督促的作用。护理人员的法律意识不断增强，使从业人员知法、懂法并用法律规范个人行为，以保证护理工作安全有序地进行。

一、医疗事故分级

医疗事故是指医疗机构及其医务人员在医疗活动中，违反医疗卫生管理法律、行政法规、部门规章制度和诊疗护理规范、常规或发生过失造成患者人身损害的事故。

根据对患者人身造成的损害程度，将医疗事故分为四级。

（1）一级医疗事故造成患者死亡、重度残疾者。

（2）二级医疗事故造成患者中度残疾，器官组织损伤导致严重功能障碍者。

（3）三级医疗事故造成患者轻度残疾，器官组织损伤导致一般功能障碍者。

（4）四级医疗事故　造成患者明显人身损害的其他后果者。

二、医疗事故中医疗过失行为责任程度的标准

由专家鉴定组综合分析医疗过失行为在导致医疗事故损害后果中的作用，患者原有疾病状况等因素，判定医疗过失行为的责任程度。按医疗事故中医疗过失行为，将责任程度分为以下四种。

（1）完全责任指医疗事故损害后果完全由医疗过失行为造成。

（2）主要责任　指医疗事故损害后果主要由医疗过失行为造成，其他因素起次要作用。

（3）次要责任指医疗事故损害后果绝大部分由其他因素造成，医疗过失行为起次要作用。

（4）轻微责任指医疗事故损害后果绝大部分由其他因素造成，医疗过失行为起轻微作用。

三、医疗纠纷

患者或其他家属亲友对医疗服务的过程、内容、结果、收费或服务态度不满而发生的争执，或对同一医疗事件医患双方对其原因及后果、处理方式或轻重程度产生分歧发生争议，称为医疗纠纷。

第三节　医疗护理事故或纠纷上报及处理规定

随着《条例》的颁布与实施，对医疗事故、纠纷处理已逐渐向法制化、规范化发展，对维护医患双方合法权益，保持社会稳定起到积极的作用。

一、医疗护理事故与纠纷上报程序

1.在医疗护理活动中，一旦发生或发现医疗事故及可能引起医疗事故或纠纷的医疗过失行为时，当事人或知情人应立即向科室负责人报告；科室负责人应当及时向本院负责医疗服务质量监控部门及护理部报告；护理部接到报告后应立即协同院内主管部门进行调查核实，迅速将有关情况如实向主管院领导汇报。

2.一旦发生或发现医疗过失行为，医疗机构及医务人员应当立即采取有效的抢救措施，避免或减轻对患者身体健康的损害，防止产生不良后果。

3.如果发现下列重大医疗护理过失行为，即导致患者死亡或可能二级以上医疗事故者、导致3人以上人身损害后果者，医院应将调查及处理情况报告上一级卫生

行政部门。

二、医疗护理事故或纠纷处理途径

1.处理医疗事故与纠纷首要途径是立足于化解矛盾，即经过医患双方交涉，多方联系沟通，进行院内协商解决，避免矛盾激化。

2.院内协调无效时，可申请由上级机构，即医学会医疗事故技术鉴定专家组进行医疗鉴定。

3.通过法律诉讼程序解决。

三、纠纷病历的管理规定

1.病历资料的复印或者复制。医院应当由负责医疗服务质量监控的部门负责受理复印或者复制病历资料的申请。应当要求申请人按照下列要求提供有关证明。

（1）申请人为患者本人时，应提供其有效身份证明。

（2）申请人为患者代理人时，应提供患者及其代理人的有效身份证明、申请人与患者代理人关系的法定证明材料。

（3）申请人为死亡患者近亲属时，应当提供患者死亡证明、申请人是死亡患者近亲属的法定证明材料。

（4）申请人为死亡患者近亲属代理人时，应提供患者死亡证明、死亡患者近亲属及其代理人的有效身份证明、死亡患者与其近亲属关系的法定证明材料、申请人与其死亡患者近亲属代理关系的法定证明材料。

（5）申请人为保险机构时，应当提供保险合同复印件、承办人员的有效身份证明、患者本人或者其代理人同意的法定证明材料。

2.紧急封存病历的程序如下

（1）患者家属提出申请后，护理人员应及时向科主任、护士长汇报，同时向医务处或专职人员汇报。若发生在节假日或夜间应直接通知医院总值班人员。

（2）在各种证件齐全的情况下，由医院管理人员或科室医护人员、患者家属双方在场的情况下封存病历（可封存复印件）。

（3）封闭的病历由医院负责医疗服务质量监控部门保管，护理人员不可直接将病历交给患者或家属。

3.封存病历前护士应完善的工作如下

（1）完善护理记录，要求护理记录要完整、准确、及时，护理记录内容与医疗记录一致，如患者死亡时间、病情变化时间、疾病诊断等。

（2）检查体温单、医嘱单记录是否完整，医师的口头医嘱是否及时记录。

4.可复印的病历资料包括门（急）诊病历和住院病历中的住院志（入院记录）、体温单、医嘱单、化验单、医学影像检查资料、特殊检查同意书、手术同意书、手术及麻醉记录单、病理报告、护理记录、出院记录。

四、纠纷实物的管理

1.疑似输液、输血、注射、药物等引起不良后果的，医患双方应共同对现场实物进行封存和启封，封存的现场实物由医院保管；需要检验的，应当由双方共同指定的、依法具有检验资质的机构进行检验；双方无法共同指定时，由卫生行政部门决定。

2.疑似输血引起不良后果，需要对血液进行封存保管的医院应当通知提供该血液的采供血机构派专人到场。

第四节　护理缺陷的管理

护理缺陷是指在护理活动中，因违反医疗卫生法律、规章和护理规范等造成护理技术服务管理等方面的失误。护理缺陷与护理差错事故判定标准不尽相同，护理缺陷包含内容比较广，包括事故、差错及未构成差错的缺点。

一、护理事故及判定标准

护理事故的定义、分级均按卫生部颁布的《医疗事故处理条例及分级标准》执行。在护理活动中，有下列护理行为之一者即为事故。

1.护理人员工作失职，如交接班不认真，观察病情不严密，不按时巡视病房等，未能及时发现病情变化而丧失抢救时机，造成患者死亡及严重的人身损害者。

2.护理人员严重违反操作规程，如不认真执行医嘱及查对制度，输错血、打错针、发错药；护理不周发生严重烫伤、Ⅲ度褥疮（压疮）；对昏迷、躁动患者或小儿未采取安全措施致使患者坠床；结扎止血带未及时解除造成组织坏死、肢体残疾等；构成上述事件，造成患者严重不良后果或人身损害者。

3.手术室器械护士或巡回护士，清点纱布、器械有误以致使纱布或器械等异物滞留在患者体内或软组织内。

4.护理人员在对急、危、重患者的抢救过程中，抢救药品及物品准备有误，延误抢救时机造成患者死亡或严重人身损害者。

5.发放未消毒或过期的手术包等物品，造成严重感染者。

6.局部注射造成组织坏死，体表面积成人大于2%，儿童大于5%者。

二、护理差错的分类及判定标准

《条例》中取消了医疗差错的概念并划归为四级医疗事故，但在护理工作中事故仅为极少数，护理差错仍为常见。因此，抓好护理差错的防范，才能有效地防止护理事故的发生。根据差错程度可分为严重差错和一般差错两大类。

1.严重差错指在护理活动中，由于护理人员自身原因或者技术原因给患者造成严重不良后果，但尚未构成护理事故者。凡具有下列护理行为之一应视为严重差错。

（1）护理人员未认真执行医嘱及查对制度，错用、漏用"毒、麻、限、剧"药及特殊治疗用药（如抗肿瘤药物、特殊心血管药物、抢救用药、麻醉药、胰岛素等）或上述药物发生投药、给药浓度、给药剂量、给药时间、给药途径等错误，给患者造成严重不良后果或重大影响者。

（2）护理人员违反操作规程。如使用过敏性药物时，错用或未按规定做过敏试验或原有药物过敏史者给予投药；错抱婴儿但及时发现，采集胸水、腹水、血液、体液等标本时，由于采错标本、贴错标签、错加抗凝血药需重新采集或损坏、遗失活检组织送检标本等，造成严重不良后果或重大影响者。

（3）因护理不当，如造成Ⅱ度压疮、浅Ⅱ度以下烫伤或婴儿臀部糜烂，手术时体位不当造成患者皮肤压伤及功能障碍者，卧床患者因护理不当发生坠床等，造成严重不良后果或重大影响者。

（4）在输液过程中，因护理不周所致刺激性或浓度较大的药品漏于皮下，引起局部坏死者，体表面积成人小于2%，儿童小于5%者。

（5）因工作失职，误发放未灭菌或灭菌不合格物品造成重大影响者。

（6）护士缺乏慎独意识，涂改病历，弄虚作假造成重大影响者。

（7）将新生儿腕带挂错，或母乳喂养时错抱新生儿，虽经发现并予纠正，但造成重大影响者。

2.一般差错指在护理活动中，由于护理人员自身原因或技术原因发生差错，但未给患者造成不良影响或轻度影响者。例如具有下列护理行为之一者应视为一般差错。

（1）由于交接班不清，使一般治疗中断或者遗漏者。

（2）未认真执行查对制度，进行一般性药物治疗时打错针、发错药、做错治疗，对患者未造成不良影响者。

（3）临床护理（包括基础、重症、专科护理等）未达到标准要求，但未造成不良后果者。

（4）各种护理记录不符合有关规定要求，项目填写不齐全，但未造成不良影响者。

（5）标本留置不及时，但未影响诊断者。

（6）各种引流管不畅未及时发现，处理或因护理不当致引流管脱落而需重新插管，但无不良后果者。

（7）因管理不善致使抢救药品、物品未达完好状态，未造成不良后果者。

（8）因护理不周发生婴儿臀部轻度糜烂者。

三、护理缺点

在护理活动中，虽然有某一环节的错误，但被发现后得到及时纠正，且未给患者造成任何不良影响者。例如未认真执行查对制度，发错维生素类药物、营养类药物等未造成不良影响者；未认真落实护理安全制度，护士给患儿执行治疗后未立即放置床挡，及时发现未造成不良影响等。

第五节　护理差错、事故上报及管理

护理差错事故的管理对患者安全至关重要，因此护理管理者必须将积极预防和正确处理护理差错事故的工作列入管理工作的议事日程中，以减少差错及杜绝事故的发生。

1.各科室建立护理差错、事故登记本，由护士长及时登记发生差错或事故的日期、责任者、事件经过、原因分析、差错性质、后果防范措施、处理意见等。

2.在工作中，如果发生一般差错，当事人或知情人应及时向护士长报告，并由护士长在护理差错事故登记本上做好登记，每月上报护理部。

3.发生护理事故后，当事人或知情人应立即向科主任、护士长报告，护士长向护理部主任报告；护理部要即刻逐级上报发生事故的经过、原因、后果等并协同医院进行事故调查。如果发生严重差错应逐级上报，时间不得超过24h。

4.对发生事故及严重差错的科室应采取有效的补救措施，以减少或消除由于事故差错造成的不良影响，并按规定详细填写差错事故登记表，上报护理部。

5.发生严重差错或事故的各种有关记录，检验报告及有关药品、物品等均应按《条例》有关规定妥善保管，不得擅自涂改、销毁，以备鉴定。

6.差错、事故发生后，护理部或科室要根据其性质组织护理人员进行讨论，分析出现差错事故的原因，提高认识，吸取教训并制订整改措施。根据差错事故的情节及对患者的影响程度，确定差错、事故性质，提出处理意见。

7.各级管理人员必须严格执行护理差错、事故监测报告制度，一旦发生事故与纠纷，应及时报告、及时检查、及时采取可能减轻不良后果和不良影响的应急措施，不得隐瞒、掩盖和拖延。

8.护理部及科室要在月统计的基础上组织有关人员召开差错、事故分析会，归纳总结出带有规律性和代表性的问题，并提出防范措施。护理部每半年至少组织一次全院护理人员护理缺陷研讨会，提高全员防范意识，以杜绝差错事故的发生。

(赵允 吴远玲 王夫侠 孙会 王希美 刘美菊 殷允宸 赵静)

第二十七章　护理业务技术管理

护理业务技术管理是医院护理管理的重要内容，是提高护理质量的重要保证，也是衡量医院护理管理水平的重要标志，其核心是质量控制。护理业务技术管理包括三大方面，即基础护理技术、专科护理技术和新业务、新技术的管理。良好的护理业务技术管理不但有助于疾病的康复，也有助于护理学科和临床医学的发展。

基础护理在临床护理工作中占据很大比重，因此，管理者必须通过教育提高护理人员的认识，训练他们熟练掌握基础护理技术操作。与此同时还必须加强专科护理技术培训，提高专科护理技术水平，使他们认识到熟练的基础护理技术和精湛的专科护理技术不但能帮助患者解决因疾病带来的痛苦和生活上的困难，使患者满意，而且有助于为患者提供正确、有效的诊断和治疗及防止并发症的发生。

第一节　护理业务技术管理原则

一、制订护理技术操作规程的原则

护理技术操作规程包括基础护理技术、专科护理技术和新开展的护理技术。

1.根据各项技术操作性质、目的、要求和特点制订操作方法、步骤及注意事项。

2.技术操作的具体步骤必须符合人体生理、解剖和病理特点，避免增加患者痛苦。

3.各项技术操作规程应严格遵循清洁、消毒、无菌和预防医院感染的原则。

4.各项技术操作的目的必须符合疾病诊断和治疗要求，并且保证患者的安全。

5.各项技术操作规程必须按照节省人力、物力和时间的原则制订。

6.操作规程既要具有科学性又要反映当代护理技术的先进性。

7.开展新业务、新技术时，应根据其特点及时制订相应的技术操作规程。

二、执行护理技术操作规程的原则

1.执行各项技术操作规程时，必须明了操作的目的、要求和病情，不可盲目执行。

2.执行各项技术操作前，应做好患者的心理、身体、所需物品及环境的准备。

3.认真执行查对制度，严格遵守操作规程，防止差错的发生，确保患者的安全。

4.执行技术操作前，要了解生理、解剖特点，具备高度负责的精神和熟练的技术，以取得良好的效果，并注意密切观察病情变化。

5.根据不同的技术操作项目要求，严格遵守消毒隔离制度及无菌技术操作原则。

6.执行技术操作时必须注意节约体力的原则，以提高工作效率，避免疲劳和软组织损伤。

三、制订疾病护理常规的原则

1.每种疾病护理常规都是在基础理论指导下结合长期临床实践的经验而制定的。

2.护理常规条目要简明扼要，抓住主要问题，便于记忆和执行。

3.根据各科疾病对环境的要求提出具体护理措施o

4.根据疾病的病理生理变化、疾病的主要症状和不同的治疗原则而制订。

5.制订每项护理常规都要有利于疾病的治疗和康复，根据病情制订安全保护措施，防止并发症的发生，使患者早日康复。

6.根据医学的发展和诊断、治疗手段的更新及时修订护理常规，充实新内容。

7。根据各科疾病的发病规律和患者具体情况制订心理护理常规内容。

8.为了协助诊断和判断疗效，制订采集标本的有关规定。

四、执行疾病护理常规的原则

1.在执行疾病护理常规前必须组织护理人员认真学习，掌握各专科疾病护理常规的内容及其理论依据，必须结合病情贯彻实施，防止盲目机械地执行。

2.要求护理人员在执行护理常规时必须严肃认真，不能任意改变，以免发生意外。

3.在执行疾病护理常规前必须了解病情，掌握病情变化，做到有的放矢。

4.护理人员应掌握患者的心理状态，根据病情和心理活动进行心理护理。

五、制订技术操作质量评价标准

制订每项技术操作质量评价标准，应依据每项操作的目的、内容，从物品准备到操作流程的全过程，制订出正确的操作程序和方法以及终末质量标准，即作为该项技术操作的质量评价标准。再依据每项操作的内容权重赋以不同的分值及扣分细则作为考核质量标准。

第二节　护理业务技术管理方法

护理业务技术管理方法的要求如下。

1.建立业务技术管理组织体系　护理部应建立由医院到科室的护理业务技术管理体系，实行分级管理，分层负责，使各级管理者明确护理业务技术管理的目标、内容和各自的职责。

2.完善并制订护理业务技术管理的规章制度和操作规程　根据业务技术管理要求建立和健全相应的管理制度，制订疾病护理常规，统一技术操作规程和质量考评标准，实行护理业务技术管理标准化、规范化、程序化。

3.运用统筹法　运用统筹法制订危重患者抢救流程图，科学地安排人力、物力，合理分工，去掉抢救中一切无效动作以缩短抢救时间，并组织护理人员学习，使之熟练掌握各类危重病的抢救程序，加强医护配合，提高抢救效率。

4.加强培训　主要有以下两点。

（1）制订培训计划，确定培训目标。制订各年资、不同职称护理人员的培训计划，采取多种形式、通过多种渠道培训以保证计划的落实。

（2）定期进行理论考试和技术考核，通过考试、考核检验培训效果。

5.建立信息传递、处理、反馈系统　及时了解国内、外护理技术发展新动态，引进最新护理知识和技术，以提高医院护理业务技术水平。

6.做好技术资料的管理　护理技术资料包括各科疾病护理常规、基础护理及专科护理技术操作规程、引进或新开展的护理技术操作项目、护理人员培训的有关资料、护理科研及论文等。护理技术资料是护理业务技术管理的档案资料，它能反映护理业务技术的管理现状和持续改进的过程，应认真收藏保管。

第三节　护理新业务、新技术的管理

护理新业务、新技术的管理要求如下。

1.成立护理科研委员会　护理部应由主管护师以上人员组成护理科研委员会，经常了解和收集国内外医疗、护理新进展的有关情报资料，结合国情和本院情况及时引进并推广，或结合医疗新技术开展研究相应的护理课题，促进护理学科的发展。

2.加强新业务和新技术的论证　对拟引进和开展的新业务、新技术，开展前应进行查新和论证，详细了解该项目的原理、使用范围、效果、副作用及注意事项等，保证引进项目的先进性和安全性。

3.建立项目审批制度　新业务、新技术引进或开展，在立项后应先呈报护理部审批，再呈报医院学术委员会批准。对自行研制或改革的护理用具必须经科研委员会和院内外有关专家的鉴定方可推广应用。

4.制订新业务、新技术的实施方案　有以下几点。

（1）开展新技术的科室应制订实施方案，由护理部组织专题小组成员共同讨论，周密安排人员培训、物资配备、人力配备等各项准备工作，确保新技术的顺利开展。在实施中应严密观察、详细记录，以便总结。

（2）在开展新业务、新技术的过程中要不断总结经验，逐步掌握规律，熟悉操作方法，及时制订护理常规和技术操作规程。

（3）新仪器、新设备应由熟练掌握仪器性能和操作方法的人员负责使用及保管，并建立仪器档案和保管制度，定期检查维修，以充分发挥仪器的效能。

5.建立资料档案　开展新技术必须保留完整的资料包括立项申请、报批材料、查新资料、应用观察记录和总结等资料，应及时进行整理并分类保存。

（赵允　吴远玲　王夫侠　孙会　王希美　刘美菊　杨春丽　孟静雨）

第二十八章　护理查房

　　护理查房是医院护理质量管理中的重要内容，是各级护理管理者的职责之一，抓好护理查房是促进护理管理和提高护理业务水平的重要措施。

　　查房有多种类型，按组织形式可分为护理部主任查房、科护士长查房和护士长查房；按查房目的可分为质量查房、个案查房、教学查房、观摩查房；按查房时间又可分为常规查房（定期）和随机查房（不定期查房）。

　　提高护理查房质量必须注意以下问题：

　　①护理部必须制订护理管理质量标准、评分方法和有关规章制度，为质量查房评价做依据，以保证质量标准的实施和合理评分；

　　②护理领导必须充分认识查房的重要性，有计划、有目的、有准备地组织查房，以提高查房质量；

　　③护理部主任质量查房为保证查房重点及时间，必须由质控组先进行预查房；

　　④为了保证查房质量，各级护理领导必须充实、更新自身的理论知识，了解国内外护理新进展，有针对性地进行理论或技术指导并运用护理程序指导下属实施整体护理。

第一节　质量查房

一、质量查房的目的

　　1.实施护理管理，强化质量意识，了解所查科室实施目标管理的进程和完成目标的情况并对存在的问题和所制订的计划进行协调控制，保证护理目标的完成。逐步建立护理质量 PDCA 循环管理体系，促进护理管理。

　　2.促进病房标准化管理，通过质量查房使病房达到管理科学化、制度化、工作程序化、陈设规范化、技术操作常规化，从而达到提高护理质量管理的目的。

　　3.有利于护理模式的转变和实施，强化护理程序的应用。

　　4.培养和提高护理管理人员的管理素质、管理能力和管理水平。

　　5.有利于改善护理人员的服务态度，从而提高服务质量和临床护理质量。

　　6.协助解决临床护理管理中的疑难问题。

　　7.交流经验、相互学习、取长补短，从而提高护理管理和业务技术水平。

二、质量查房内容

　　（一）护理管理质量

　　1.护理人员基本素质，如护士仪表、服务态度及文明用语。

2.目标管理的实施情况。

3.各项规章制度的落实及病房标准化管理的实施情况（岗位责任、物品及药品保管、消毒隔离、抢救、出入院等制度）。

4.护理人员的质量意识及病房质量控制（下称质控）小组活动情况。

（二）临床护理质量

1.基础护理及危重症护理质量。

2.护理基础理论及技术操作熟练程度，技术操作规程和疾病护理常规执行情况及护理文件书写质量等。

3.整体护理及护理程序的实施情况，评价责任护士工作及护理记录书写质量。

4.业务学习及新业务、新技术开展情况和带教情况。

三、质量查房方法

护理部主任及科护士长质量查房，采用查、问、考、评议、评价等方法。

1.查　如检查病房环境是否符合"十字"（清洁、整齐、安静、舒适、安全）要求、各项制度的落实等情况。

2.问　如询问责任护士对所负责患者的病情、治疗、护理、心理及社会支持系统等情况及掌握药物的作用及副作用等程度。

3.考　如抽考护士掌握护理技术操作的熟练程度。

4.评议　可采取汇报、讨论、总结的方法，以护理部主任质量查房为例。

（1）由护士长汇报以下内容：本周期工作计划及完成任务的情况；护理指标达标率；质控情况；开展护理研究及教学情况；本科存在的问题及下一周期工作计划。

（2）由质控组成员分别汇报预查房结果，预查房由护理部质控组负责，每月对各病房进行一次全面质量检查及考评。

护理部主任结合上述汇报组织讨论并总结，根据查房中发现的问题，提出改进意见。5.评价采取现场考评的方法综合评价本次查房质量，总分以百分计算，其中预查房占50%，护理部主任质量查房占50%。将得分分为四个等级：90分以上为优；80~89分为良；70~79分为中；69分以下为差。最后由主查人员（护理部主任或科护士长）填写质量查房记录并签名留档。

四、建立护理质量管理体系

针对质量查房中存在的问题提出下一个循环周期的改进计划，作为循环管理体系中的计划（P）阶段。包括质量改进课题、质量管理的下一周期目标、有关对策及措施。由被查科室或病房护士长负责落实质量改进计划，作为循环管理体系中的实施（D）阶段。

1.护士长制订本病房或科室周期性改进计划实施方案。

2.护士长向病房全体护理人员传达并贯彻护理部主任或科护士长质量查房结论和指示精神，加强质量教育，使质量改进方案做到思想、组织、措施三落实。

3.护士长向科护士长或护理部主任汇报第二周期计划的实施情况、及时解决计划实施中的有关问题。由护士长及质控组负责对质量改进计划的实施监督，作为循环管理体系中的检查（C）阶段。以质控组预查房和护理部主任质量查房作为循环管理体系中的处理（A）阶段。

预查房内容有病房管理质量（包括防止医院感染）、临床护理质量、护理文件书写质量、整体护理质量、三基考核、质量改进方案的实施与成效。

通过上述质量管理，使护理管理形成计划、实施、检查、处理，即 PDCA 的良性循环和螺旋式上升，以达到持续质量改进的要求。

护士长质量查房：按照护理质量评价标准的内容及目标管理计划每月进行自查，并向病房全体护士汇报质量检查情况及改进意见，应做好文字记录。

第二节　个案查房

一、个案查房目的

1.提高临床护理质量，针对个案病例在护理过程中尚未解决以及可能发生的问题，从理论上和实际护理过程中分析其原因并提出正确的处理和预防措施，从而提高护理质量。

2.提高护理人员的业务能力，指导下属解决临床护理工作中的疑难问题。通过护理查房提高护理人员的业务水平和解决临床实际问题的能力。

3.促使护理人员看书学习，不断更新知识，提高专科知识水平。

二、个案查房内容

个案查房以疑难病和危重患者为主要对象。其内容包括：

1.检查责任护士掌握病情的程度（如患者姓名、职业、病情、治疗、护理、饮食、心理、经济、社会及家庭支持系统等）。

2.了解护理程序实施情况、评估是否全面、护理问题有无遗漏、护理计划是否符合患者实际情况、护理措施是否恰当、依据是否科学、效果评价是否满意。

3.检查基础护理及专科护理质量。

4.指导并解决护理中存在的问题。

5.提出预防性的护理措施，防止并发症的发生。

6.介绍有关新知识、新技术，提高护理人员业务技术水平。

三、个案查房程序和方法

（一）查房前

1.由护士长根据病情选择病例。

2.查房前 3 天通知应参加查房人员，必要时可发放病历摘要。

3.参加人员应提前了解患者情况，查看患者，查阅有关资料。

（二）查房时

1.先由护士长讲明本次查房的目的，希望解决的问题。

2.责任护士报告病史及诊断、治疗、心理社会问题和护理过程。

3.主查人应查看患者，特别要注意患者的精神状态、表情、身体情况、有关体征并与患者作简单交谈。询问饮食、大小便情况。通过交谈初步了解患者的心理状态并有针对性地了解责任护士在汇报中遗漏的问题，如家庭社会问题或疾病本身问题。

4.进行讨论，讨论中要发扬百花齐放，百家争鸣的学风，主查人员结合病情可采取启发式的提问方式，促使大家深入讨论，在讨论中培养护理人员综合分析和独立思考的能力。

5.由主查人（护士长、科护士长、护理部主任，亦可为主管护师以上人员）做总结发言，重点指出护理中（身、心两方面）的问题，提出护理计划的修改意见和具体要求。

6.责任护士要详细记录查房中所提出的问题和应改进的护理措施。

第三节　教学查房

一、教学查房目的

1.结合典型病例，在直观下使学生理论联系实际，进一步强化课堂知识。

2.指导学生正确运用护理程序，通过教学查房提高学生的分析问题和处理问题的能力。

3.督促学生读书学习，巩固课堂知识，增添临床新知识。

二、教学查房内容

以个案查房的形式，通过典型病例、典型症状、体征，以直观的方法进行示范教学。

三、教学查房方法

1.查房前准备与个案查房相同（应选择典型病例）。

2.查房时，可采取以下形式。

（1）由带教老师或护士长主持。

（2）由一名学生（责任护士）报告病情。

（3）老师结合患者疾病诊断讲解发病原因、诊断、治疗及护理原则。对某些阳性体征，通过查体进行示教，给学生以直观视觉，加深印象，如蜘蛛痣及杵状指的特点及常见于哪些患者。老师在查房中还应特别注意对护理程序的应用，从评估、护理诊断或问题、护理措施、依据到护理效果的评价，结合病情进行具体讲解、分析，并运用启发式的教学方法启发学生思考问题，鼓励学生积极回答问题，引导学生提出有关的潜在护理问题及预防性护理措施和依据。

（4）由教学老师或护士长总结，提出该患者在疾病转归过程中可能出现的问题及下一步的护理重点，予以必要的指导，并对本次查房的优缺点进行总结。

第四节　护理会诊

1.护理会诊的目的　解决临床护理中的疑难问题。

2。护理会诊的对象　危重患者和在本学科内或本院内无法解决的疑难问题。

3.护理会诊的程序

（1）由会诊科室填写护理会诊单，阐明会诊的目的，送交护理部由护理部安排邀请有关护理专家参加会诊。

（2）护理部主任参加会诊，科室护士长主持，责任护士报告病情及说明会诊的目的。

（3）专家查阅病历及检查患者，提出会诊意见，将会诊意见记录在会诊单上，并签名。

第五节　护理病例讨论

护理病例讨论可以不断总结经验和教训并从疾病的病理、生理与治疗护理的相关性进行分析讨论，提高对疾病的认识，还可以促使医护人员看书学习，锻炼思维和分析问题的能力，从而提高护理人员业务技术水平和护理质量。

病例讨论可分为疑难病例讨论、出院病例讨论和死亡病例讨论。前者是属于现状（住院）病例讨论。后两者是属于回顾性病例讨论。医疗病例讨论是医疗过程中的一个重要内容，而护理病例讨论在过去是很少开展的，但在2005年卫生部下发的《医院评价指南》中提出了此项要求。

1.疑难病例讨论　是召集有关护师、主管护师以上人员对临床护理中的疑难护理问题从解剖、生理、病理及治疗护理等相关方面进行讨论分析，再根据患者的具体情况，以充分的理论依据提出切实可行的能解决问题的护理措施。

2.出院病例讨论　通过重温出院患者整个住院过程中的治疗和护理，结合病理、生理及疾病的转归过程进行讨论分析，总结经验和教训，从理论上找依据，提高护理人员对疾病及其转归过程的认识，不断总结和积累经验，提高他们的临床实践能力。

3.死亡病例讨论　由科主任或副主任医师以上技术职称的医师主持，对每一个死亡的患者应在死亡后最短时间内组织有关医护人员（护士长或有关人员参加）进行讨论。分析患者在住院期间的医疗护理过程中有无因诊断、治疗、护理措施的延误或不恰当甚至错误而造成患者死亡，从中吸取经验和教训，以防问题的再度出现。同时通过讨论总结和交流经验，提高医师的诊断、分析和处理问题的能力。

（吴远玲　王夫侠　孙会　王希美　刘美菊　赵允　徐媛　王婷）

第二十九章　临床护理教学及进修护士管理

护理学是一门实践性很强的应用科学，其教学过程包括课堂授课和临床护理教学。临床护理教学是护生从学生到护士的过渡，是理论和实践相结合，学生从学校走向社会的重要阶段。护理部应按照学校的要求，以新的护理模式运用心理学、生理学、社会学及伦理学知识指导学生对患者实施身心整体护理，使学生通过临床护理教学巩固学到的理论知识，将理论知识转化为技能，锻炼和强化实践能力，加深对理论的理解和掌握，培养良好的职业道德和工作态度，提高分析问题和解决问题的能力。

第一节　临床护理教学管理

一、临床护理教学的目标

学生通过临床护理教学巩固所学的基本知识、基本理论、基本技能，掌握基础护理和专科护理技术。在理论联系实践过程中，不断形成对护理专业知识的认知，提高临床实践中解决问题的能力，不断提升护理水平并培养良好的职业道德。

二、临床护理教学组织管理

(一) 对学校的要求

1.实习前学校应向学生进行职业道德教育，讲明实习目的、要求及注意事项。

2.备好学生实习手册，使学生了解实习内容和手册填写要求。

3.向护理部及各科护士长或教学老师介绍学生相关情况，包括学生的个性特征、学习成绩、接受事物能力、在校表现等，以便在带教过程中做到有的放矢、因人施教，提高实习效果。

(二) 对学生的要求

1.学生进入病房必须仪表端庄、举止大方，讲文明、有礼貌，态度和蔼，体贴关心患者，热情为患者服务。

2.注意自身素质的提高，尊敬老师，团结同学，充分发挥团队精神，积极参加教学活动。

3.严格遵守医院与病房的各项规章制度，有高度的组织纪律性，工作严肃认真，防止差错事故的发生。

4.实习期间凡违反以上要求者，接受实习的单位有权进行处罚。

（三）对医院的要求

1.建立完善的教学管理体系

（1）护理部要把临床护理教学列入议事日程，由一名副主任全面负责临床教学工作，各科选派一名德才兼备的护师以上职称的人员任临床带教老师，使临床教学工作形成完整的管理体系。管理中要转变教学思想和观念，在"教"、"学"、"管"三方面建立适应现代临床教学的体制，以学生为主体、教师为主导、以管理为基础，充分发挥学生的主观能动性和学习的积极性，注重能力素质的培养。

（2）选拔临床带教老师的要求

①具有良好的职业素质，热爱护理专业和护理教育事业，有较强的事业心和责任感。

②具有大专以上学历，有丰富的临床实践经验，从事临床护理工作五年以上的护师或主管护师。

③有扎实的医学理论基础及专科理论知识，熟练掌握基础护理和专科护理技术，不断学习新业务、新知识，能了解国内、外护理发展的新动态和相关知识，具有较强的思维、分析、判断及教学能力。

2.创造良好的实习环境

（1）医院要为实习生创造良好的实习环境，安排好食宿，以保证学生的实习顺利进行。

（2）各部门应有科学的管理制度和较高的管理水平，各病房必须管理有序、工作有规范、操作有规程、质量有标准。

（3）严格要求学生的同时也要尊重学生，给学生提供学习的机会，充分发挥学生的主观能动性。

（4）做好实习所需各类物品及仪器的准备和供应，以保证教学质量。

3.根据教学大纲制订实习计划　实习计划是实习过程的指导性文件，包括实习目标、要求、组织领导、实习大纲、实习手册、考核方法、考评标准。护理部要根据学校的实习大纲，制订医院的实习计划和实习轮转表，包括起始时间、各科实习周数、带教基本要求，设实习大组长和小组长。

4.做好临床带教的思想准备工作　护理部应事先做好各级护理人员的思想工作，提高她们对教学工作的重要性和必要性的认识，使人人都关心教学、爱护学生、耐心指导、热情帮助、严格要求。

三、临床护理教学的实施

（一）临床带教的类型

1.临床见习　临床见习是学生课间实验性教学，学生在教师指导下到相关医院的病房进行临床观察学习，观察了解医院环境。通过观看临床老师的技术操作获得初步的感性认识，在巩固课堂知识的基础上进一步加深对所学知识的理解。

见习可分为零星课间见习和集中短期见习。零星课间见习是护生每周有一定时间到医院见习，护生可较快地结合授课内容进行见习，是巩固课堂知识的有效形式。短期集中学习多安排在《基础护理学》理论课完成之后，其优点是具有连贯性，是常被采用的一种见习方式。

2.临床实习　临床实习是根据学校培养计划和教学大纲到医院各科轮转实习。对不同教学层次的学生其培养侧重点各不相同。专科护生以临床实践能力培养为主，同时注重症和急救护理、专科护理及管理能力的培养；而大学本科生应在专科护生培养的基础上适当地安排护理教学、护理科研和护理管理能力的培养。

（二）临床带教的方式

1.专职带教　由一名教学老师全面负责本病房的带教工作，制订实习计划、派班，按照护理程序指导学生书写并修改护理记录，指导临床实习、技术操作、组织临床讲课及考评鉴定工作。

（1）优点有助于增强带教老师的责任感，促进周密的安排，有计划地实施实习计划；便于全面了解护生的实习情况、思想动态、技术操作掌握的程度，有利于因人施教，重点指导，以保证教学质量；对实习生尤为适宜，有助于基础护理技术的规范化操作。

（2）缺点需一名专职护士任教。

2.由各班护士带教带教工作由病房的护士长或兼职教师负责护生的教学管理，制订实习计划、派班、组织临床讲课及考评、鉴定。由各班护士负责带教，护生随各班护士的岗位进行实习。

（1）优点节省人力。

（2）缺点护士长或兼职教学管理的护士，必须通过各班带教老师才能了解护生的实习情况、思想状态及工作表现。护士长及兼职老师因事务多、工作繁忙、不能集中精力地投身于临床带教工作，可能影响实习计划的落实。

（三）临床带教的方法

1.护士长要加强病房管理，严格执行各项规章制度，保证核心制度的落实。为护生提供最佳的实习环境和实习条件，保证实习大纲的完成并经常督促检查实习计划完成情况。

2.消除或减少护生的紧张和恐惧心理，帮助护生尽快熟悉实习环境。

（1）当护生第一天进病房时，护士长及教学老师要热情接待。向护生介绍本病房收治病种的特点、相关规章制度、简介相关疾病的护理常规、注意事项，对护生提出希望和要求。

（2）介绍科室老师、病房环境及物品存放地点。

3.在培养护生职业技能的同时，应注重职业道德的培养，使护生成为德才兼备的护理人才，以高度的责任心和同情心全心全意为患者服务。

4.采取灵活多样的形式进行带教

（1）鼓励护生努力做到"四多"，即"多看、多做、多练、多问"，使护生在巩固课堂知识的同时熟练掌握基础护理技术和临床应知应会知识。

（2）采用启发式教学方法在实习中鼓励护生多提问。可在操作过程中或利用晨会等机会帮助护生思考和看书学习，在强化课堂知识的同时结合临床实际，使之灵活应用。

（3）组织个案护理查房，引导护生自觉看书学习，全面掌握患者情况。指导护生正确提出护理问题，制订护理计划，对患者进行身心整体护理。通过查房对疾病的发生、发展、转归、处理有一系列完整的概念，通过讨论可以培养护生独立思考和分析问题的能力。

（4）利用临床讲课或新技术示范演示，充实和扩大护生的知识面。

（5）指导并修改护生书写的护理记录，正确应用护理程序。

（6）开展护生间的技术操作比赛活动，以激发护生的学习热情和兴趣，强化巩固技术操作规程，提高其技术操作熟练程度。

（7）要注意培养他们独立工作的能力，带教老师对岗位职责、工作程序要给予全面的介绍，促使护生按程序、有计划地工作。

5.护士长和带教老师要全面关心护生的整体情况，包括学习、生活、就业等。经常征求各班带教护士的意见，随时掌握护生的思想和实习情况，对实习成绩差、纪律松散的护生，要经常与班主任沟通，帮助护生解决实习中的问题。

6.定期召开护生座谈会和讲评会，对护生实习中的优点、缺点，应及时予以表扬和批评。征求护生对实习的意见和要求，认真分析、研究并加以改进，以提高教学质量。

7.经常检查护生的实习手册，以了解实习计划完成的情况，对一些缺项或少见的技术操作项目，老师应寻找机会或通过示范表演予以补充，以保证完成实习大纲的任务。

8.要分别进行出科前和实习结束时的考试和鉴定，以评价护生的实习效果和教学质量。鉴定要求简明具体并提出努力方向。

四、临床护理教学效果的评价内容

1.实习基地的环境、条件是否符合实习要求，如医院性质、规模、所收治的病种、管理水平、设施、设备等。

2.教师的学历、资历、专业理论知识、技术水平、教学内容和方法以及教学能力、研究能力。在教学过程中评价完成教学大纲和实习计划的情况。对临床教师的评价可通过教师自评、学生评价和教学管理人员评价的方法综合进行。

3.在实习结束时，通过对护生的职业素质，如专业知识、理论水平、掌握技术操作的熟练程度、理论联系实际、独立思考、综合分析、实际工作和处理问题的能力等方面综合评价临床护理教学效果。

五、评价方法

1.护生评价有以下三种。

（1）考核结果评价护生的成绩是反映教学质量的重要标志。护生的考核可分为平时考核、出科考核、实习结束前考核。平时考核以提问为主，同时重视患者的反映和意见，护士长及带教老师应积累平时对护生评价的信息。出科和结束前的考核以理论和实际考试为主。

（2）座谈会评价 由护理部和护士长定期召开座谈会，从座谈会上收集护生的反映来评价教师的责任心和技术水平。

（3）"周记"信息评估 护生实习中要求每周写周记，记录实习的感受体验，总结经验，吸取教训。负责带教的管理人员定时抽查，周记中可反映各科的带教水平、教师责任心和对科室的总体印象，一些特殊的好人好事和意见可在周记中反映。

2.同行和领导评价分管教学的人员定期下科了解情况，查看各科教学活动安排是否落实，是否为护生提供最佳的学习条件等。

3.自我评价 带教老师根据自己的讲课效果、护生掌握的技术状况等进行自我评价总结经验。

4.建立双向的评教评学制度护理部根据实习大纲对教与学双方的需求建立评教评学制度，由护生评价临床带教情况，包括每位教师的带教水平，由带教老师评价护生的临床实习效果。每批护生实习结束后，可根据综合的双向评教评学情况对教学工作做得好的科室和个人进行及时表彰，对不称职的教师取消带教资格。

第二节　进修护士管理

1.为培养护理骨干，提高在职护士的理论和业务水平，医院可接纳外院进修护士。

2.进修护士必须具有中专或大专以上护理专业文凭，临床工作 3 年以上，具有护师以上职称并经所在单位推荐者。

3.申请进修的护士由指派单位填写进修申报表、盖章，报送接纳单位，经护理部签署意见后，方可接受。

4.护理部根据进修护士申报的专科要求，制订进修计划，由专人负责，定期了解进修护士的思想、工作和学习情况。

5.进修护士由护士长指定专人带教。根据其掌握业务的程度，定期对进修护士进行工作检查及考核。

6.进修护士按进修计划进行学习，中途不得更改进修内容。

7.进修护士应严格遵守医院的各项规章制度及操作规程。

8.凡未经批准擅自离院者，医院有权终止其进修资格。

9.进修结束后由护理部对进修护士进行考核，做出书面鉴定并将考核成绩返回其所在单位。

（王夫侠　孙会　王希美　刘美菊　赵允　吴远玲）

第三十章　护理科研及管理

第一节　护理科研的基本概念

一、护理研究的目的意义

科研是人类在实践中运用正确观点和方法观察未知事物的一种活动。它以逻辑思维揭示事物的内在规律，使感性认识提高到理想认识阶段，以获得知识。护理科研工作不仅是以科学理论为指导，解决护理实践中的理论问题和技术问题，而且要运用科学的方法论，探索护理实践中客观事物的发生和发展的规律，以适应护理学科发展的需要。随着医学的迅速发展以及护理模式的转变，新技术、新方法在医学领域中已广泛应用，护理工作的科学性显得越来越强，护理对象和护理范围也随之扩大，护理学科的发展面临着新的机遇和挑战。因此，必须从护理教育、临床护理、护理管理、护理技术、护理基础理论到专科护理理论、心理护理及社区护理等方面进行系统的研究，以发展护理理论，改进护理技术，完善护理设备，提高护理管理工作效率和效能。

二、护理研究的原则

1.实事求是的原则　实事求是就是一切从实际出发，探索事物的客观规律，按客观规律办事。科学研究是对客观事物的规律性加以认识和把握的过程，在这种过程中如果不能坚持实事求是的原则，不能客观真实地反映事物的真实情况，不能依据客观事物做出科学判断，其研究结果也不可能真实地反映客观规律、认识真理，这种研究也就失去了它的价值性。求实是科研的基本要求和核心，是真、伪科学的分水岭。任何研究必须经得起严格的检查，这就要求科学研究的一切成果，都必须来自于客观实践，必须是客观实际的真实反映。

2.科学缜密的原则　应用以下几个方面入手。

（1）护理研究必须用科学的理论作指导　任何科学研究都必须在正确的理论指导下，才有可能取得有科学价值的研究结果。护理研究无论在选择科研课题、设计研究方案，还是分析判断、做出研究结论等方面，都要用正确的理论作指导。

（2）护理研究必须注重科学的研究方法　科学研究的手段与方法是取得科研结论的工具和条件。只有根据护理研究的目的、任务和对象的实际情况采取科学的调查方法和分析研究方法，才能保证护理研究的客观性和科学性。护理研究的选题、设计、调查、分析和总结等环节，都要有一套较完善的程序和方法。这些程序和方法是护理研究长期实践经验的总结，是保证护理研究工作具有科学性的重要条件。因此，从事护理研究必须掌握并熟练运用这些程序和方法，以保证研究取得正确、科学的成果。

（3）要善于运用现代科学技术开展护理研究　科学技术的发展以及科学研究的手段日新月异，为科学研究的发展增添了新的活力，加速了研究课题的进程。因此，护理研究必须运用现代技术方法进行护理研究，要善于运用现代信息技术、计算机技术、统计分析技术和查询访问技术等开展护理研究，促进护理学科的发展。

3.伦理的原则　护理研究不仅是一个技术和方法的问题，其研究对象多与人有密切关系。因此，护理研究还必须坚持伦理的原则。

（1）有益无害的原则　护理研究者在研究过程中应以患者的最大利益为准则，尽量使研究对象免受不舒适或伤害，如对患者不利时不应勉强患者。

（2）尊重人的原则　在进行护理研究前应征得受试对象的同意，研究者不能强迫、威胁、诱骗或用秘密方式进行研究。研究者应将有关事宜告诉受试者，如研究目的、方法、步骤、研究期限、可能产生的问题以及就医、护理等相关的权益。护理研究中对受试者的个人隐私应予以保护，未经本人同意或允许不得将其信息或秘密告诉他人。

（3）公正的原则　公正是受试对象在参与研究过程中，应得到公平合理的对待。研究者不能因受试对象的地位、文化、民族、性别、病情、经济状况不同而采取不平等或歧视性的方法对待。

三、护理研究的范畴

护理研究可分为基础性研究和应用性研究两大类。目前我国护理研究的内容，多着重于应用性研究。凡与护理工作有关的问题，如系统调查、研究，都属于护理研究的范畴。

1.护理教育研究　如护理教学课程的安排、教学方法、评价教学质量、护士的在职教育和继续医学教育等有关问题。

2.护理管理研究　探讨护理管理者的素质、领导方法、人才交流、人才培养、护理管理模式、业务技术、工作质量考核及评价、护患关系等方面。

3.护理学历史及基础护理的研究　研究有关护理学的起源、变化、发展及基础护理技术等方面的内容。

4.护理理论研究　研究和发展有关护理的哲理和各种护理理论的研究。

5.专科护理的研究　包括中医和西医护理、各专科护理技术、危重病急救护理、监护及康复护理、老年护理、引进及应用新技术等方面的研究。

6.社区护理的研究　有关发展社区保健及家庭护理的研究。

7.护理心理学的研究　如各种不同疾病患者的心理研究、医疗护理技术操作对患者心理应激反应的研究、医护人员在不同工作场所的心理应激反应的研究等。

第二节　护理研究的方法

一、描述性研究

描述性研究是通过收集资料和调查方法，获取研究的第一手资料，再将大量零散的资料按群体研究的方法进行归类统计，总结出所需的临床特征、疾病与健康的分布特征，用必要的文字、图、表进行叙述、分析其规律和影响其分布特征的原因，为病因研究及防治、护理对策提供线索。

调查可分为历史性调查（回顾性调查）和现状调查（前瞻性调查）。

1.历史性调查（回顾性调查）　历史性调查是利用出院病例中历史性的医疗护理常规资料进行描述。临床护理中有大量历史性常规资料，如体温单、医嘱单、一般护理记录、危重患者护理记录、各种护理表格、实验项目登记和实验报告、门急诊登记等。这些信息和数据均可作为临床护理科研的宝贵资料，应对其进行归纳分析，提出关于致病因素的假设和进一步研究的设计方向。历史性的常规资料在护理描述性研究中的优点是资料丰富、省时、省力、省经费、不需要实验条件，护士容易掌握其方法。但缺点是历史性资料，是回顾性的研究描述，是已经过去既成事实的护理信息，是在事件发生之后，对其原因、表现、后果进行追溯性研究，不能控制其纳入描述对象的质量。患者入选条件，如诊断、治疗、护理措施、测量方法及水平均会有较大差异。因此，这类研究论文一般可比性差，说服力不强，科学性差。

2.现状调查（前瞻性调查）　现状调查是对特定时间内的特定人群中某些疾病或健康状况及相关因素的情况进行调查，以描述该疾病或健康状况的分布及其相关因素的关系，是护理研究中最为常用的一种方法。现状调查是指在事件发生前就做好计划，预测可能发生的某种因素对事件影响的结果，经过调查得出相应结论。如调查某医院500名护士焦虑发生的情况，在调查前有计划地设计或选定所需的量表，通过量表测试所得分值以了解护士中发生焦虑的情况，经过分析其影响因素提出相应对策。

二、分析性研究

1.病例对照研究　病例对照研究是选择一组拟要研究患某种疾病的患者为病例组，再选择一组无该疾病者为对照组，同时追溯这两组人员既往暴露于某些因素的情况，比较两组暴露差异，以判断暴露因素与疾病是否有关联。病例对照多用于常见病、多发病的研究。病例对照研究是一种由结果到原因的研究方法，在护理方面，如压疮的发生原因、不同病种患者的便秘、失眠、心理不良反应、服药顺应性差等原因的研究。

2.组群间研究　组群间研究是组群间的对象按照是否暴露于某种因素分为暴露组

与非暴露组（对照组）。观察一定时间，比较两组间所研究疾病的发病率、死亡率的差异，以研究这个（些）疾病与暴露之间的因果关系。在护理研究中可用群组研究的方法对某些护理事件的预后进行研究。如不同护理措施结果的观察，不同教育模式对学生的影响，不同健康教育方法对患者服药顺应性的研究等。

三、实验性研究

实验性研究又称干预性研究。实验性研究是设计严密的一种研究方法，一组给予干预措施，另一组不给予这种措施，前瞻性地观察两组对干预措施效应的差别。其目的是评价治疗措施、护理措施、管理措施、预防措施和保健措施的效果与验证病因、疾病的危险因素、研究疾病的流行规律等。实验性研究是研究者可以对研究对象的选择条件、效应测量方法与评价标准实施标准化，对测量进行质量控制，通过随机分组，可以对干预组与对照组中已知和未知的混杂因素进行控制。由于干预组与对照组是同步试验，同步比较，外来因素的干扰对两组同时起作用，对结果影响较小。因此，实验性研究的结果更为可靠，科学性更强。其缺点是设计和实施较为复杂，由于以人为试验对象，受干扰的因素多，必须保证安全，同时还应考虑医德问题。

第三节　护理研究的基本程序

护理研究的基本程序与医学和其他学科研究过程相同，均有提出假设和验证假设的过程，一般可归纳为三个阶段。

一、选题阶段

1.选题的原则　有应用性原则、科学性原则、创造性原则和可行性原则。

（1）应用性原则　所谓应用价值即研究结果可用于指导临床护理实践，提高临床护理质量或管理水平，能节省人力、物力和时间，提高护理功效并具有社会效益及经济效益，间接转变为生产力。

（2）科学性原则是指选题必须依照科学的、客观真实存在的原则，避免主观主义的框框，立题有充分的理论依据，合理的技术路线。

（3）创造性原则　是指课题选择要有先进性、新颖性，科学假说和技术路线必须结合临床实践提出新设想、新见解、新学说。

（4）可行性原则　即在选题时必须考虑完成课题的主、客观条件，能完成拟定题目的可能性以及治疗护理方法是否易被患者所接受，能否保证依从性，费用是否能为一般患者所接受，有无足量的样本满足研究的需要，效果测定能否保证质量，研究的人力、物力、财力、技术力量是否有保证。

2.在选课题的过程中需注意的问题　有以下几点。

（1）正确评价研究者的主观条件，即研究者的知识水平、研究能力、思维能力及个人素质。

（2）正确评价客观条件，即研究课题的手段、物品供应、临床资料、文献检索、经费来源、协作条件、相关学科的发展程度。

（3）主客观条件相互结合与联系，经过主观努力达到客观条件的改善，既不能不顾客观，又不能等条件完全具备后再开始选题研究。

（4）选择范围不可太大，涉及面太大，问题很多，则不易深入研究。如"老年患者的护理问题"的研究，命题太大，研究内容包括老年患者焦虑、抑郁状态的研究，老年脏器功能衰退所需的相应护理，老年药物治疗的研究等，若将其改为"老年患者便秘的预防及护理"，则研究目的和范围就较为明确。

（5）研究内容要避免完全重复别人的工作，在相同的课题研究中必须有独自的创新点。

（6）最好结合自己的专长选择课题。

3.文献检索　一个课题开始研究之前，必须先了解与本课题有关的信息和研究水平。要求研究者利用文献索引和计算机检索收集资料，了解前人与他人对本课题和类似课题、相关课题已做过的工作、取得的成就和尚未解决的问题，要掌握研究课题的动向。只有把有关文献资料查询齐全，情报收集准确，才能保证研究方向的正确性，保证出成果。

4.假说形成　假说是指已确立的研究课题，提出一个预期性或暂时性答案。由研究者通过仔细周密的考虑，根据某些理论知识归纳推理，对要进行研究的课题提出因果关系的预测。假说是在研究前对要研究的问题提出预期目的，需再通过实验来证实或否定所提出的假说。例如研究问题是"探视对急性心肌梗死患者病情的影响"，研究者提出假说是"探视可影响急性心肌梗死患者情绪的变化，使心率加快，血压升高"。根据上述假说设计研究对象、研究方法和观察指标等。假说的形成在研究工作中是一项非常重要的步骤，建立假说才有可能进行有目的实验和观察，所得结果才有可能解释和回答所提出的研究问题。

二、实验阶段

科研设计在研究课题确定后，研究者应按照研究目的，选择研究方法和制订计划，安排进行研究设计，通过试验而获得有意义的结果。

1.研究对象（受试者）　必须按规定条件严格选择。研究对象称为样本，它是总体的代表，从样本的结果推论总体。在研究设计中样本的选择应符合以下要求。

（1）严格规定样本的条件，注意要有代表性。

（2）要按随机原则取样。

（3）每项研究课题都应按照规定有足够的样本数。在一般情况下，样本越大，越接近总体真实情况，随机误差越小，组间可比性越好，可靠性越大。样本太小则易导致假阴性结果，即两组疗效本有差别，但由于样本太小，统计处理不显著。

2.随机分组　随机分组是按照机遇原则来进行分组，目的是要排除干扰因素，使一切干扰因素都分到实验组和对照组内，这样可以避免研究结果受研究者主观因素或其他误差的影响。

3.设对照组 设对照组的目的是为了排除与研究无关的外变因素的影响，对照组与实验组在尽可能相同的条件下进行观察，结果有可比性。常用方法较多，在此仅介绍护理研究中常用几种类型。

（1）随机同期对照 将研究对象按随机化的方法分为实验组和对照组，保证两组的可比性。然后实验组给予欲评价的干预措施，对照组给予不欲评价的干预措施。前瞻性地观察两组转归的结局的差异。这种对照可比性强，避免了选择性偏倚，使结果更有说服力。

（2）非随机同期对照 将研究对象在同时间、同地点用非随机分配方法分为实验组和对照组，实验组给予要评价的干预措施，对照组给予不欲评价干预措施，同期治疗和测量疗效。如在协作研究中按不同医院或病房进行分组，即以一所医院或一个病房作为对照组，而另一所医院或一个病房作为实验组。这种对照方法简便易行，易被研究者和研究对象所接受。但两者缺乏可比性，致使结论产生偏倚。

（3）自身对照 自身对照是指研究对象自身在前、后两个阶段分别用两种不同的干预措施比较干预措施的效果。

4.观察指标 指标是研究中用来反映研究目的的一种现象标志，也是为了确定研究资料的项目。在选择指标的过程中，除了注意到客观性、合理性、特异性、重现性、正确性外，还应考虑到可行性即所控制的指标能否做到仪器、设备、经费、技术等方面有充分保证，均应事先做好估计。

5.预试验 指在正式开始研究前先做一些小规模的实验，目的是检验课题设计中有无需要修正的地方，同时也有助于熟悉和摸清研究条件。一般是在大规模或大样本的研究中考虑在研究开始前选择作预试验。

6.资料收集 收集资料是否真实可靠关系到研究结论的真实性、正确性和科学性。因此，必须严格按照设计方案的原则和方法进行资料积累。护理研究中资料收集的方法很多，常用的方法有观察法、问卷法、测量法等。

（1）观察法 是由研究者观察研究对象获取资料的方法，是在自然状态或控制的环境下，根据一定的研究目的对个体或研究对象的行为表现和各种现象进行有系统地观察和记录并以此做出客观的解释。

（2）调查法 亦称问卷法，是调查研究中最多用的方法。问卷也可选用一些公认的量表或有研究者自行设计的问卷，通过研究者的语言或文字向研究的对象收集资料。设计问卷应密切结合研究目的，依照与研究问题关系的主次，分层排列需要调查的问题，应注意问卷的问题尽量简短、用字清楚、明确、合理。

（3）测量法采用测量工具收集资料的方法，如测量血压、脉搏、呼吸等数据，用以说明研究问题。

三、总结阶段

通过各种测试问卷、调查或实验收集到的科研资料称为原始资料，也叫第一手资料。对原始资料进行整理记录必须可靠，不允许自行改变并需要完整保存。分析资料多选用计算机的方法，也可以用表格和统计图来表示研究结果。

1.表格　把研究结果用表格方式列出，以反映被研究对象的特性与各个观察项目之间的关系。表格结构应简单、文字简明、层次清楚，使人一目了然。须注意要在表上方写明表号和表题，制作表格目前统一为三条横线，即顶线、底线及表头与表身的分界线。如表头有分层线最多只许两层，表内不设竖线。

2.统计图　统计图是用几何图形，线条高低，直线长短或面积大小等多种方式表达资料的一种形式。它把资料的数量关系、对比情况、动态等用图形象地表现出来，看后概念明确，便于分析和比较，制图要求图形符合资料性质和分析目的，图号和图题应写在图的下方。

在完成资料整理后，须用恰当的统计学方法，如均数、标准误或标准差、概率和显著性测验及测验等计算的原始数据才能表现出资料有无显著性差异。

第四节　护理研究论文及文献综述的撰写

一、护理科研论文的撰写格式

撰写科研论文是研究工作的最后一步，是研究工作的重要组成部分，也是研究工作的总结。研究论文要求立意要新，在理论上有指导意义。研究论文的撰写格式包括以下几个方面。

（一）题目

题目是护理论文中心思想的高度概括，其信息量应足以影响读者是否要阅读或参考全文，因此，题目对论文来说是非常重要的。作者在撰写论文时，要对论题的中心思想反复推敲和提炼，要求具体、确切、简明、醒目，以最少的文字反映出全文所要表达的中心思想和特色内容，以吸引读者。题目字数一般控制在 20 个字以内，若题目过长，可加设副标题。

（二）作者署名及工作单位

题目下面写明作者姓名和工作单位，以便读者联系和咨询，也是一种负责任的表示。署名者应能全面掌握论文内容及有关学术问题，能对不同意见进行答辩，对论文材料的真实性，正确性承担责任。作者姓名排列先后顺序，一般意味着担负工作的多寡和实际贡献的大小，作者为两人以上时，主要作者排在前面，作者姓名之间要空一格，不需加任何标点符号。在几个单位协作完成科研工作的情况下，论文署名应按参加工作主次，上下排列名次，各自先写出单位名称空 2 格写作者姓名。

（三）摘要

摘要是原文的浓缩，传达原文的主要信息，帮助读者了解论文大意，供读者在最短时间内确定有无必要阅读该文的全文并为情报检索人员的检索工作提供方便。摘要应简洁、准确地叙述所涉及的问题、研究目的和方法、与其他学者研究的不同点、主要数据和研究结果、结论。可在正文前写 200 字左右的摘要，也可写在文章之尾，称为摘录或小结。

（四）正文

1.前言 前言是文章开始的一段，通常无小标题，主要阐明提出本课题的背景、材料和研究目的，介绍提出问题的依据，研究工作的重要性和预期目的（假说）。在写前言时应注意以下问题。

（1）关于该项科研的国际、国内进展情况应全面掌握，以便对该项科研做恰当的估价。

（2）对该项科研的历史，应系统掌握，但在引言中只能简单一提，切不可用字太多。

（3）提到兄弟医院，兄弟单位时应公正的评价，特别在总结教训的文章应避免提及他人。

（4）对"首次报道"、"未见报道"、"效果很好"等评价要有确切根据，前言不可过长，一般为200字左右。

2.材料与方法 材料部分应说明作者具体实验对象、方法，着重介绍研究的对象与数据如何得来，使读者对样本的代表性、组间可比性、指标与观测方法的精确性能得到客观的了解与估价。对实验性研究的材料与方法应包括具体的实验对象，人或动物选择标准与特征，如人的年龄、性别、病情，动物的种系、分级、性别、体重等。具体的实验方法包括所用仪器设备、实际的规格、来源、操作方法等。实验环境条件如实验环境、饲养条件，分组方法如对照组、实验组的设立、例数、次数等。如何进行观察（观察指标、记录方法）等。

3.结果 结果包括观察到的现象和数据，经过整理和统计学处理后，以百分率、均数和标准差、均数和标准误及显著性测验以P值的形式报告，也可加用统计图或表格总结研究结果，按逻辑顺序叙述，不加任何评论。必须注意研究结果的真实性和科学性，要求实事求是、如实准确地报告结果。

4.讨论与分析 主要是对研究结果的各种数据、现象和资料做出理论性的分析和解释。如指出结果的含义和事物的内在联系，研究结果是否证实或否定有关假说，在理论上有什么价值，有什么指导作用，实验结果及其结论的实践意义有无应用价值，有无经济价值、社会效益及其大小如何，在理论上应提出个人的见解；同时分析研究过程中的缺点或教训J等，还可提示今后研究方向的设想和思路。讨论部分是论文的精华和中心内容，通过对研究结果的分析，提出新的观点和概念，还可比较研究结果与文献报道的异同之处，从不同角度分析，提出新的见解和观点。

5.结论 结论是从研究结果中抽象概括出来的新论点，一般要慎重，不能通过一次研究就很快下结论，而是要重复多次才能断定。因此这部分内容常可并入讨论分析中合写，无须单独列项。

6.致谢 有的作者在正文后，对科研指导者、论文评阅者、资料协助者、技术的协助者、经费的提供者、物质的帮助者致以谢词，表示对别人劳动、援助的尊敬。

7.参考文献 这是论文最后一部分，列出本研究工作所参考过的主要文献目录，要列出作者真正阅读过的而且对本文研究最有帮助的主要参考文献以供读者参考。

对参考文献的引用是否严肃认真，是作者的科学工作态度是否严肃的重要标志。也可以看出作者在这一问题上的知识的宽度和深度。它除了表示尊重被引证学者的劳动以及表示文章中引用的资料是否有根据外，还为读者在深入研究某一问题时寻找有关文献提供线索，必须认真对待。参考文献列出不宜过多，一般5~10篇左右，按主次排列。正文中除引用文献外，一般在引文最后一句话的右上角标注一个带阿拉伯数字的方括号角码，如"[3]"，角码号须与正文末尾参考文献序号相符合。参考文献的书写方式如下。

（1）期刊写法 "作者.文章题目.杂志名称，年，卷（期）：页."

例如：施雁.护理人力资源配置调查及对策.中华护理杂志，2005，40（5）：373~375.

（2）图书写法 "作者.书名：版次.出版地：出版者，年：页."

例如：蔡学联.实用护理实务风险管理.北京：军事医学科学出版社，2003：245~247.

有两位作者时可把两位作者全都写出，中间加逗号，三者以上作者时，只写第一作者后面加"等"字。

二、护理文献综述

护理文献综述是针对护理的某一问题或某些问题，经作者阅读了一定时期内相当大量的专门选定的原始文章中摘取的信息，利用这些信息对问题进行综合描述写成文章。综述与科研论文的主要区别是综述文章来自别人的工作，只对选择的原始文献内容、数据、观点做客观的叙述，不能掺入自己的评论，更不作预测和建议，属回顾性研究。而科研论文是由作者通过研究设计，在自己工作中得出数据而写成论文，属于前瞻性研究。

（一）综述的特性

综述的特性，即专题性、时间性和选择性。

1.专题性 它是针对某一问题或某些问题。例如综述《护士血源性病原体职业暴露危险与预防研究进展》（中华护理杂志，2007，40（5）：386~388.）中重点介绍了"血源性病原体职业暴露的危险及导致职业暴露的因素和血源性职业暴露的预防研究进展"，尽管综述所包含的文献很多（32篇），但都围绕着一个专题即"血源性病原体职业暴露"进行叙述。

2.时间性 只限于一定时期的文献，因为综述介绍的专题内容是先进的、新颖的，所以在时间上不可能延续很长时间。一般较新的技术为3~5年内，但1~2年的文献必须占一定比例，否则无法达到先进性和新颖性。

3.选择性 要在大量文献中选择最新的，最先进的紧扣主题的文献为综述的参考文献，同时还要对已选作参考文献的文献进行摘取，不能全文使用。可从每一篇文章中吸取别人构思，引用其研究过程，寻取一些有用数据，再经过综合整理编写成综述。

（二）综述的书写步骤

综述书写分为选题、收集信息、综合分析、编写和审校五个步骤。

1.选题 除参阅科研书籍的有关问题外，综述选题应遵循以下原则。

（1）实用性要深入实际做调查，了解我国当前护理实践的实际需要，以便在此基础上选题。可优先选择一些护理科技进步及临床实践中的主要问题，使课题切合实际需要。

（2）及时性 如护理实践中遇到的难题、目前护理界普遍关注或感到陌生的最新信息都是综述的首选课题。

（3）可行性选题除了注意客观的需要外，还要注意到完成综述的条件和实际可能性。

2.收集信息 选定课题后，要大量收集并阅读有关文章。选择文献应先看近期，后看远期。在广泛阅读资料的基础上深入复习几篇具有代表性的单篇论文，特别是权威性文献要细读。在阅读文献时作好读书笔记或卡片，为以后撰写论文做准备资料。

3.综合分析 综述不是众多文献资料的堆积，而是作者在掌握一定数量的资料后，先把文献归类，去伪存真、去粗取精，从中摘取有用的信息，然后列出文献综述的书写提纲，根据提纲进行写作。

4.编写综述文章的书写格式

（1）前言 说明本文写作的目的、有关概念和扼要地介绍有关护理问题目前现状、存在问题和争论焦点，使读者对综述内容有一个初步的了解，前言不宜过长，一般200字左右为宜。

（2）中心部分是综述的主体部分，包括论据和论证两部分。主要通过提出问题、分析问题和解决问题，比较各专家学者的学说及论据，从不同角度来阐明有关护理问题的历史背景、现状、发展方向和解决的办法。写作过程要引用各方面资料来帮助说明问题。引文资料的选择要具体，有理论和实践的意义且成熟可靠。应用材料要严肃认真，不可歪曲原作精神。撰写时应按标题，分层次叙述本专业涉及的各个方面。前后衔接要得当，上下相呼应。主体若是总结历史的经验教训，应以回顾历史为主；若是介绍现状，则以目前状况为主；二者均须对前人的有关论点或成就做细致的描述，并明确提出至今未解决的问题。要在截取资料上下功夫，截取资料要完整、客观地反映问题，不能断章取义；对有创造性和有发展前途的理论或假说要详细介绍并引出主要论据：对有争论的问题要介绍各家观点，进行比较，指出问题的焦点和可能发展的趋势，一般肯定的观点写在前面，否定的观点写在后面。综述写得成功与否，主要看主体部分是否写得充实。

（3）小结最后应对本文的主要内容作概括性总结，指明该学科当前国内外主要研究动态、实际意义、存在分歧与主要问题，指出今后发展趋势。要注意恰如其分留有余地。护理综述的篇幅一般以5000字左右为宜。

（4）参考文献 国外综述文章的参考文献较多，可达数十篇至数百篇，国内综述文章常选用数十篇为多，护理综述根据现实情况一般多为十余篇。参考文献写法可参阅科研论文写作中的内容，但因综述性文章的内容来源于参考文献，故应将与本文有关的文献均列于文后，以便读者查阅。

5.审校综述文章完成后必须请专家审校（译文），其目的如下：

①保证综述的科学性；

②校正翻译中的错误；

③在专业上把关；

④保证用词及译文的规范化；

⑤去伪存真，去粗存精；

⑥增加综述的权威性；

⑦对读者负责。

三、个案研究论文的书写

（一）书写格式

个案研究目前尚无规范格式，国外多以护理程序的内容为基础对个案病例进行研究，现将常见的格式作简略介绍。

1.前言 包括提出研究问题的依据和书写论文的目的，并介绍新选定个案病例的病情。其内容包括身体和心理，应与护理计划、护理措施及要解决的问题相呼应，要选择与护理相关的问题作简要介绍。

2.对患者的健康评估 包括病史（既往史和现病史）、社会家庭对身心的影响、症状和体征、护理体格检查、需要研究的护理问题均应描述清楚。

3.护理计划与措施 针对所确定的护理问题，制订护理计划，拟订护理目标（包括近期和远期），具体措施、实施方案及达标时间都应做详细说明。

4.结果可通过列表或文字报告予以说明。

5.评价依据 患者的症状、体征及心理变化，对预定的护理计划、目标和措施客观地评价其效果和达标程度，从中获得经验和启示，提出新观点和新理论以指导临床护理实践。总结经验要注意普遍性、实用性和有借鉴性。

6.列出参考文献。

（二）个案研究论文书写应注意的事项

1.写个案研究论文作者必须要有临床实践经验，要写护士亲自做过的工作，亲自体验的经验。

2.个案研究应选择新近病例，要进行健康评估、提出护理问题后有针对性地制订护理计划和实施并有客观的评价。

3.个案研究论文的标题要确切，有吸引力。

4.评价和总结内容要有新意，结合护理模式的新理论提出新观点和新方法。

5.个案研究的总结应具有广泛性和有借鉴性。

6.个案研究论文应客观、真实，避免主观臆断造成结论的偏失。

总之，护理论文的书写除上述各类论文书写的规定要求外，还应注意写作用语要朴实、简洁，取材要真实可靠。要准确应用词句，在文字表达上要严谨，符合实际。全文结构应连贯，前后做到互相呼应，要讲究修辞，文章写完后需反复修改，以达到通顺流畅的目的。

第五节 护理科研的管理

一、护理科研管理的组织领导

医院护理科研管理的组织一般由护理科研委员会和课题组二级组成。

（一）护理科研委员会

护理科研委员会在护理部主任的领导下负责护理科研管理的论证、评估、预测、监督和指导工作。主要任务：拟订和评议医院护理科研工作的发展规划和年度计划；论证、评审科研课题的科学性、先进性、可行性、实用性；鉴定科研成果；指导学术活动。

（二）课题组

课题组实行组长负责制，承担科研课题的研究和管理，其职责如下。

1.实施科研项目的计划管理，制订规章制度，根据课题任务专项分工，明确各成员职责，并提出工作质量要求。

2.组织课题研究。

3.进行经济预算和分配。

4.定期上报课题研究进度与计划实施情况。

5.资料整理归档，总结上报结果材料。

6.对课题进行工作小结，并提出奖惩建议。

二、护理科研管理程序

（一）选题立项阶段的管理

1.选题立项的原则 科研选题应遵循创新性、科学性、实用性、可行性的原则进行选题。

2.科研课题的来源

（1）临床自身实践的课题 自身实践的课题是个人课题，是目前我国护理临床研究课题的主要来源。

（2）指令或招标课题 这类课题是护理研究管理部门根据调研和科学预测提出重点发展领域的研究课题。

（3）借鉴他人研究的课题从他人研究中提出不完善或有争论的学术观点，进行深入的研究和验证。

3.选题立项的步骤及管理

（1）科研选题 可分为四个步骤，即提出问题、查阅文献、建立假说、确定题目。

（2）开题论证凡是新课题在完成研究设计及预实验后，应进行开题报告。

①开题报告的主要内容 包括课题名称、课题负责人、负责人单位以及研究项

目的立项依据、目的和意义。项目的立论依据是项目成立的关键，研究项目的科学依据和意义中的立论根据包括两个方面的内容：项目提出的必要性、先进性及应用前景和研究项目中提出的概念、理论、规律的理论基础。应说明以下内容：研究的目的性、技术经济效益及社会效益；国内外同类研究的现状、水平、发展趋势，本课题创新之处；文献查新情况；主要研究内容，拟解决的关键问题和预期目标；研究途径、拟采取的实验方法、步骤、技术路线；计划总体进度和年度计划指标；现有基础（包括仪器、试剂和技术条件）；经费预算。

②同行审议的内容对该课题的科学性、创造性、实用性、可行性的论证是否充分；方法步骤是否得当；研究条件是否具备；经费、物资预算是否合理；预期结果能否实现。

③同行审议方法在研究者报告研究课题设计及有关情况后，同行专家根据审议内容进行讨论和质疑，研究者给予解答，最后参加评审的同行专家进行评议。

（3）课题立项　课题立项是管理者运用科学的决策方法最终确立课题的过程。课题经审定批准开题立项后，应纳入科研管理部门科研计划管理。

（二）组织实施阶段的管理

组织实施阶段包括课题计划、实验观察、课题总结三个步骤的管理，是科研管理的重点。护理科研设计包括以下内容。

1.科研设计

（1）科研设计的基本内容

①实验项目和预期目的；

②研究方法和可行途径；

③观察项目和技术指标；

④记录方式和方法要求；

⑤实验观察和进程安排；

⑥人员组合和条件保障。

（2）科研课题设计常用方式

①自身对照；

②组间均衡设计；

③配对设计；

④随机分组设计。

2.实验与观察　实验观察是证实课题假说是否正确、先进、科学、有效的途径，认真的调查、周密细致的观察、反复考证的实验是认识客观事物不可缺少的科学方法，是管理过程控制的重要手段。

实验时必须掌握科学的实验方法，周密设计，排除各种误差，保证实验结果的准确性。

观察必须采取科学的观察方法，注意观察的客观性、系统性和精确性。通过分组对比认识客观事物，力求在同等的基础上进行对比，在统一的标准上进行记录。

调查时必须掌握科学的调查方法，抽样应遵循随机原则，样本要具有代表性，并且要有足够的观察数量。

3.课题总结 可分为资料整理、统计分析、撰写论文三个步骤。

4.课题实施阶段的管理

（1）确定人选，明确分工 课题一旦列入计划，就要选择课题负责人和课题组成员。课题负责人对课题的实施及完成负有全部责任，课题组成员应形成知识、年龄、学历、智力、职称结构合理的优化人才群体，才有利于课题的顺利进行。

（2）实行经济核算，合理分配经费 课题立项后应做好科研经费预算。课题经费预算由课题负责人负责编制，包括整个课题所需的总预算和年度预算，在开题申请报告中提出并由上级审核。经费分配应做到专款专用、计划开支、注意节约、避免浪费。

（3）定期检查，组织协作 在课题研究过程中，科研管理人员应检查课题进度指标完成情况、有哪些重大进展、有无重大突破以及技术力量、仪器设备、经费开支等情况。对研究进展缓慢的课题要及时查找原因，修改计划进度。对研究工作停滞不前无法解决的问题，经报批后撤销课题。

（三）总结评价阶段的管理

总结评价阶段包括成果评审、鉴定与推广应用、总结验收与申报奖励。

1.成果评审鉴定

（1）评审前准备工作 由课题组负责人准备研究工作总结、技术总结、实验报告、测试报告及质量标准、学术论文等。

（2）成果鉴定申请凡研究结束具备鉴定条件的项目，由课题组或科室向本单位科研管理部门提出成果鉴定申请，并由科研主管部门进行审查。经审查合格后，汇集有关资料及单位签署意见后呈报上级主管部门审查。

（3）成果鉴定成果鉴定由科研主管部门组织同行专家评审。鉴定内容包括实验设计科学性、技术方法可行性、分析判断严密性、技术水平先进性、技术材料完整性、学术水平创新性、成果结果可靠性、成果效能合理性等。

2.总结验收 总结验收的目的是客观公正地评价科研成果，提出存在的问题、今后研究的方向和展望。一般包括概述、计划完成情况、存在问题、解决问题的方法和措施、建议五个部分。

（四）护理科研成果管理

1.科研成果管理的内容 包括成果评审鉴定、登记、定型、成果的中试和扩试、生产研究、推广应用、奖励、专利、转让和档案。

2.科研成果管理的程序 科研成果分为技术方法性成果和实物性成果。技术方法性成果管理的基本程序是学术论文发表、评审或鉴定、推广应用；实物性成果管理的基本程序是技术鉴定设计定型中试、定型、推广应用。

3.科研成果的鉴定

（1）科研成果的鉴定时机科研理论成果的鉴定在论文或专著发表1年，并得到同行专家的公认或经他人实验验证后进行。

①应用技术成果鉴定在实验研究结束后，经一定范围使用或验证，确能证明其

可行性和效果时进行；

②软科学成果的鉴定一般在经有关部门采纳应用，并经实验验证后进行；

③拟申请专利的科研成果，应先申请专利，然后组织鉴定。

(2) 科研成果鉴定必须具备的条件

①全面完成科研合同、任务中计划的各项要求；

②技术资料完备，符合科技档案要求；

③应用科研成果必须出具应用推广单位证明；

④实验动物必须具有合格证书；

⑤基础研究成果一般须经发表论文后方可申请鉴定。

(3) 科研成果鉴定的程序

①研究者提出申请 研究者需填写科技成果鉴定申请表、科技技术成果鉴定申请书、科技成果鉴定证书、科技成果检索证明（宜委托医学科技查新机构）、科研成果技术资料、医学科研档案归档证明（本单位档案管理部门提供）、实验动物合格和实验动物设施合格证。

②单位审查是指项目所在单位的科研项目主管部门对申请鉴定的技术资料进行全面的审查，审查内容包括填写表格及表格内容是否齐全、对该项研究的完成单位、协作单位及主要完成者的排列顺序核实有无异议、重点关注协作单位的公章和每个完成人签名。

③上级主管部门审查 重点审查内容包括该课题项目原始资料的真实性、实验动物的可靠性、科技档案的完整性，研究项目的科学性、创新性、科学水平和实用价值并做出客观评价；对该研究的完成单位、协作单位及主要完成者排序提出审查意见，并根据检索查新的内容做出新颖性和水平的判断。

(4) 科研成果的鉴定形式科研成果鉴定形式有专家评议、检测鉴定和验收鉴定，护理科研多采用专家评议。凡是科学理论成果和不需要进行现场考察、检测及演示的科研成果，可请 5 名有关专家函审评议，然后将意见综合。对涉及面广、技术复杂的重大项目和需现场考察、检测、演示的科研成果以及必须组织会议鉴定的科学理论成果，应邀请 5~11 名同行专家或与本专业有关的专家、教授进行会议鉴定。

(5) 科研成果鉴定会的程序 鉴定会程序包括听取有关成果的研究报告和技术资料汇报、组织评审讨论、审定成果鉴定书、专家签名。

4.科技成果的奖励 科技成果奖一般分为以下几种。

(1) 国家自然科学奖该奖项的研究成果属于国家先进水平，每 2 年评审 1 次，限额申报，奖励等级分为 1~4 等奖。申报自然科学奖的项目不得申报其他国家级奖励。

(2) 国家发明奖 国家发明奖分为 1~4 个等级，每年评审 1 次，3 月份为形式审查，7 月份为答辩评审。

(3) 国家科技进步奖 国家科技进步奖分为特等、1~3 等四个级别。

(4) 军队科技进步奖军队科技进步奖分为 1~4 个等级，每年评审 1 次。1~2 等奖由总后卫生部组织评奖，3~4 等奖由各大单位自行组织评奖并报总后勤部核准。

（5）国家卫生部、省市科技进步奖　国家卫生部科技进步奖每年评审 1 次，设有 1~3 等奖，省市科技进步奖各地区情况各有不同。

（6）全国护理科技进步奖　于 1993 年由中华护理学会创导设立，分为 1~3 等奖，每 2 年评审 1 次，由各省护理分会推荐，中华护理学会组织终审及颁奖。

5.科研成果的推广应用　科研成果的推广应用是将研究成果尽快转化为直接生产力。成果推广主要采取学术报告、刊物发表、出版专著、举办成果推广学习班、现场示教、成果有偿转让、成果展销和产品展销等形式。

（五）科研经费的管理

1.科研基金来源

（1）各级各类科学基金，如国家经委基金、国家教委基金、国家自然科学基金、国家卫生部科学研究基金、卫生部青年科学研究基金、省市自然科学基金及青年基金等。

（2）国家重点攻关项目的合同经费。

（3）中央部委和地方科技部门重点攻关项目的合同经费。

（4）厂矿企业、事业单位委托的科研经费。

（5）资助的科研经费。

（6）医院及单位的资金投入。

（7）科研的收入。

2.护理科研经费的使用的范围

（1）进行科学研究使用的试剂、药品、实验动物、实验消耗品，包括购买这些物质的运输费。

（2）以进行科学研究为目的而购置的仪器设备及配件。

（3）以进行科学研究为目的的调研、收集资料、参加学术会议费用以及成果鉴定会所需的差旅费。

（4）科学研究中的实验费、计算费、测试费、协作费。

（5）科研资料、论文的印刷费用。

（6）科研成果鉴定、评审的费用。

（7）科研课题评审、论证的费用。

（8）科研成果上报、评审、推广、参展时的费用。

（9）科研实验室的改造费用。

（10）科研人员按国家政策规定应享受的劳动保障费用。

（11）科学研究所消耗的水、电费用。

（12）其他一切科学研究所需支付的费用。

（六）科技档案的管理

科技档案是科研项目活动的真实记录，必须完整地保存和科学的管理。科技档案可按计划档案、课题档案、科技经费档案、仪器设备档案、科技成果档案、科技人才档案、学科档案和科技信息档案等分类进行管理。

1.科研资料的归档范围 包括以下几种。

（1）任务来源的资料包括计划任务书、工作方案、选题论证报告、课题协议书、合同、年度计划、经费预决算。

（2）原始记录资料 科研记录包括各种测试数据与分析、图表及照片、临床观察材料、化验报告、计算机软件程序、数字计算结果、阶段小结、总结。

（3）成果鉴定资料课题简介表、成果送审表、论文或著作、鉴定证书、鉴定委员会成员名单、会议记录、课题组人员名单、主要研究者登记表、科研成果推广情况。

（4）成果奖励资料奖励申请报表、上级批复、获奖照片及证件、资金分配。

（5）成果推广应用资料成果推广经过的有关资料、标本及样本的照片、用后反馈评价意见、技术转让合同。

2.科研资料立卷归档要求 包括以下几点。

（1）凡完成的科研课题必须按课题建立技术档案。课题结束后，迅速组织有关人员完成整理归档工作。课题负责人是该课题建档、归档负责人。

（2）研究周期长的课题可分阶段归档，待课题结束后再综合整理归档。

（3）无论研究工作是成功、失败，还是因故停止，材料均应保存。

（4）技术档案应做到完整、准确、系统，有签署、密级、保存期限等。

（孙会 王希美 刘美菊 赵允 吴远玲 王夫侠 魏飒 孔祥其）

第三十一章　病房管理规章制度

第一节　病房管理制度

1.病房由护士长及科主任全面负责管理。

2.保持病房清洁、整齐、舒适、安全、安静，避免噪声。工作人员做到走路轻、关门轻、说话轻、操作轻。

3.统一病房陈设，室内物品和床位要摆放整齐、固定位置，精密贵重仪器要有使用要求并由专人保管，不得随意变动。

4.医务人员必须按要求着装整洁，佩戴胸卡。

5.患者必须穿医院病员服装，携带必须生活用品。

6.定期对患者进行教育，定期召开患者座谈会征求意见，改进病房工作。

7.做好陪伴家属的管理工作。

8.护士长全面管理病房的财产、设备并设专人负责，建立账目，定期清点。如有遗失应及时查明原因，按规定处理。

第二节　分级护理制度

患者入院后，由医师根据病情决定护理级别下达医嘱。护理级别分为特别护理、一级护理、二级护理和三级护理。

一、特别护理

（一）护理指征

1.病情危重随时需要抢救的患者。

2.复杂的大手术或新开展的大手术病情危重者。

3.各种严重创伤或多器官功能衰竭的患者。

（二）护理常规

1.绝对卧床，专人护理，严密观察病情，备齐急救物品、器材，保证仪器性能良好。

2.严密观察生命体征，准确记录液体出入量，保持水、电解质平衡，做好危重患者护理记录。

3.认真细致地做好基础护理和生活护理，保持口腔及皮肤清洁，定时翻身，防止发生并发症，确保患者安全。

4.保持病房整洁、安静、空气新鲜，防止交叉感染，做好心理护理。

二、一级护理

（一）护理指征

1.病重、病危、各种大手术后需要卧床休息、生活不能自理者。

2.各种大出血、高热、昏迷、器官功能衰竭者。

（二）护理常规

1.患者应卧床休息，并为患者做好各种生活护理。

2.注意患者的心理变化，做好心理护理。

3.视病情每 15~30min 巡视 1 次，密切观察病情变化。

4.定时测体温、脉搏、呼吸、血压，注意观察药物疗效及不良反应并及时做好护理记录。

5.备好各种抢救物品和药品。

6.做好基础护理，保持口腔及皮肤清洁，定时翻身，防止发生并发症。

7.保持病房整洁、安静、空气新鲜，防止交叉感染。

三、二级护理

（一）护理指征

1.急性期症状消失，大手术后病情稳定但仍需卧床休息及生活不能自理者。

2.年老体弱或慢性病不宜多活动者。

3.一般手术后，生活可以部分自理者。

（二）护理常规

1.患者卧床休息，可根据病情指导患者在床上或室内活动。

2.每 1~2h 巡视病房 1 次，观察病情，注意观察药物疗效及不良反应。

3.根据病情变化每日测体温、脉搏、呼吸 2~4 次。

4.给予必要的生活护理，协助患者做好基础护理。

四、三级护理

（一）护理指征

1.一般慢性疾病，生活能自理者。

2.手术前检查，准备手术者。

3.手术后恢复期或即将出院者。

（二）护理常规

1.每日巡视病房不少于 2 次，每日测体温、脉搏、呼吸 2 次。

2.了解患者的心理状态，适时做好心理护理。

3.督促患者遵守医院规定，保证休息，注意患者饮食，给予健康指导。

4.根据病情指导患者实施康复训练。

第三节 患者入院、出院管理制度

一、患者入院管理制度

1.入院患者须持各科医师（门、急诊医师）签署的住院证书，按规定办理入院手续，并经卫生处置室进行卫生处置后方可进入病房。

2.病房护士接到入院通知后，应准备床单位及用品，对急诊、危重患者应根据病情做好相应的抢救准备。

3.危、重患者入院时应由护理人员用平车推送至病房。

4.病房护士应与卫生处置室护士办好交接手续并主动热情地接待患者。

5.责任护士应首先做自我介绍，并介绍主管医师、住院规则和有关制度。

6.通知主管医师并及时执行医嘱。

7.责任护士收集有关资料，评估患者，记好护理记录。

二、患者出院管理制度

1.护士根据出院医嘱，预先通知患者及家属做好出院准备。

2.对病情不宜出院而坚持要求出院者医护人员应加以劝阻，如说服无效应报告科主任，并由患者或家属在病历上签署"自动出院"并签名。

3.护士按医嘱办理出院手续，交由患者家属到出院结算处办理结账，并把结账单据收好。

4.护士收到出院结算清单后，协助患者整理物品，收回并清点床单、床位及物品后，将出院所带的药品交给患者并说明服药方法。

5.做好出院前的卫生宣教，告知注意事项并征求患者意见或填写意见卡。

6.由护士陪送患者到卫生处置室更衣。

7.清理、消毒床单和床位，注销各种卡片并整理病历。

第四节 住院患者管理制度

1.患者应遵守住院规则，听从医护人员指导，与医护人员密切合作，服从治疗和护理，安心休养。

2.患者应遵守病房作息时间，经常保持病房环境的整洁与安静，不得随地吐痰，不在病房内吸烟和喧哗。

3.除自备洗漱用具外，其他如行军床、座椅、酒精灯等物品一律不得带入病房，听收音机需带耳塞。

4.住院患者饮食必须遵照医嘱，不得随意更改，院外送入食物需经医师或护士允许方可食用。

5.不得自行邀请外院医师诊治，不得向医师要求不必要的治疗和药品，也不得随意从院外购药服用。

6.未经许可不得进入诊疗区域，不得翻阅病历和其他有关医疗护理记录。

7.不得随意外出或院外住宿，如有特殊情况须经医师和护士长批准后方可离开。

8.应爱护公共财物，如有损坏须按价赔偿。

9.为了避免交叉感染，患者不得乱串病房或自行调换床位，非探视时间不得会客。

10.患者或家属不得擅自将病房物品拿出病房，如有丢失应按价赔偿。

11.住院患者可随时对医院的工作提出意见，帮助医院改进工作。

12.患者若不遵守院规，院方可以给予劝阻教育，必要时应通知其工作单位或请有关部门协调处理。

第五节　探视陪伴制度

1.探视患者要按规定时间探视，探视危重患者可持危重病通知单探视，传染病患者一般不得探视或陪伴。

2.探视要领取探视证，每次不得超过2人。学龄前儿童不得带入病区。

3.需陪伴者由护士长决定并发给陪伴证，停止陪伴时应将陪伴证收回。

4.探视陪伴人员必须遵守医院规则，听从医护人员指导，不得擅自翻阅病历和其他医疗护理记录，不得擅自将患者带出院外，不能谈论有害患者心身健康事宜。

5.要保持病房整洁、安静，禁止吸烟，要爱护公物，节约水电。

6.陪伴者不得携带个人被褥、行军床、躺椅等进入病区，不得坐、卧在患者床上，以免影响患者休息。

7.陪伴家属应爱护医院公共财物，不得擅自搬动，若有损坏应按价赔偿。

第六节　住院患者饮食管理制度

1.患者饮食由医师根据病情决定，医师开医嘱或更改医嘱后，护士应及时通知营养室并更改饮食标志。

2.开饭前协助患者洗手，安排好适当体位或床上小桌，室内应清洁整齐。

3.开饭前工作人员应洗手、戴口罩，保持衣帽整洁，严格执行查对制度。

4.注意冬季饭菜保暖，护士和配膳员应及时将饭菜送到患者床旁。

5.餐具每次用后均须清洗消毒，传染病患者餐具先行单独初步消毒后再行煮沸消毒或蒸汽消毒。

6.观察患者进食情况，注意饮食习惯，对食欲缺乏的患者适当鼓励进食以增加营养，随时征求患者的意见。

第七节　查对制度

一、医嘱查对制度

1.医师在计算机上下达医嘱后按要求经计算机处理并做到班班查对。

2.查对医嘱者均须签名或盖章。

3.对有疑问的医嘱必须问清后方可执行。

4.抢救时的口头医嘱必须由护士复述一次，待医师认可后方可执行。保留用完的安瓿，经二人核对后方可弃去。

5.整理医嘱单后，须经第二人查对。

6.每天由主班护士查对一次医嘱并签名。

7.护士长每周查对一次医嘱。

二、服药、注射、输液查对制度

1.服药、注射、输液前必须严格"三查七对"。"三查"即备药前查、备药中查、备药后查。"七对"即核对床号、姓名、药名、剂量、浓度、时间、方法。

2.备药前要检查药品质量，注意有效期、有无变质、安瓿或针剂有无裂痕、标签是否清楚，如有上述情况则不准使用。

3.摆药后须经二人核对后方可发药。

4.易致敏药物在给药前应询问有无过敏史，使用"麻、限、剧"药时要反复核对，用后应保留安瓿，注意药物的配伍禁忌。

5.发药或注射过程中，当患者提出疑问时，应及时查对后方可执行。

三、输血查对制度

1.输血前严格执行查对制度，要求在取血时、输血前、输血时必须经双人核对，无误后方可输入。

2.取血时，提取血液者与发放血液者共同查对患者姓名、性别、年龄、病案号、科室、床号、血型、采血日期，血液有无血块或溶血，交叉配血报告有无凝集，并检查储血瓶有无裂痕。准确无误，双方共同签字后方可取回。

3.输血前、输血时均需两人核对患者床号、姓名、住院号及血型等内容，无误后方可输入。

4.保留储血瓶或储血袋24h，以备必要时送检。

四、饮食查对制度

1.每日查对医嘱后，以饮食单为依据核对床头饮食卡。

2.发放饮食前，应查对饮食单与饮食种类是否符合。

3.开饭前在患者床前再核对一次。

第八节　交接班制度

1.交接班必须准时，接班者应提前 15min 到岗，阅读交班报告，清点物品及毒麻药品。交班者必须交接清楚方可离去。

2.值班者必须在交班前完成各项工作，写好交班报告及各项护理记录，处理好使用过的物品。白班必须为夜班做好各种物品准备，以便夜班工作。

3.交班者应做到报告书写清楚，叙述准确。接班者应认真听取交班报告，仔细检查患者皮肤及有关情况。

4.做到"六不交接"，内容如下：

①着装不整洁不交接；

②周围环境不整洁不交接；

③上班为下班的物品准备不齐不交接；

④重症护理不周不交接；

⑤本岗工作不完不交接；

⑥药品、物品不齐全不交接。

5.交接班中如发现病情、治疗、物品等交代不清时应立即查问。接班时发现问题应由交班者负责，接班后再发现问题则由接班者负责。

6.进修护士或护生书写病情报告时，带教老师或护士长应负责修改并签名。

第九节　皮肤压疮管理制度

1.积极采取措施密切观察皮肤变化并及时准确记录。

2.对可能发生压疮的高危患者实行评估并给予预防措施。

3.发现压疮，无论是在院内发生或是院外带入均应登记，并在 24h 内上报至护理部。如隐瞒不报，一经发现应按规定给予处理。

4.准确填写皮肤压疮评估表，如压疮发生来源、部位、分度（面积、深度、渗出等）及转归。

5.当患者转科时，认真进行压疮交接并将评估表或记录交由转入科室继续填写。

第十节　消毒隔离制度

1.医护人员上班要衣帽整洁，下班、就餐、开会时应脱去工作服。

2.医务人员在接触患者前后应洗手，下列情况必须认真洗手：

①接触患者前后；

②摘除手套后；

③进行侵入性操作前；

④接触患者体液、排泄物、黏膜、破损的皮肤或者伤口敷料后；

⑤从患者污染的身体部位到洁净的部位；

⑥直接接触患者所用的各类物品（如医疗器械）后。

3.病房内要定时通风、换气（晨晚间护理后应通风 15min），每日 2 次。

4.晨间护理扫床时应采用一床一套，如采用非一次性扫床套时，使用后需浸泡消毒后备用。

5.患者使用过的衣服、床单、被套应放入污衣袋内，不得随地乱丢。

6.床旁小桌要求以一桌一布用有效氯消毒液擦拭，非一次性擦布用后需浸泡消毒，洗净后备用。

7.各种治疗用具、换药碗、弯盘、压舌板等用后先清洗再进行消毒灭菌。

8.患者使用过的非一次性餐具、药杯、便器需用消毒液浸泡、煮沸或高压灭菌。

9.治疗室、换药室、产房、导管室、配药室、重症监护病房、抢救室、新生儿室、新生儿病房、血液净化室、无菌器械及无菌敷料储存室、隔离观察室、传染病房等区域应每日空气消毒 1~2 次，每月进行空气细菌培养一次。如使用紫外线进行空气消毒，应登记每只紫外线灯的起始及使用时间，超过时限应及时更换。有紫外线灯强度监测仪时，可根据其强度>70μW/cm² 时定期自行检测并做好记录，强度<70μW/cm² 应及时更换。凡进入上述区域者均需遵守备室有关规定。

10.无灭菌功能的敷料罐、无菌包、器械盒开启后注明开启时间，并在 24h 内更换，进行消毒灭菌。无菌持物钳及无菌持物钳罐干燥保存，每 4h 更换一次。未使用的无菌容器每 1~2 周灭菌 1 次（一般温度在 25℃以下时，有效期为 10~14d，潮湿多雨季节为 7d）。

11.无菌包外有物品标识、化学指示胶带、有效日期及签名。

12.无菌物品与非无菌物品应分别放置。

13.凡厌氧菌、铜绿假单胞菌（绿脓杆菌）等特殊感染患者应严格隔离，用物均需严密消毒，敷料要烧毁。

14.各种内镜的清洗、消毒要彻底，定期做细菌培养。

15.麻醉机螺旋管、呼吸气囊、气管插管、舌钳、开口器等均应严格消毒。

16.患者出院后，应更换床单、被套、枕套，床单位应用有效氯消毒剂进行擦洗消毒或用臭氧消毒。

17.医疗物品用后按医疗废弃物处理原则处理。

18.传染病按病种和有关隔离常规进行处置。

19.传染病病房的终末消毒按病种隔离要求进行。

第十一节　抢救制度

1.病情危重需抢救者方可进入抢救室。

2.各科抢救工作应由科主任、科护士长（或护士长）负责组织、指挥工作。

3.参加抢救人员应保持严肃、紧张而有序的工作态度全力以赴，分秒必争地抢救患者。

4.抢救时要明确分工，密切配合，听从指挥，坚守岗位，严格执行各项规章制度。

5.抢救药品、器材必须完备，做到四定，即定人保管、定量储存、定位存放、定时清点、维修。用后及时补充，班班交接。

6.参加抢救人员必须熟练掌握各项抢救技术，以保证抢救的顺利进行。

7.严密观察病情，准确及时地记录抢救时间、用药剂量、抢救方法及患者临床表现。

8.严格执行无菌操作规程，遵守各项护理程序。

9.严格执行交接班制度和查对制度。

10.口头医嘱在执行前必须复述，待医师认可后方可执行。所用物品及安瓿必须暂时保留，经二人核对后方可弃去。

11.抢救完毕应及时清理用物，进行消毒处理。及时补充抢救药品及物品并物归原处。

12.科室进行重大抢救时，应及时向医院有关部门及院领导报告。

第十二节　药品管理制度

1.各病房根据病种保存一定数量的药品，便于临床应急使用，工作人员不得擅自取用。

2.根据药品种类及性质（如针剂、内服、外用、毒麻药品）应分别放置。由专人负责领取和保管，以保证使用。

3.定期清点，检查药品性质，防止积压、霉烂变质。如有沉淀、变质、过期、标签模糊或涂改时不得使用。

4.抢救药品必须固定基数放在抢救车上，班班交接，用后及时补充，以保证使用。

5.特殊及贵重物品应注明床号、姓名、单独存放并加锁，每班交接做好记录。

6.需要冷藏的药品（如白蛋白、胰岛素等）应放在冰箱内，以免影响药效。

7.高危药品在病房不得混合存放，如高浓度的电解质制剂（氯化钾、高渗氯化钠等）、肌肉松弛剂等高危药品必须单独存放并有醒目的标志。

8.毒麻药品管理要求

（1）病房毒麻药品只能供应住院患者按医嘱使用，其他人员不得私自取用、借用。

（2）医师开医嘱及专用处方后，方可给患者使用，使用后保留空安瓿。

（3）设专柜存放，专人管理，严格加锁，并按需保持一定基数。交接班时，必须核对无误后双方签名。

（4）建立毒麻药品使用登记本，注明药品基数、患者姓名、床号、使用药名、剂量、使用日期、时间，护士签名。

第十三节　物品保管制度

1.护士长应负责病房的物品、器材的领取、保管、报损，并建立账目，分类保管，定期检查，做到账物相符。

2.各类物品应指定专人管理，每月清点，如有不符应查明原因，常用物品（如布类和器械）要班班交接，并有登记。

3.凡因不负责任或违反操作规程所损坏的医疗器械，应根据医院赔偿制度进行赔偿。

4.注意各类物品的性能，分别保管，定期保养，及时维修。防止生锈、霉烂、虫蛀等现象以提高便用率。

5.借出物品必须登记，经手人签名，贵重器械须经护士长同意方可外借。

6.精密仪器应由专人保管，经常保持仪器干燥，使用后应由保管者验收并签名。

7.护士长调动工作时必须办理物品移交手续，交接双方共同签名。

第十四节　仪器、设备管理制度

1.建立健全的仪器、设备管理制度，并认真贯彻执行。

2.设专人管理，定位存放、定期检查、维护，注意防尘、防潮、防腐蚀。若有损坏应及时维修，保证应急使用。

3.指定专人负责各种仪器、设备的说明书并应妥善保管。对进口仪器的外文说明书应尽快译成中文，以帮助使用者了解仪器的性能、使用方法和操作要求。

4.制订仪器使用的操作规程，严格按照操作规程使用。新仪器、新设备使用前应由专业人员讲解仪器的性能、使用方法、保管、维修及注意事项，并做示范操作。

5.按仪器、设备分类编号，建立仪器、设备使用卡。仪器、设备的品名、用途、厂家、出厂日期、使用部门、起用时间、维修情况、损坏、借出和报废日期等情况均应详细记录。

6.人员更换时，应清点科内所有的仪器、设备。要做到账物相符，无丢失、无损坏，认真办理交接手续，交接双方共同签名。

7.贵重的仪器设备应做到每班清点，保持清洁及性能完好。需要维修的仪器应设有标识，及时维修。

第十五节　换药室管理制度

1.换药室工作人员应衣帽整洁，操作时必须戴口罩。

2.换药室清洁区域与污染区域划分明确并有标识。

3.工作人员必须严格执行无菌技术操作规程，每次换药前后应洗手。

4.特殊感染伤口（厌氧菌、铜绿假单胞菌）所用的器械应单独进行消毒后，再经高压灭菌，所用过的敷料按照医疗废弃物处理有关规定处理后烧毁。

5.非一次性的换药碗或器械用后，采用清洗（带有沟、缝、齿、轴节等不易>中洗干净的器械，应加入多酶清洗液）、消毒、灭菌程序进行处置。

6.无灭菌功能的敷料罐、无菌包、器械盒开启后注明开启时间，并在 24h 内更换，进行消毒灭菌。换药车每周要彻底清洁消毒一次。

7.物体表面每日进行清洁擦拭，地面清洁擦拭每日 2 次，遇有污染时用 250~500mg/L 含有效氯或有效溴消毒液进行擦拭消毒。

8.换药室应保持清洁，每日在换药前后进行紫外线空气消毒，每次 40min。每月按要求进行环境卫生学监测（物体表面、空气细菌监测），并有检验报告单及完整记录。

第十六节　治疗室管理制度

1.治疗室由专人负责，非工作人员不得入内。

2.工作人员在治疗室内进行无菌操作时必须戴口罩、帽子。

3.每次操作前后必须洗手。

4.保持治疗室清洁、整齐，每日紫外线空气消毒 2 次，每次 40min。每月按要求进行环境卫生学监测（物体表面、空气细菌监测），并有检验报告单及完整记录。

5.各类物品定位存放，标识清楚，用后物归原处，无菌物品与非无菌物品应分别放置。无菌包外有物品标识、化学指示胶带、有效日期及签名。

6.非一次性治疗用品用后，按照清洗、消毒、灭菌程序进行处置。

7.严格执行无菌操作规程和消毒隔离制度。使用过的一次性物品应按照医疗废弃物处理的有关规定处置。

第十七节　病房安全管理制度

1.做好防火、防盗、防损伤的安全管理工作，贵重物品应妥善保管。

2.氧气做到"四防"（防火、防油、防震、防热），室内禁止吸烟，易燃、易爆等危险物品要定点存放、妥善保管。

3.病房设施应定位放置，处于安全良好状态，发现问题应及时处理。

4.消防通道通畅无障碍，消防设备齐全，标志醒目，专人管理并放于固定位置。有火灾事故的应急预案，发生意外情况时能及时组织患者撤离现场，保证人身安全。

5.公共区域应设有明显标志，保持地面干燥、防滑，防止患者跌倒。

6.做好患儿的安全保护工作，教育患儿远离危险物品，锐器玩具、易碎物品不能带入病房，避免意外发生。

7.患儿、昏迷、危重等患者做好安全保护工作，防止坠床。

8.对可能发生自杀、自伤、伤人、逃跑等倾向的患者必须加强安全管理，防止意外事件的发生。

9.加强对陪伴及探视人员的管理，如发现可疑人员应立即通知保卫部门。

第十八节　病房医疗护理文件管理制度

1.病房医疗护理文件由病房护士长或主班护士负责，各班护理人员均应按照管理要求执行。

2.住院期间的医疗文件，要求定点存放。病历中各种表格、记录单、检查单均应排列整齐，不得撕毁、撤销、涂改或丢失，用后必须归还原处。

3.患者不得自行携带病历离开病房，外出会诊或转院时，只得携带病历摘要。

4.患者出院或死亡后，病历按规定排列整齐，由病案室负责保管，需复印时按卫生部《医疗事故处理条例》有关规定执行。

(赵允 吴远玲 王夫侠 孙会 王希美 刘美菊 孙宁 高玲花)

第三十二章　护理信息系统管理

一、概述

护理在病人的治疗过程中是一个很重要的环节，护士既是医疗的协调者又是医疗的提供者。护士不仅为病人提供最直接护理，处理疾病带来的各种问题，而且还要全方位照顾病人，包括病人身心等方面的需要。这种整体性护理的任务造成了对护理信息系统很大的需求，因为对病人的很多医护应同时观察了解。这种专门提供给护士的信息系统在20世纪60年代后期开始发展起来，并逐步建立了护理支持系统的开发原则。

在这一章中，我们将介绍支持护理学的计算机信息和通信系统。这样的系统通常被称为护理信息系统。我们不仅将给护理信息学下定义，而且还将对当代支持护理工作的信息系统作调查。

二、护理信息学

支持护理工作的信息系统涉及一系列计算机应用程序。这些系统包括集成的和独立的两种系统，它们在护士对病人及其亲属进行护理、文档管理和对护理工作进行评估中提供帮助。作为病人治疗的一部分，护理工作已有很长的历史，可是信息系统常规用于护理工作还是新近的事。早在19世纪，弗罗伦次·南丁格尔（Florence Nightingale）就提出了一个问题：为什么护士要把对病人的观察记录下来。照她的看法，这种记录对病人合理治疗和痊愈很重要。她阐明了为什么护士要系统地收集资料，并对资料进行统计分析。

南丁格尔所收集和分析的数据对与其他护士、医生、保健工作者和医院管理人员交流病人状况是很重要的。即使在现代，从手写的病人记录中获取的临床数据仍然能支持临床决策、治疗安排和计划以及对治疗质量的评估（参阅第1章）。

现代临床信息系统的开发者并没把注意力孤立地放在护理专业上，而是集中在建立多学科系统上，旨在支持内容广泛的电子病历。内容广泛的病人临床数据的信息系统可为质量评估和改善护理和临床治疗提供支持。因此，下述关于护理信息学的定义是本章所有内容的基础：护理信息学是关于护士在收集和管理信息，利用数据获得信息和知识，为病人全方位医护做出基于知识的决策和推断方面如何分析、模块化和规范化的学问。

护理信息学知识扩大了护士专业范围，提高了护士专业实践质量。护理信息学研究的方法集中在以下方面。

（1）计算机信息系统的需求的确定。

（2）研究适用于所有护理实践的信息和知识处理模式。

（3）对护理信息系统的设计、实行和评价。

（4）这些系统对护理实践的作用和病人疗效的评估。

三、格式化护理知识

有很多关于如何加强护理知识的规范化研究正在进行。所谓规范化的过程是指尽可能将护士对病人的描述和临床观察用标准表达方式表示。许多护理研究的宗旨是建立关于护理观察、治疗和治疗结果的术语系统以及为人们所接受的结构和分类系统。

护理信息系统是由计算机软件和硬件组成，并需顾及应用信息的护理人员、机构的结构和过程。一个护理信息系统一般包括非规范化（非结构化）和规范化（结构化）信息。如图 14-1 所示，叙述性文本形式的非规范化信息在护理实践中非常普遍，至今只有一小部分文本信息能规范化，而且这种规范化的信息只有部分能被计算机处理。信息规范化的困难部分可归因于护理工作中缺乏统一的专业术语，以及护士的高度个体化处理病人的特点。

虽然很多护理术语的规范化较为困难，但我们仍然可以对护理信息如何结构化以及如何才能用于信息系统的发展以支持病人护理和对护理质量的评价作一讨论。

在护理信息规范化工作中，特别困难的是缺乏建立结构化护理专业词汇和词汇中术语语义关系的有效定义方法。然而，护理信息学研究者已能将临床数据组织划归成不同类型，这些数据类型相应于在护理过程中的不同步骤应用的类型。这些护理处理的步骤是：估计→诊断→计划→医疗→护理评价。

在第 1 章提到的关于数据、信息和知识三者之间的区别在护理的环境中同样适用，即对护理过程中所发生的事件同样可作不同程度抽象的描述。

（1）数据是描述病人的功能状态并与护士有关的实体。

（2）信息表示护士的临床观点，即对病人数据的解释。

（3）知识是被用科学方式证实和归纳而得出的信息，以识别和证实各种关系（参阅图 1-1）。在护理中，概念、临床观点和解释都包含了专业知识。这些知识常建立在临床推论基础上，是护理中进行诊断、实施护理计划及为获得高质量结果而制定目标的基础。

数据、信息和知识之间的区别与医学信息学的基本原理相一致，即与信息处理（参阅第 1 章）的语法（数据）、语义（信息）和语用（知识被用于决策）三个方面相一致。除了在护理领域中缺乏统一的术语表达较抽象观察外，护士收集数据并转化为护理临床信息和知识的过程和医生的过程没什么两样。

与医疗卫生所有领域一样，护理知识有叙述性和程序性的本质区别。叙述性知识描述数据、事实和关系；而程序性知识则表达如何去做，例如如何实行护理操作。护理知识可分成以下几个部分。

（1）专业领域性知识：包含护理的事实和关系。

（2）推论性知识：确定在护理中反复应用的临床推理步骤。

（3）任务性知识：为妥善完成任务而指导选择过程和行动。

（4）策略性知识：选择可能适用于某种情况的各种护理任务。

上述知识类型分类与在知识获取和设计结构化（KADS）系统中人类专家知识模型化所用的知识分类相似（参阅第 28 章）。

四、多学科合作

绝大多数护士按既定的职责范围工作并与各科临床同事相互合作。因此，支持多学科的合作就成为护理信息系统的基本需求。这样的系统必须通过共同参与设计的方法建立，系统的功能应促进在临床环境下各专业医疗工作者的合作。

在病人治疗中，护士从多种学科得到临床信息。护士可以在床边记录和使用这些数据，而这些数据对医生来说同样有用。此外护士还要收集护理所需要的数据。每位医生和护士都可把数据转化成不同的临床印象，然后利用这些数据作出不同的诊断推理、治疗计划和预后判断。因此，与治疗病人有关的不同临床学科的工作者都可以利用这些数据。有关数据使用的重叠部分和区别，如图 14-2 所示。

五、临床护理记录的内容

在 KADS 模型所提供的框架的基础上，带有电子病历（CPR）的信息系统包含以下几种含义。

（1）专业知识的表达应以系统的统一方式来描述护理临床事件。缺乏规范化的数据和知识会阻碍电子病历的发展（参阅第 7 章和第 29 章）。相反，专业名称（术语）使用控制过严，也会妨碍从事护理工作的人员自由表达他们的观察与发现，从而削弱了护理信息系统描述临床实践的能力。因此，探索一种使护士和医生能毫无限制地描述其新发现的方法是研究的一个重要课题。

（2）支持护士的临床推断是研究的核心。缺乏规范化的数据和结构化的专业知识阻碍了护理决策模型的形成，而后者是发展临床决策支持系统的先决条件。

（3）临床护理信息系统应对完成护理任务，特别是设计护理计划有所帮助，护士或许没有多少时间来计划或记录其护理工作，但她仍需要护理计划中的数据和信息。提供标准的清晰的护理术语，充分的自动化并与现存规范化的护理知识连接，均对制定充分的护理计划及完成护理任务非常有用。信息系统是否在策略性知识（strategic knowledge）领域有所帮助仍是有待探索的问题，策划性行为至今仍是人为活动（见图 1-4 第 6 层次）。

为更好地理解护理信息处理的重要组成元素，图 14-3 对图 1-1 进行了扩增，增加了决策、实施和评价等元素。另外，这些元素可用于研究护理信息系统的临床内容。

此模型的扩增部分包括如下。

（1）数据解释：体现临床实践的决策。

（2）干预：体现做出决策之后所有的行动。

（3）评估：涉及护理处理对病人疗效的影响，也包括评估过程本身。

（4）推论：表示护理诊断。

图 14-3 的模型有助于研究护士利用数据提取信息的方法，可作为一般的护理信息学模型，是对临床护理中数据–信息流的一种描述性表达。

护理信息系统的界定在支持 CPR 的系统环境中是动态扩展的，但最重要的是它必须允许交换及应用多学科提供的数据、信息和知识。护理信息学在护理这个学科中很重要，它有促进临床护理知识发展并扩展其科学基础的潜力。护理信息学有助于理解影响护理质量的各种因素。

六、传统纸质护理记录存在的问题

在当今高度信息化的医疗护理环境中，病人护理的归档工作占用了很多时间。护士常常在图表及管理追踪表中重复记录同样的数据。如果考虑现代电脑的巨大能力，这些重复绝无必要。传统的纸质病历所存在的几个不足之点已得到了充分证实（也可参阅第 7 章和第 29 章），它包括：①数据遗漏、数据冗余及缺乏决策的依据；②处理长时间段病人的不同问题时难以清晰；③访问、使用和检索具体记录的问题；④对记录资料改进以适应现代需要时遇到麻烦；⑤基于缺乏组织的纸质记录，评价病人疗效时存在困难；⑥阅读护理记录的字迹存在困难。

由于临床知识的高速膨胀，那些与护理相关的知识能否在护理中根据需要随时随地应用，以及数据存储格式是否便于为检查护理质量和护理疗效所利用变得很重要。病人医疗护理资料的复杂化促使数据电子归档的需求快速发展，以方便多学科医护人员利用及满足统计学目的。

七、护理资料的层次

从各种源头（即来自直接的病人护理）收集的数据，原则上只需存储一次，但可以被反复应用。这些数据的应用取决于所应用的层次，也即因层次的不同而有所差异。在图 14-4 中，左边是作为先决条件的组分，如统一的术语，构成了护理工作中第一层数据登记的基础，这些数据的正确解释见于第二、三、四层。

（一）护理最小数据集

在护理中人们试图用标准化的术语来记录护理工作。这些归档的数据要求用护理最小数据集（NMDS）中的元素表示。NMDS 包括护理诊断、护理行为和处理、护理相关的病人疗效以及护理强度。一旦临床数据被统一定义，护理工作者就可以用统一的术语来描述和比较病人的问题、病人护理程序、护理结果和为跨单位医护提供所需要的资源。为达此目标，护理人员需要用标准化的数据格式和统一的护理语言。但同时应允许护理人员使用自己的术语，然后通过专门的翻译器将其描述的内容转变为国际公认的术语。一旦护士从元素水平上建立了基本临床数据，她们就可以利用 NMDS 元素的定义，结合统一的数据标准，产生出那些数据的抽象概念。

应用于临床信息系统的护理数据部分已获得 NMDS 定义。为了病人医护归档的需要，早期的努力主要集中于测试 NMDS 的元素。开发了定义和分类一致的最小的护理信息元素集合，NMDS 是护理观察和实践标准化的最初尝试，宗旨是适应那些传统形式的护理数据文档。这些护理元素包括护理问题和护理诊断、护理处理和护理效果。这些元素已规定在美国、比利时和澳大利亚使用。类似的项目在其他一些国家，如加拿大、丹麦、瑞士和荷兰正在实施中。

随着标准化代码方案的使用，使不同的人群、医疗卫生机构、地理区域和历史阶段的临床护理数据进行比较以及为病人合理分配护理资源成为可能。因为对一个病人的护理可以涉及急性护理、康复护理和慢性病护理以及社区医疗，所以信息系统必须允许整个护理过程中收集、保存和检索这些数据。机构特异性差异和结构化组分（例如护理资源、应用模式、对资源的占有、护理协议）在文档中都应放置在最低限度的护理数据。不同层次的数据支持不同类型的决策在图14-4的右边已有说明。建立起NMDS的数据库后，就可能把这些数据用于其他目的如持续质量评估、管理和研究。

（二）护理数据

为质量评估和改进护理的临床数据可用护理信息系统进行定义。图14-4说明病人特异的数据、机构特异的数据和专业信息与知识是如何在信息系统中从最基础的临床数据水平中派生而来的。表14-1给出了一些系统例子。例如，奥马哈系统（Omaha System，参阅表14-1）定义了关于护理问题、处理方法和效果的标准数据元素。

测量和评估方面的许多观念上和方法学上的问题尚需解决，但对护理结果数据的获取、存储、检索和分析的技术已经达到实用阶段。如今，外部市场迫切需要质量和成本方面的数据。因此，迫切需要CPR系统中包含关于病人状态和短期以及长期效果的临床数据。护理诊断是临床数据的一个例子，可以期望用于评估护理的复杂程度。处理方法的数据可以用于判断护理强度和护理工作量上的可变性。

（三）护理术语

标准化术语是现代电子病历十分重要的组成部分。全世界有几种处于开发、应用和试验不同阶段的其他术语系统。包括Read编码的护理术语系统及各种分类系统，如北美护理诊断协会（North American Nursing Diagnosis Association）的护士诊断术语系统、护理处理分类和Omaha系统的护理处理术语系统及其他许多系统。国际级水平的有国际护理实践分类（International Classification for Nursing Practice，ICNP），这是一部描述护理事件（例如护理诊断）和处理的专业词汇参考指南。ICNP来源于若干已有的分类和术语系统。

（四）护士的临床推理和判断

虽然，关于护理信息系统所需要的临床护理的知识基础正变得越来越成熟和清晰，但还有许多知识仍须完善。设计和开发护理信息系统的一个重要内容是了解护士是如何分析和使用数据的。虽然在护理文献中报道了许多决策性的支持系统，但仍有必要进行系统的调查研究。

一些支持每一步护理过程决策的最早项目仅是为研究的目的而开发，这些程序在临床上从未得到广泛使用。已经开发的辅助护士决策的项目包括以下几个方面。

（1）支持护士做出护理诊断的计算机辅助护理诊断和处理（computer-aided

表 1　美国正在使用的护理支持系统

系统名称	主要组件	机构类型
Omaha 系统	1.关于护理诊断(问题)、处理方法和效果的标准化方案 2.护理数据:用于提高实践、改善管理上的监督和扩充护理知识库	家庭护理机构、公共医疗诊所、家庭保健、学校和其他可流动的保健组织
自动化社会医疗信息系统(ACHIS)	1.记录每天医护过程和结果 2.安排管理和研究日程:病人的问题的性质、预防、处理策略和医疗对结果的影响	1.Omaha 系统的应用 2.社团健康保健
Hettinger and Brazile 系统	1.系统特点为多问题规划 2.关心病人、健康维持随访和免疫跟踪 3.哮喘的临床管理工具 4.病例管理,转院跟踪工具 5.预约安排	社团健康保健
农村老年保健扩充程序	1.为社团扩展对象的一个程序,其目的是让农村老人的预防、医疗和保健服务更便利。此程序联结各种正规社团服务、非正规社团服务、志愿者服务、学术团体服务,以加强农村社团成员的自身能力,更好地为老人服务。 2.一般档案、就诊档案、身体和心理的测量数据的结合	社团健康保健
ComputerLink	1.为那些老年性痴呆病人家庭保健服务者提供信息上和情感上的支持 2.功能部分包括了通信、决策支持模块和电子百科全书	社团健康保健
CareMap	1.为病例管理资源综览服务的保健计划系统 2.护理诊断的自动化库 3.病人治疗效果 4.各种类型病人的中期目标和处理 5.危重病症处理 6.持续提高护理质量	所有种类的健康保健机构

nursing diagnosis and intervention，CANDI)：一次小范围的对 CANDI 的有效性测试中，检查了 8 个最常见的护理诊断，并比较了系统做出的诊断和临床护理专家做出的诊断两者之间一致性的程度。系统和护理专家之间的统计学一致性为 7/8。

（2）辅助护士计划和安排的系统：Creighton 在线多模块专家系统（Creighton On-Line Multiple Modular Expert System）。

（3）泌尿科护理信息系统（UNIS）：协助护士为小便失禁的病人制定护理计划。

（4）CAREPLAN：为协助护士照顾产后病人而设计。

（5）VP-II：重点放在寻找护理问题，其基础为白血病病人的数据。

（6）ACCESs：一个由 4 个模块组成的流动护理专家系统，即①Well-baby（健康维护随访）；②哮喘（哮喘的临床管理）；③病例管理（转院跟踪）；④计划（临床预约）。该系统的规则和结果正在接受验证，验证方法为比较与护理专家决策的一致性。其中几个较为典型的系统为①FLEXPERT：关于护理诊断和病人症状的原型护理计划系统，处于开发早期；②FLORENCE：一个经过改进的护理计划系统，应用病例库及模型为护士在设计护理计划时进行护理诊断提供帮助；③ORSS（手术室计划系统）：一个最近报道的为改进手术室计划的专家系统。设计者模拟了能影响外科病人在科室流动的所有变量，并可产生外科处理计划。

一般而言，早期的决策支持系统的运行并未提供评估性信息为护理知识做出贡献，或有助于日趋复杂化的决策支持系统的开发或改进。有关最近开发的专家系统的文献报道仍然没有评估和关于为改进系统或护理知识有用的研究和发现。仅有的一个例外是，矫正肺动脉导管波形的决策支持系统已经被测试；用户的决策技能在系统应用前后进行了评定，测试结果对该系统的内容、精确度、操作的难易程度和及时性都感到满意。

另外一个关于早产预报的系统也经过了测试。测试者称通过利用现存的数据，用专家系统比人工预测早产更准确。从该系统获得的结果提示，将来用周密计划的、高质量的数据收集方式来进行的研究能进一步提高整个系统的预报准确度，可为护士作早产预测开发出有效而可靠的决策支持系统。

总之，护士临床推论和决策的研究正在开展，但发展的速度较慢。虽然在文献中报道的许多决策支持系统的例子已被应用，但缺乏新的认识作为开发信息系统的有力工具。已报道的决策系统是相对局限的系统，往往处在开发早期和试验阶段。大部分为独立的、用于研究目的的系统。即使较先进的系统也必须对其支持护士临床推理的效果作严格的评估。

八、护理信息系统

早期讨论的焦点是护士怎样才能从信息系统中获益和系统能给病人护理带来的影响。在19世纪70年代，当早期的医院信息系统出现时，大家的注意力转向应用系统能否对护士工作所面临的问题有更深的了解和能否为护理工作引进新的功能。在早期，护理主要包括任务和处理操作，所以只有护理过程中较明确的步骤（判断、计划、实施和评估）的数据才被记录下来。这些一般的系统类型以后逐渐被以某问题为中心的系统所取代，后者包括病人问题识别以及护理行为。在这些系统中，护士可在分级数据库环境中建立个人的护理计划。然而，检索护理数据仍是一个问题。

此后开始了实质性的研究，但仍处于前沿阶段。护理语言系统、分类学及分类系统已经成为护理信息学研究的热点所在。这些研究推动护理信息系统向更广阔天地发展，人们将继续分析关于护理信息学的范围、内容和科学基础等问题。现在，较流行的观点是临床数据应支持护理的决策，而不仅仅是记录护理的工作任务。这种观念的转变有助于定义从以任务为中心的系统转化到未来的系统范式。如果护理信息系统不仅仅是电子化档案柜和传送信息的设备，护士和设计者必须创造一种新的技术，它可以利用已输入系统的信息，把原始数据转化为更易利用的格式，并为护士提出临床推理。这种新观点导致建议研制集成系统，它包括数据、描述和功能的集成（参阅第 20 章）。

（一）支持需求

在尝试为护理信息系统提供一个全面的描述时，有必要强调，当前观点正在逐渐变化：从为护士提供收费和工作支持的护理信息系统，转到将重点放在作为护士实践所需要的策略资源的临床数据和信息上。支持护理的系统至少具有以下方面的特征。

（1）为护士提供决策支持。

（2）提供先进的护理知识，包括如何确定对护理非常重要的数据。

（3）为病人提供关于护理的信息。

（4）提供通信设备，如可访问数据库，后者为护士提供实行整体化护理所需的信息，而这种整体化护理是实现循证医疗（evidence-based care）的需要。

（二）系统的应用

应把注意力放在将现有的系统转化为下一代支持护理实践的系统上。在转化过程中，必须转换护理知识库，建立标准护理词汇和数据交换协议，同时为护理信息学专家提供更多的就业机会。

支持临床护理的系统已在各种医疗机构中运行。为获得当前运行中的各系统总的印象，那些被大量报道的系统的主要组分将在一些表中描述。表 14-1 提供了在美国使用的社团护理信息系统的概要。另外一种类型的系统，能将病人数据集成为"虚拟"记录，更好地为不同的医疗保健机构提供吸引和分配客户的服务。

总之，这里描述的护理信息系统有其一般特点，也显示了不同的医疗机构之间差别，而这些机构的护士在她们作临床决策及准备文档时需要支持。其中一些系统拥有可用于支持护士决策的临床数据，另外一些系统因具有增加护理知识的潜力而受到关注。虽然它们是独立运行的系统，但它们的数据和系统功能的性质却为未来面向支持和改善临床护理的模块化系统提供了重要实例。

（吴远玲　王夫侠　孙会　王希美　刘美菊　赵允　王燕）

第三十三章　医院感染控制

第一节　概念

一、医院感染定义

医院感染（rlosoco mial lnfection，hospital infection 或 hospital acquired infection）是指住院患者在医院内获得的感染，包括在住院期间发生的感染和在医院内获得而出院后发生的感染，但不包括入院前已开始或入院时已存在的感染。医院工作人员在医院内获得的感染也属医院感染。

二、医院感染分类　医院感染按其病原体来源可分为三类

1.外源性感染（交叉感染）　是指引起感染的病原体来自患者体外，如患者与患者、患者与医务人员的直接接触感染或患者通过物品、医院环境等间接接触而感染。

2.内源性感染（自身感染）　是指引起感染的病原体来自患者体内、体表的正常菌群或条件致病菌，如口腔、肠道、呼吸道、阴道及皮肤等部位的微生物。

3.母婴感染　是指在分娩过程中胎儿经胎盘或产道所发生的感染。

三、消毒灭菌作用水平及方法

根据消毒因子的适当剂量（浓度）或强度和作用时间对微生物的杀灭能力，可将其分为四个作用水平的消毒方法。

1.灭菌法　可杀灭一切微生物（包括细菌芽孢）达到灭菌保证水平的方法。

（1）物理灭菌法　常用的有热力灭菌（高压蒸汽灭菌、干热灭菌）、电离辐射灭菌、微波灭菌、等离子体灭菌等。

（2）化学灭菌法　甲醛、戊二醛、环氧乙烷、过氧化氢、过氧乙酸等化学灭菌剂。例如膀胱镜采用2%戊二醛浸泡消毒10h可达到灭菌效果。

2.高效消毒法　指可杀灭一切细菌繁殖体（包括分枝杆菌）、病毒、真菌及其孢子等，对细菌芽孢（致病性芽孢）也有一定杀灭作用，达到高水平消毒的方法。

（1）物理方法热力、电离辐射、微波、紫外线等。

（2）化学方法　含氯消毒剂、戊二醛、臭氧、二氧化氯、过氧化氢、甲基乙内酰脲类化合物和一些复方配剂消毒剂。

3.中效消毒法　指仅可杀灭分枝杆菌、真菌、病毒及细菌繁殖体等微生物，达到

消毒要求的方法。

（1）物理方法超声波。

（2）化学方法 碘类（碘仿、碘酊、氯己定碘等）、醇类、酚类。

4.低效消毒法 指仅可杀灭细菌繁殖体和亲脂病毒，达到消毒要求的方法。

（1）物理方法 通风换气、冲洗等机械除菌法。

（2）化学方法 单链季铵盐类消毒剂（苯扎溴铵等）、双胍类（如氯己定）、中草药消毒剂及汞、银、铜等金属离子消毒剂等。

四、医疗用品危险性分类及消毒要求

1.高度危险性物品 这类物品是穿过皮肤或黏膜而进入无菌组织或器官内部的器材，或与破损的组织、皮肤黏膜密切接触的器材和用品。例如手术器材和用品、穿刺针、输液（血）器材、注射药物、透析器、血制品、导尿管、膀胱镜、腹腔镜、体内植入物和活体组织检查钳等。这类物品必须选用灭菌法灭菌。

2.中度危险性物品 这类物品仅和皮肤黏膜相接触，而不进入无菌的组织内。例如体温计、呼吸机管道、胃肠道内镜、气管镜、麻醉机管道、压舌板、喉镜、口罩、便器、餐具、茶具等。这类物品一般情况下达到消毒即可，可选用中效或高效消毒法。但消毒要求并不相同，例如内镜、口表等必须达到高效消毒，而便器、卫生洁具等用中效消毒即可。

3.低度危险性物品 是指虽有微生物污染但一般情况下无害，只有当受到一定量致病菌污染时才造成危害的物品。这类物品和器材仅直接或间接和健康无损的皮肤黏膜相接触，包括生活卫生用品和患者、医护人员生活和工作环境中的物品，如毛巾、脸盆、痰盂、地面、桌面、床面、被服、一般诊疗用品（听诊器、血压计等）。这类用品可用低效消毒方法或只做一般清洁处理即可，仅在特殊情况下，才需做特殊的消毒要求。例如当传染病病原体污染时，必须针对污染微生物的种类选用有效的消毒方法。

五、消毒灭菌方法的选择

1.根据微生物污染的种类、数量，选用消毒、灭菌方法和消毒剂使用剂量。

（1）对受到致病性芽孢菌、真菌孢子和抗力强、危险程度大的病毒污染的物品，选用高效消毒或灭菌法。

（2）对受到致病性细菌和真菌、亲水病毒、螺旋体、支原体污染的物品，选用中效以上的消毒法。

（3）对受到一般细菌和亲脂病毒污染的物品，可选用中效或低效消毒法。

（4）杀灭被有机物包裹的微生物时，应加大药物的使用剂量。

（5）消毒物品上微生物污染特别严重时，应加大药物剂量和延长消毒时间。

2.根据消毒物品的性质选择消毒方法

选择消毒方法时应考虑：①要保护消毒物品不受损坏；②使消毒方法易于发挥作用。

（1）耐高温、耐湿的物品和器材，应首选压力蒸汽灭菌或干热灭菌。怕热、忌湿物品和器材，应选择甲醛或环氧乙烷气体消毒、灭菌。

（2）器械的浸泡灭菌，应选择对金属无腐蚀性的灭菌剂。

（3）在选用消毒剂时，还要充分考虑消毒液对宿主产生的毒性、对环境的污染，对原材料的破坏以及消毒液的价格。

第二节　医院环境管理

一、医院整体建筑布局的隔离与功能流程

医院布局与功能流程，应达到"防止医院内交叉感染，防止污染环境"的要求，功能流程做到洁、污分开，防止因人流、物流导致的污染。在建筑分区方面应注意以下几点。

（1）医院整体环境应将区域划分为低危险区（清洁区）、中等危险区（半污染区）、高危险区（污染区）、极高危险区（重点保护区）。

（2）传染隔离病区应分为"三区"、"两通道"和"两缓>中"，并设有实际屏障和隔离标志。

（3）隔离病房用于保护性隔离以及感染的防扩散隔离，应设在普通病房的尽端。

二、医院治疗环境类别及管理

依据 GB 1 5982—1 995 中规定，医院治疗环境分为四个类别，对不同类别的治疗环境应制订相应的管理方法及卫生学标准，以达到医院感染控制管理的要求。

（一）Ⅰ类环境管理要求

1.Ⅰ类环境包括层流洁净手术室和层流洁净病房（血液病房、移植病房等）。

2.Ⅰ类环境卫生标准　要求空气中的细菌总数≤10cfu/m³，物体表面的细菌总数≤5cfu/m²。

3.Ⅰ类环境的空气消毒方法　只有采用高效、中效、初效层流过滤通风，使室内空气达到万级以上的洁净度，才能使Ⅰ类环境空气中的微生物达到标准水平。

（二）Ⅱ类环境管理要求

1.Ⅱ类环境包括普通手术室、产房、婴儿室、早产儿室、普通保护性隔离室、消毒供应中心洁净区、烧伤病房、重症监护病房等。

2.Ⅱ类环境卫生标准　要求空气中的细菌总数≤200cfu/m³，物体表面的细菌总数≤5cfu/m²。

3.Ⅱ类环境的空气消毒方法　Ⅱ类环境均为有人房间，必须采用对人体无毒无害且可连续消毒的方法。

（1）循环风紫外线空气消毒器　这种消毒器由高强度紫外线灯和过滤系统组成，可以有效地滤除空气中的尘埃，并可将进入消毒器的空气中的微生物杀死。开机器

30min 后即可达到消毒要求，以后每过 1 5min 开机 1 次，消毒 15min 循环至预定时间。机器采用低臭氧紫外线灯制备，消毒环境中臭氧浓度低于 $0.2mg/m^3$ 对人体无害，故可在有人的房间内进行消毒。

（2）静电吸附式空气消毒器 这类消毒器采用静电吸附原理加以过滤系统，不仅可过滤和吸附空气中带菌的尘埃，也可吸附微生物。在一个 $20\sim30\ m^2$ 的房间内使用一台大型静电式空气消毒器，消毒 30min 后可达到国家卫生标准。可用于有人房间的空气消毒。

（3）紫外线空气消毒 利用紫外线灯照射方法，紫外线瓦数一般不以每平方米计算，而以每立方米计算，即每立方米空间紫外线灯瓦数应≥1.5W。可采用吸顶安装，也可采用活动式紫外线灯照射。照射时间一般均应大于 30min。使用紫外线灯直接照射消毒时人不得留在室内。

（4）化学气溶胶消毒法 空气气溶胶消毒是采用现代微粒子喷雾器将消毒剂溶液雾化成 $50\mu m$ 以下的微小粒子，允许其在空气中停留一段时间，即可使消毒剂颗粒与空气中微生物颗粒有充分接触的机会，达到杀灭空气中微生物的目的，适合于医院Ⅱ类、Ⅲ类环境在无人的情况下进行气溶胶空气消毒。在室温下可选择以下方法：使用 0.5% 过氧乙酸溶液，按 $20\sim30ml/m^3$ 计算，采用加热蒸发或喷雾法，在 $60\%\sim80\%$ 相对湿度条件下密闭作用 2h；使用 3% 过氧化氢溶液，按 $20\sim40ml/m^3$ 或 $50mg/m^3$ 计算，采用喷雾法，在 $60\%\sim80\%$ 相对湿度条件下作用 30min；使用 0.05% 浓度的二氧化氯溶液，按 $20ml/m^3$ 计算，采用喷雾法密闭作用 30~60min。

（三）Ⅲ类环境管理要求

1.Ⅲ类环境包括儿科病房、妇产科检查室、注射室、换药室、治疗室、消毒供应中心清洁区、急诊室、化验室、各类普通病房和房间。

2.Ⅲ类环境卫生标准 要求空气中的细菌总数≤500cfu/m^3，物体表面的细菌总数≤10cfu/m^2。

3.Ⅲ类环境的空气消毒方法 室内应定时清洁、通风换气，必要时可采用上述空气消毒方法。

（四）Ⅳ类环境管理要求

1.Ⅳ类环境包括传染病科门诊及病房、肠道门诊。应按《中华人民共和国传染病防治法》的规定，传染科门诊应设独立区域。挂号、候诊室、药房、病案室、采血室、化验室及注射室等与普通门诊分开。肠道门诊必须设立专用卫生间。传染病房要相对独立且远离普通病区，必须严格划分清洁区和污染区，病房内设卫生间。传染病门诊和病区内分别设立医务人员通道和患者通道。传染病区应做到诊室、人员、时间、器械固定。

2.Ⅳ类环境卫生标准 要求空气中的细菌总数≤2000cfu/m^3，物体表面的细菌总数≤1 5cfu/m^2。

3.Ⅳ类环境的空气消毒方法 加强环境的卫生清洁和通风换气制度，可采用上述空气消毒方法定时消毒。

第三节 外科伤口管理

一、外科伤口的换药原则

外科伤口依据受细菌污染的程度分为清洁伤口、污染伤口和感染伤口。为促进组织修复及伤口愈合，需要对各类伤口进行更换敷料或进行清创、引流等外科处置。虽然每类伤口处理方法不尽相同，但在处理中均应严格遵守无菌技术操作，遵循先处理清洁伤口，后处理污染伤口。先换一般细菌感染创面，后换特异性感染或耐药菌感染创面的原则。换药用的器械及敷料使用后应及时处置，不得随处丢弃，防止对环境污染导致医院感染的发生。

二、不同类型换药后的处置

（一）一般换药的处置

一般换药后处置是指对未被特异性细菌（气性坏疽杆菌、破伤风杆菌等）、病毒 [乙型肝炎病毒（HBV）、丙型肝炎病毒（HCV）、人免疫缺陷病毒（HCV）等] 及耐药菌感染的伤口的换药后处置。

1.外科换药的处置

（1）换药 医护人员在给患者换药前后要认真洗手，如手可能被污染时应戴手套，手被血液等污染物污染时应洗手后进行手消毒。

（2）医疗器具的处置

①换药后将使用过表面光滑的换药器具，如治疗碗、弯盘、冲洗器等首先用清水将血液、有机物彻底清洗干净，再进行消毒或灭菌。

②带有沟、缝、齿、轴节等不易冲洗干净的器械，应放入多酶清洗液中进行浸泡后（按多酶产品说明书使用），清水刷洗干净再进行消毒或灭菌处置。

③凡在消毒供应中心集中清洗消毒处置或具备超声清洗设备时，病房可将换药污染器具放入装载容器内，采用多酶保湿剂喷洒在器械表面，防止器械表面污染的有机物凝固干燥，使器械表面的血液等有机物湿润并达到分解，以利清洗（多酶洗液的配制浓度和应用方法应参照不同品牌酶制剂的产品使用说明书使用），将处置后的器具密闭封存、装运至消毒供应中心处置。

④不具备上述条件时，必须在病房做好污染器具的初步处置，即采用清洗剂或多酶洗液浸泡、清洗并采用 0.5% 含氯消毒液浸泡 30 min 后，送至消毒供应中心灭菌处理。

2.医疗废弃物的处置

（1）换药后的一次性医疗废弃物应按《医疗废弃物分类目录》的要求做好分类收集。

（2）更换下来的污染敷料应直接放入治疗碗（盘）内。

（3）换药完毕将污染的治疗碗（盘）移至污物处置间，将敷料放入有"感染性废弃物"标识的黄色垃圾袋内。废弃的锐利器械使用后，直接放入锐器盒内或放入带有"损伤性废弃物"标识的内套有黄色垃圾袋的收集箱内。

（二）特殊感染的处置

特殊感染疾病有破伤风、气性坏疽、朊毒体病等。破伤风是由破伤风杆菌经由皮肤或黏膜伤口侵入人体，在低氧环境下生长繁殖，产生毒素而引起阵发性肌痉挛的一种特异性感染。气性坏疽是由梭状芽孢杆菌引起的特异性感染，致病菌产生的外毒素可引起严重毒血症及肌组织的广泛坏死，多见于肌肉组织广泛损伤的患者，特别是伤口较深而污染严重处理不及时者。特异性感染患者应给予隔离，外科换药用具、用后的敷料应严格消毒或焚烧。

1.特异性病原菌感染的处置 主要有以下几种。

（1）换药 医护人员在给患者换药前后要认真洗手，如手可能被污染时应戴手套，手被血液等污染物污染时应洗手后进行手消毒。

（2）医疗器具的处置程序 主要有以下几种。

①患者使用过的物品、器具等收集后应先消毒，分别用含有效氯或有效溴1000~2000mg/L消毒剂浸泡30~45min，或过氧乙酸1000mg/L浸泡30 min。

②初步消毒后放入多酶清洗液中浸泡（多酶洗液的配制浓度、方法以及浸泡时间应参照不同品牌酶制剂的产品说明书），再用清水冲刷、擦干。

③耐高温的物品可采用压力蒸汽灭菌，不耐高温的物品可在清洗后，采用低温灭菌或再用含氯消毒剂或1，3-二溴5，5-二甲基海因（简称二溴海因）消毒剂1000~2000 mg/L浸泡30~60 min。

④污染器具收集后也可采用煮沸消毒1 h或高压蒸汽灭菌处理后再采用多酶制剂浸泡、清洗后再消毒或灭菌。有条件的医院，初步消毒后可直接放入清洗消毒器内清洗消毒依次完成，可有效地减少环境污染和保护医务人员。

（3）医疗废弃物的处置伤口敷料及一次性医疗器具使用后应立即放入黄色垃圾袋内，双层袋封扎立即焚烧。不能焚烧的医疗废弃物可用含有效氯或有效溴为2000 mg/L的消毒剂或2%戊二醛浸泡30~60 min。排泄物应严格消毒后方可倒弃，以防止病菌扩散。

（4）治疗环境处置 严格执行接触隔离制度，医护人员进入病房要穿隔离衣及戴帽子、口罩、手套等，身体有伤口者不能进入病房内工作。环境要保持清洁，每日进行擦拭消毒，患者的体液、分泌物等污染环境时，应立即用高水平消毒方法进行消毒。

（5）终末处理患者出院应进行淋浴、更衣。病房空气可采用过氧乙酸加热熏蒸，相对湿度应在60%~80%，室温在18℃以上，过氧乙酸用量按1 g/m² 计算，密闭熏蒸2h。室内各种物品、家具等用0.1%过氧乙酸擦拭，患者带回的用物需用0.5%~1%的漂白粉浸泡30min或煮沸15min，不能浸泡和煮沸时用高压蒸汽灭菌或过氧乙酸熏蒸方能带回。患者尸体也应用0.1%~0.2%的过氧乙酸喷雾或擦拭全身，进行彻底的终末消毒处理。

2.朊毒体感染的处置　朊毒体不同于人类至今发现的任何一种以核酸复制为遗传基础的病原微生物，它是一种缺乏核酸、不需核酸复制而能自行增殖的蛋白质感染性粒子。目前已知的由朊毒体感染所致的疾病包括人类的克罗伊茨费尔特—雅各布病（CJD）、库鲁病、Gerstmann–Stroussler–Schinker综合征（GSS）、致死性家族性失眠症（FFI）以及动物的牛海绵体脑病（BSE）和绵羊瘙痒病等。这类疾病被称之为"传染性海绵状脑病"（TSE），是一类神经系统退行性变性疾病，可呈传染性、散发性或遗传性发生。因此，对该病患者或疑似患者污染的手术器械、物品及分泌物、排泄物均应进行严格消毒灭菌。

（1）患者污染物品的处理被患者分泌物、排泄物等污染的用具，采用高压蒸汽灭菌132℃作用30min或121℃作用1 20 min，但仅部分效果。

（2）医疗物品的处理

①高危性物品与中危物性品　如侵入性的手术器械等，应采用高压蒸汽灭菌134~138℃作用1 8min。非侵入性的接触人体完整皮肤黏膜的医疗物品，如肠镜、胃镜等，应浸泡于1mol/L氢氧化钠溶液内作用1 h，再高压蒸汽灭菌121℃作用60min。

②低危性物体表面　即接触人体完整皮肤的物品，应浸泡于1mol/L氢氧化钠溶液内作用15min。

3.耐药性病原菌感染的处置　耐药性病原菌，如耐甲氧西林金黄色葡萄球菌（MRSA）、耐万古霉素肠球菌（VRE）、耐甲氧西林表皮葡萄球菌（MRSE）、多重耐药的铜绿假单胞菌等，因对临床常用的抗菌药物产生耐药作用，容易在医院环境中定植，易造成耐药性病原菌的传播。因此对耐药性病原菌感染的患者同样应做好消毒、隔离，防止耐药性病原菌扩散。患者使用过的医疗器具应按感染性疾病消毒隔离制度进行消毒隔离。

（1）换药医护人员在给患者换药治疗前、后要认真洗手，如手可能被污染时应戴手套，手被血液等污染物污染时应洗手后进行手消毒。

（2）医疗器具处置患者使用后的器具应先消毒，可采用含有效氯为1 000~2000mg/L的消毒剂浸泡30min或0.5%过氧乙酸浸泡10min，再清洗、酶洗、漂洗后进行消毒或灭菌。

（3）医疗废弃物的处置伤口敷料及一次性医疗器具使用后应立即放入有"感染性废弃物"标识的黄色垃圾袋内。一次性使用的锐器物污染后直接放入锐器盒内或内套黄色垃圾袋的带有"损伤性废弃物"标识的收集容器内。

（4）治疗环境处置换药室应保持清洁，每天在换药前后进行紫外线照射消毒，每次照射40min。物体表面保持清洁，换药后应用含有效氯或有效溴为250~500mg/L的消毒剂溶液对治疗环境进行擦拭消毒。

4.血源性感染的处置　经血液传播性疾病（HBV、HIV、HCV等）的患者不断增加，其手术使用后的医疗器具及伤口敷料因受到血液污染，容易造成病毒的扩散。因此，加强对经血液传播性疾病的控制是十分必要的。

（1）换药　医护人员在给患者换药前后要认真洗手，如手可能被污染时应戴手套。

（2）医疗器具的处置 接触过患者血液、体液的物品、器具等收集后应先消毒，可采用含有效氯为 1 000~2000 mg/L 的消毒剂浸泡 30 min 或 0.5%过氧乙酸浸泡 30min 后再清洗、酶洗、消毒或灭菌。

（3）医疗废弃物的处置伤口敷料及一次性医疗器具使用后应立即放入有"感染性废弃物"标识的黄色垃圾袋内。一次性使用的锐器物污染后直接放入锐器盒内或内套黄色垃圾袋的带有"损伤性废弃物"标识的收集容器内。

（4）治疗环境处置 执行接触隔离制度，环境要保持清洁，每日进行清洁擦拭。患者的体液、分泌物等避免污染环境，如有血液、体液污染应立即用含有效氯为 500~1000mg/L 的消毒液喷洒或擦拭消毒。

第四节　清洗

一、清洗质量标准

1.降低物品上的生物负荷。

2.去除有机、无机污染物。

3.灭菌时达到无菌保障水平。

二、清洗的原则

1.按照《消毒技术规范》（2002 年版）规定，普通患者使用过的物品可先清洗后消毒。被甲类传染病患者及肝炎、结核、艾滋病、炭疽病等患者的排泄物、分泌物、血液等污染的器材和物品应先消毒再清洗，于使用前再按物品危险性的种类，选择合理的消毒、灭菌方法进行消毒或灭菌处理。

2.尽快清洗，防止污物（尤其是血液等有机物）变干。如不能及时清洗，最好浸于清洁水中，阻止污物变干。水温须<60℃，水温过高会使蛋白质凝固，使之很难去除。

3.手工清洗或机器清洗，均应先用冷水漂洗以去除粗大碎片。

4.由于自来水很难完全去除有机污物，对于有机污物污染的物品（血液、组织液、分泌物或排泄物），应先用冷水漂洗后再用含酶洗涤剂浸泡，以分解和去除有机污物。

5.选择与物品匹配且适合污染物种类的清洁剂。pH 值<7 的清洁剂主要用于无机污物的清洗；pH 值>7 的清洁剂主要用于有机污物，如血液、脂肪、粪便等的清洗；金属器械主要选择宜采用弱碱性的清洁剂。

6.清洁剂应为低泡，以便于漂洗干净，无残留。手工清洗的清洁剂以能看清溶液中的物品为宜，而机器清洗时必须选用低泡、耐温的清洁剂，以免堵塞排水管道。注意残留的清洁剂会导致生锈和影响一些化学消毒剂的作用。

7.凡能拆开的器械部件必须采用手工方法仔细地刷洗，不能用机器代替。

8.对于管道、缝隙、粗糙的器械表面、关节等处应选择不同类型和大小的刷子仔细地刷洗。

三、清洗的种类

清洗有手工清洗、机器清洗和超声清洗三种。

1.手工清洗　清洗人员必须注意自身保护，戴厚的橡皮手套，戴面具以保护眼、鼻、口黏膜，穿防水衣服或穿围裙、袖套，头套完全遮盖头发。手工清洗应设专用的清洗槽和清洗空间，清洗时避免水的泼溅和气溶胶的形成。

2.机器清洗　机器清洗器可分为全自动、半自动清洗器和专用设备清洗器，清洗程序包括冷水清洗、洗涤剂清洗、漂洗、热水清洗（水温为 80~90℃）和干燥等，因此机器清洗无须先预处理消毒。

3.超声清洗　超声波清洗器产生的超声波主要用于去除物品中细小的碎屑，为此超声清洗前必须先初步清洗以去除粗大的污物。在使用前应让机器运转 5~10min，以排除溶解的空气。机器内加酶可大大提高超声清洗的效率。

第五节　手卫生

一、手卫生的意义

洗手作为一种简单而经济的操作方法，在控制医源性感染和耐药性细菌方面起着重要的作用。保持良好卫生习惯，避免经手造成环境、医疗器具、患者用品等污染，防止直接或间接造成患者或医务人员的感染，是提高医疗质量、保障患者和医务人员安全等工作的一项重要内容。

二、WHO 关于手卫生（洗手或手消毒）的六个指征

1.接触患者前后。

2.摘除手套后。

3.进行侵入性操作前。

4.接触患者体液、排泄物、黏膜、破损的皮肤或者伤口敷料后。

5.从患者污染的身体部位到洁净的部位。

6.直接接触患者所用的各类物品（如医疗器械）后。

三、洗手步骤

掌握正确洗手方法，应注意清洗手心、手背、指尖、指缝及手掌的各个关节，时间不少于 15s。

1.用流动水湿润双手，使肥皂沫充满双手。

2.按六步洗手步骤认真揉搓。

（1）掌心相对，手指并拢，相互揉搓。

（2）手心对手背沿指缝相互揉搓，交换进行。

（3）掌心相对，双手交叉指缝相互揉搓。

（4）右手握住左手拇指旋转揉搓，交换进行。

（5）弯曲手指使关节在另一手心旋转揉搓，交换进行。

（6）将五个手指尖并拢放在另一手掌心旋转揉搓，交换进行。

3.流动水下彻底冲洗，使用自动烘手机或一次性纸巾，使手保持干燥。

4.如为手拧式水龙头，则应采用防止手部再污染的方法关闭水龙头。

四、手消毒步骤

医务人员手被患者血液、体液、分泌物、排泄物等感染性物质污染以及直接为传染病患者进行检查、治疗、护理或处理传染病患者污染物之后，应当先用流动水>中净，然后使用手消毒剂消毒双手。其方法如下。

1.取适量的速干手消毒剂于掌心。

2.严格按照六步洗手法的揉搓步骤进行揉搓，时间不少于 15s。

3.揉搓时保证手消毒剂完全覆盖手部皮肤，直至手部干燥使双手达到消毒目的。

第六节　职业暴露的感染防护

医务人员在治疗、护理、卫生处置等医疗活动过程中，预防经血液传播性疾病的防护措施应当遵循标准预防原则，即对所有患者的血液、体液、分泌物、排泄物均视为具有传染性，医务人员在接触上述物质时，必须采取相应的防护措施。

一、标准预防措施及防护要求

1.坚持做好标准预防，医务人员接触病原物质时正确执行屏障防护，采取以下防护措施。

（1）养成良好的卫生习惯，强化洗手意识，接触患者血液、体液、分泌物后应立即洗手。

（2）医务人员进行有可能接触患者血液、体液的诊疗和护理操作时必须戴手套。操作完毕，脱去手套后立即洗手，必要时进行手的消毒。

（3）在诊疗、护理操作过程中，有可能发生血液、体液飞溅到医务人员的面部时，医务人员应当戴具有防渗透性能的口罩、防护眼镜及手套。有可能发生血液、体液大面积飞溅或有可能污染医务人员的身体时，还应当戴具有防渗透性能的隔离衣或者围裙。

（4）当医务人员手部皮肤发生破损，在进行有可能接触患者血液、体液的诊疗和护理操作时必须戴双层手套。

（5）医务人员在进行侵袭性诊疗、护理操作过程中，要保证充足的光线并特别注意防止针头、缝合针、刀片等锐器刺伤或划伤。

（6）使用后的锐器应直接放入耐刺、防渗漏的锐器盒或利用针头处理设备进行安全处置，也可以使用具有安全性能的注射器、输液器等以防刺伤。

（7）严禁使用后的一次性针头重新套上针套。禁止用手直接接触使用后的针头、刀片等锐器。

（8）如不慎被锐器刺伤，应立即采取相应的措施（清创），对创面进行严格消毒处理，并进行血源性传播疾病的检查和随访。

2.免疫接种　建立职工健康档案，对高危科室（手术部、产房、血液净化中心、口腔科、传染科）的医务人员以及手术医师等，应定期进行 HBV、HCV、HIV 检查，乙肝血清标志物阴性的医护人员应接种乙肝疫苗。

二、发生职业暴露后的处理措施

（一）医务人员暴露于污染血液后的应急处理

1.手局部针刺伤的处置　主要有以下几点。

（1）保持镇静，迅速、敏捷地按常规脱去手套。

（2）健侧手立即从近心端向远心端挤压受伤部位，使部分血液从伤口排出以减少污染的程度，同时在流动水下冲洗伤口 15min。

（3）用碘酒、乙醇（酒精）消毒受伤部位。

2.污染物喷溅眼或黏膜的处置　用生理盐水反复冲洗污染部位 15min。

3.衣物溅污或浸泡所致污染的处置迅速、敏捷地按常规脱去污染的帽子、口罩、工作服。用流动的净水冲洗污染部位。

（二）登记、免疫接种、上报、随访制度

1.发生职业暴露后应向医院感染管理科室报告，医院组织相关专家对暴露发生的危险程度进行评估，并对暴露者及患者进行相关的血清学检查及随访、监控。

2.根据暴露病毒的种类及病毒载量，对暴露人员实行预防用药方案。

（三）不同病原暴露后的处置

1.暴露于 HIV（血源性疾病）的处置有以下三点。

（1）预防最好在 4h 内实施，最迟不超过 24h，并建议使用抗逆转录病毒药物。

（2）暴露后尽早获得血液标本进行 HIV 检查，定期检查血清转化，并及时向医院的有关部门报告，包括其他疾病。

（3）医院应立即采集感染源患者的血清学进行检查。

2.暴露于 HBV（血源性疾病）的处置　有以下三点。

（1）对于既往已有免疫，其抗 HBs 抗体>10mIU/ml 时，不需要进一步治疗。

（2）对于没有免疫力的人，应尽早使用预防性肌内注射乙肝免疫球蛋白（最好48h 内，最迟≤1 周）。同时进行乙肝疫苗全程接种，即开始时皮下注射 10μg，1 个月时 5μg，6 个月时 5μg。

（3）免疫注射后还应进行血清学检查，以确定是否出现合适的血清学反应。

3.暴露于 HCV（血源性疾病）的处置　丙型肝炎病毒感染途径同乙型肝炎。目前虽然没有丙型肝炎暴露后的治疗方法，但也必须检查血清转化。对于乙型肝炎病毒感染的感染源患者，也，必须检查 HCV 感染。

（1）对暴露发生的原因进行调查并提出改进意见，以防止类似事件的发生。

（2）对暴露于病源 HCV Ab（+）的暴露者注射 α-干扰素 3d，并定期追踪 6~9 个月（血细胞计数、生化、肝酶学）。

（3）对暴露者应定期随访、监控。

第七节 医疗废弃物分类及处置

1.医疗废弃物分为感染性医疗废弃物、损伤性医疗废弃物、病理性医疗废弃物、药物性医疗废弃物、化学性医疗废弃物及其他。

2.医疗废弃物处置要求

（1）盛装的医疗废弃物达到包装物或容器的 3/4 时，扎紧包装物或容器的封口，由医院指定的医疗废弃物收集人员统一回收。

（2）盛装医疗废弃物的每个包装物、容器表面应有警示标识。在每个包装物、容器上应当系上医疗废弃物的产生单位、日期、类别等尚需说明的中文标签。

（3）严格医疗废弃物分类收集，不应混合。

（4）发现医疗废弃物垃圾袋有漏损时，应另加一层垃圾袋。

（5）医疗废弃物收集运送的各个环节中，不能有泄漏，一旦发现泄漏，应就地进行消毒处理，防止污染扩散。

（6）处理和收集医疗废弃物人员，应做好个人防护，防止职业暴露，当发生职业暴露后，应按医院有关规定进行局部处理和上报。

（7）执行医疗废弃物收集双签字制度并留有档案以备查验。

（王夫侠 孙会 王希美 刘美菊 赵允 吴远玲 高玲花）

第三十四章　医院卫生学监测的管理

第一节　医院环境卫生学监测技术

医院环境卫生学监测是查找传染源、切断传播途径、控制医院感染的重要手段。虽然目前不主张对环境卫生学进行广泛的、常规的监测，但在某些特殊情况下，环境仍是引起医院感染的危险因素，特别是当发生医院感染暴发流行时，医院环境卫生学监测显得尤为重要，同时环境卫生学监测可作为科研的依据及消毒效果的评价。因此开展有目的、有选择的环境监测是很必要的。

一、手卫生监测

手卫生是减少医院感染最简单、经济、有效的方法，是预防和控制医院感染散发和暴发流行的重要措施。

1.目的　通过手卫生学的监测，了解和掌握医务人员手部微生物携带情况，督促检查医务人员洗手和手消毒措施的落实，以确保患者获得安全的医疗服务。

2.采样时间

①一般情况下每季度监测 1 次。当发生医院感染流行，高度怀疑或确定与医务人员手的污染有关时，应及时进行监测。

②常规监测在洗手后、诊疗操作前进行，特殊监测随时采样。

3.采样方法

手的采样有棉拭子涂抹法、直接压印法和洗脱法。

（1）棉拭子涂抹法　被检人 5 指并拢，用浸有含相应中和剂的无菌洗脱液的棉拭子在双手指弯曲面从指根到指端往返涂擦 2 次（一只手涂擦面积约 30cm²），并随之转动采样棉拭子，剪去操作者手接触部分，将棉拭子投入 10ml 含相应中和剂的无菌洗脱液试管内，立即送检。

（2）直接压印法准备 1 个平皿，采样时被检人 5 指并拢，打开平皿，将培养基表面直接压贴在手掌根部至指尖弯曲面 10~20s 后送检。

（3）洗脱法取无菌 0.9%氯化钠溶液 200~300ml，倒入适宜的无菌容器内，将待检查的手浸入无菌 0.9%氯化钠溶液中，反复冲洗 1~2min。该方法较棉拭子法采菌量多，但一般只在寻找某种细菌等特殊情况下使用。

4.结果判断　不同环境下工作的医务人员手卫生标准。

5.注意事项

①所采样本应及时检测，室温下存放不得超过 2h，4℃冰箱存放不得超过 4h。

②应选择合理的采样方法，使消毒效果监测更科学、更准确。

③采用棉拭子涂抹法时应严格按照采样规范进行，采样的范围及涂抹次数符合要求，以保证采样的准确性。

④采用直接压印法时，应将培养基压贴手掌，不能直接将手压在培养基上，防止用力过度使琼脂下陷，影响细菌计数。

⑤对Ⅰ类区域（层流洁净手术室、层流洁净病房）每月每次抽检人数不得少于3人。对Ⅱ、Ⅲ类区域每月应对该区域医护人员轮流进行手卫生质量检测。

二、物体表面卫生学监测

1.目的

①及时发现传染源及传播途径。

②作为某些科研的基础研究。

2.监测内容　医疗环境中可能接触的工作区域的物体表面及任何有可能与患者接触的物体表面，包括治疗车、治疗台、配液台、病床、雾化器、氧气湿化瓶、床旁桌椅、病房门把手、输液架等。

3.采样时间　一般情况下每月监测 1 次，常规物体表面监测应选择在清洁消毒后进行采样。若为暴发流行时的环境微生物学检测，则尽可能对未消毒处理的现场进行采样。

4.采样方法　采样方法主要采用棉拭子涂抹法。棉拭子涂抹法的步骤如下。

①对于平面的物体用 5cm×5cm 大小的标准灭菌规格板，放在被检物体表面，用浸有含相应中和剂的无菌洗脱液的棉拭子 1 支，在规格板内横竖往返均匀涂抹各 5 次，并随之转动棉拭子，连续采样 1~4 个规格板面积，用无菌剪将棉拭子与手接触的部分剪去，棉拭子投入装有含相应中和剂 10ml 的无菌洗脱液试管内，立即送检。

②对于门把手、金属、玻璃等不规则的小型物体，采用浸有含相应中和剂的无菌洗脱液的棉拭子，直接在物体表面按一定顺序涂抹采样。采样后剪去棉拭子与手接触的部分，将棉拭子投入装有含相应中和剂 10ml 的无菌洗脱液试管内，立即送检。

5.结果判断　物体表面卫生标准。

6.注意事项

①常规监测如被采样的物体表面面积<100cm^2 时，取全部物体表面；面积≥100cm^2 时，取 100cm^2。暴发流行时采样不受此限制。

②应选择合理的采样方法，所采样本应及时送检。

三、非洁净区域空气消毒效果监测

1.目的

①监测医疗环境是否符合医院环境卫生学标准。

②进行流行病学调查。

2.采样时间 每月监测 1 次，在消毒处理后关好门窗，在无人走动的情况下，静止 10min 进行采样。

3.采样方法 根据采样原理分为平板暴露法、固体撞击法、液体>中击法、滤过法，日常监测采样多采用前两种方法。

（1）平板暴露法 室内面积>30m² 时，在四角及中央各设 1 点，4 角的布点位置应距墙壁 1m 处。面积≤30m² 时设一对角线，两端及中央各设 1 点，放置普通营养琼脂平板或血平板（直径 9cm），距地面 1.5m，两端距墙壁 1m 处。打开平板盖暴露 5min，盖好立即送检。

（2）固体撞击法 多使用 LWC-I 型离心空气微生物采样器和 FA-I 型多级撞击空气微生物采样器。其方法为：将空气微生物采样器放在室内各采样点，采样高度距地面 1.5m，离门窗 1m 以上，且采样器与采样者保持约 50cm 的距离，防止采样者身上细菌被吸入采样器，采样 1min 立即送检。

4.注意事项

①布点位置要正确，严格按照房间面积、布点要求及采样方法进行操作。

②采样后及时送检。

第二节　医院消毒的药械效能监测技术

医院消毒是预防医院感染的重要措施之一，药械消毒效果的 {监测是评价其消毒设备运转是否正常、消毒剂是否有效、消毒方法是否合理、消毒效果是否达标的重要手段，因此必须重视对消毒的药械效能监测，确保达到消毒目的。

一、消毒剂效能监测

（一）使用中消毒剂浓度监测（试纸法）

消毒剂的消毒效果易受到多因素的影响，如消毒剂种类、配方、浓度、环境温度、酸碱度、有机物、微生物种类及数量等。因此，应充分了解这些因素，以提高消毒效果。医院内应加强对使用中消毒剂的监测，监测内容包括消毒剂有效浓度、细菌污染量监测。

1.G-I 型消毒剂浓度试纸

（1）适用范围 过氧乙酸、二氯异氰尿酸钠、次氯酸钙、次氯酸钠、氯化磷酸三钠、二氧化氯、其他含氯消毒剂和含次氯酸钠的清洗消毒剂等。

（2）使用方法将试纸条置于消毒剂溶液中片刻，取出后半分钟内在自然光下与标准色块比较，直接读出溶液所含有效成分浓度值。

（3）注意事项 应注意以下几项。

①当消毒剂溶液有效成分>1000mg/L 或对固体消毒剂检测时，为取得较准确的结果，可将消毒剂稀释至 20~500mg/1-浓度后再进行检测。当消毒剂溶液有效成分>1500mg/L 时，用此试纸检测，其准确性下降。

②必须掌握测试时间，若时间超过 1 min，试纸条的颜色会逐渐消退，以至影响监测结果。

③测试纸应置于阴凉、避光、防潮处保存，且在有效期内使用。

2.戊二醛浓度测试卡

（1）使用方法从小瓶中取出一条测试卡，并旋紧瓶盖，将指示色块完全浸没于待测消毒液中取出后，色块部位蘸瓶盖上的纸垫，以去除多余的液体，横置于瓶盖上 5~8min（不要将色块面朝下，以免受到污染）后观察色块颜色变化，若指示色块变成均匀的黄色，表示溶液浓度达到要求。若色块全部或仍有部分白色，表示溶液浓度未达到要求。

（2）注意事项 测试卡瓶开启后应在 120d 内用完（或在产品注明的有效期内使用），同一浓度的消毒液应使用相应浓度的测试卡。

（二）使用中消毒剂细菌污染量监测

（1）适用范围 过氧乙酸、二氯异氰尿酸钠、次氯酸钙、次氯酸钠、氯化磷酸三钠、二氧化氯、其他含氯消毒剂和含次氯酸钠的清洗消毒剂等。

（2）采样方法 使用中的消毒剂与无菌器械消毒剂应于采样后 1h 内检测。其方法为：在无菌条件下，用无菌吸管吸取 1ml 被检样液，加入 9ml 含相应中和剂的磷酸盐缓冲液（PBS）中混匀，立即送检。

（3）结果判断使用中消毒剂细菌菌落总数应 ≤100cfu/ml，不得检出致病微生物。无菌器械消毒剂必须无细菌生长。

二、内镜及器械清洗、消毒效果监测

内镜及器械清洗彻底是消毒灭菌效果的保证。为了确保内镜及器械的消毒、灭菌效果，清洗必须彻底，并通过清洗、消毒效果监测确定其达标程度。

（一）内镜清洗及消毒监测

1.清洗监测

（1）监测方法

①冷藏试剂盒在使用之前要复温到与室温相同，该试剂盒内有指示物瓶（透明帽），活化剂瓶（绿色帽），末端有棉拭子的金属棒。

②打开试剂盒内的指示物瓶，将瓶内液体倒入活化剂瓶中。

③用 1 滴清洁水湿润棉拭子，将拭子插入内镜活检孔道。

④剪下棉拭子，放入活化剂瓶中至少摇动 5 次。

（2）结果判断

①摇动 30s 后观察棉拭子颜色，如颜色由蓝变绿，则表示被测试的内镜上有血液残留。当有大量的血液残留时，指示物周边的溶液将变成深蓝色。

②立即记录结果，激活后的棉拭子呈黄色视为正常反应，表示无血液残留。

（3）注意事项

①检测时应避免触摸拭子前端，也不能用含氯的溶液湿润棉拭子。

②如检测结果为阳性时（由蓝变绿），必须重新清洗内镜，并再次测试直至结

果阴性。

2.消毒监测

（1）监测时间

①消毒剂浓度必须每日定时监测并做好记录，保证消毒效果。

②消毒后的内镜每季度进行生物监测并做好监测记录。

③灭菌后的内镜每月进行生物监测并做好监测记录。

（2）微生物监测方法　一般在消毒、灭菌后及使用前进行。采样方法：用无菌注射器抽取 10ml 含相应中和剂的缓＞中液，从待检内镜活检口注入，用 15ml 无菌试管从活检出口收集缓冲液，及时送检 2h 内检测。

（3）结果判断　消毒后的内镜细菌总数<20cfu/件，未检出致病菌为合格；灭菌后内镜无细菌检出为合格。

（二）器械清洗监测

（1）联苯胺一双氧水法　用纱布轻轻擦干清洗后的器械，再用联苯胺试剂滴入器械接触血液部位和轴关节处，使之渗透到关节面内，然后用双氧水滴入上述部位，垫上医用纱布。如医用纱布上呈现深蓝色，则为强阳性，表示残留血液较多。医用纱布上呈现淡蓝色，则为弱阳性，表示有少量残留血液。医用纱布上不显色，则表示没有血液残留。

（2）生物污染蓝光显像系统将生物污染蓝光显像试剂喷洒在器械上，在特制的荧光显示灯下面即可看见附着在器械上的生物污染物，用以检查器械清洗的效果，若清洗干净则显示均匀的紫色荧光。

（3）试纸测试法　其检测原理是通过试纸上的过氧化物和显色剂与血性污染物中的血红蛋白、肌红蛋白作用，使显色剂发生色泽变化，可判定是否有微量血液污染，其灵敏度为 15μg/L。方法：器械清洗后，在需要检测的部位各滴 1 滴无菌蒸馏水，待 10s 后，用试纸蘸器械上的蒸馏水观察结果。试纸蘸水后在 3~5s 内开始变色为强阳性，15min 内变色为弱阳性，1 h 以上仍不变色为阴性。

三、紫外线消毒效果监测

1.日常监测　包括对紫外线灯管使用时间、照射累计时间的记录。紫外线灯管累计使用时间为 1000h，紫外线灯辐照强度<70μW/cm² 时应及时更换。

2.紫外线强度照射指示卡监测

（1）监测方法　监测前用 95% 酒精擦拭灯管，开启紫外线灯 5min 后，将指示卡置于紫外线灯下垂直距离 1m 处。将指示卡有图案的一面朝上，照射 1min 后关闭紫外线灯，立即取出指示卡。

（2）结果判定观察指示卡色块颜色，将其与标准色块比较，读出照射强度。

普通 30W 直管型紫外线灯，新灯管辐照强度 ≥90μW/cm² 为合格，使用中紫外线灯辐照强度 ≥70μW/cm² 为合格，<70μW/cm² 时需更换紫外线灯管。

8.紫外线辐射强度仪监测

（1）监测方法　监测前用 95% 酒精擦拭灯管，开启紫外线灯 5min 后，将紫外线辐射强度仪探头置于被检紫外线灯中央向下垂直距离 1 m 处，仪表稳定 3~5min 后，观察并记录测试数值。

（2）结果判定

①当辐射强度值为 80~90μW/cm² 时，每 6 个月监测一次。

②当辐射强度值为 70~79μW/cm² 时，每 8 个月监测一次。

③当辐射强度值<70μW/cm² 时，必须更换紫外线灯管。

（3）注意事项

①紫外线灯照射值的测定应在无人的情况下进行，特殊情况下应注意皮肤和眼的保护。

②紫外线辐射强度仪必须在计量部门检定的有效期内使用。指示卡应获得卫生许可批件并在有效期内使用。

③测试时必须将指示卡或探头放在紫外线灯下垂直距离 1 m 处。

④每次监测后必须做好记录。

⑤新更换紫外线灯管时，应做本底监测，如果辐射强度高于 9μW/cm²，可在 1 年以后再进行监测。

第三节　手术部卫生学监测技术

手术部（室）卫生学监测是医疗机构中感染与控制的重要环节。目前各医疗机构中的手术部建筑与设施有所不同，可分为无净化空调设施的普通手术部和采用净化空调设施的洁净手术部。

无论哪一类手术部均需进行定期的卫生学监测，为手术患者的安全提供充分的保证。

本节重点介绍手术部空气卫生学监测、物体表面卫生学监测、手术区皮肤黏膜监测、卫生洁具监测。其他监测内容包括外科手卫生学监测、消毒药械效能监测、常用消毒灭菌设备功效监测、包装材料监测、消毒灭菌物品监测，具体内容详见本章第一、第二、第四节。

一、手术部空气卫生学监测

（一）洁净手术部空气卫生学监测

洁净手术部空气监测是通过空气菌落测定实现的，空气菌落测定可作为一种环境清洁的指标及空调系统过滤效果的评价。其监测方法分为静态监测和动态监测两种。

1.静态监测

（1）目的　监测洁净手术部空气在静态下是否达到空气卫生学标准。

（2）采样范围及频次　手术部各级别的手术间每月至少进行一间静态空气净化效果的监测并记录。

（3）采样时间 Ⅰ级洁净手术部和洁净辅助用房检测前，净化空调系统应运行15min，其他洁净房间应运行40min。

（4）采样方法

①沉降法摆放直径为90mm的普通营养琼脂培养皿（φ90培养皿），高度1.5m，沉降30min后送检。

②固体撞击法采用空气采样器检测空气中浮游菌的密度。将空气微生物采样器放在所选定手术间内的各采样点，采样高度距地面1.5m，离门窗1m以上，且采样器与采样者保持约50cm的距离，防止采样者身上细菌被吸入采样器，采样1min后立即送检。

（5）结果判断 根据中华人民共和国国家标准《医院洁净手术部建筑技术规范》（GB 50333—2002），我国洁净手术部等级标准以及主要洁净辅助用房等级标准。

2.动态监测 动态监测包括空气沉降菌浓度监测及静压差监测，静压差监测由工程专职人员用仪器测定，在此仅介绍空气沉降菌浓度监测。

（1）目的 监测洁净手术部空气在动态下是否达到空气卫生学标准。

（2）采样频次

①手术部各级别的手术间每月至少进行一间动态空气净化效果的监测并记录（与静态监测的同一手术间），包括手术间及辅助用房。

②定期抽查，只检查手术间，频次：Ⅰ~Ⅱ级为每月1次，Ⅲ级为每2个月1次，Ⅳ级为每3个月1次。疑有污染或检测不符合标准应查找原因进行复查，直至达标并留有完整记录。

（3）采样时间及方法

①沉降法 手术部空气沉降菌密度应在手术开始时、手术中间和手术结束前抽检，在每个回风口中部摆放3个φ90培养皿，沉降30min后在37℃下培养24h，菌落计数的每皿平均值应符合洁净手术部空气污染控制指标的动态要求，单皿最大值不应超过平均值3倍。

其他洁净用房在当天上午10时和下午4时各测1次，在每个回风口中部摆放3个φ90培养皿，沉降0.5h后在37℃下培养24h。

②固体撞击法 采用动态采样器，检测应在手术开始、中间和结束前抽检，选择不少于3个程序，测定浮游菌菌落总数。

（4）结果判断菌落计数的每皿平均值应符合洁净手术部空气污染控制指标的动态要求，单皿最大值不应超过平均值的3倍。

（5）注意事项

①手术间按要求准备，采样期间禁止人员流动。采样后必须尽快对样品进行相应指标的监测并送检。

②沉降法按要求设置时间，暴露时间不宜过短或过长，操作方法应正确，操作过程中不得污染。

③洁净手术部空气进行动、静态对照监测时必须在同一房间，按照动、静态相应的采样点进行采样。

④当采用空气采样器测定浮游菌密度时，细菌密度监测点数应和被监测区域的含尘密度监测点数相同，且宜在同一位置上。每次采样应满足浮游菌最小采样量的要求。

（二）无净化空调系统设施手术部的空气监测

（1）目的　监测无净化空调系统设施手术部的空气是否符合空气卫生学标准。

（2）采样时间及频次　每月监测 1 次，在消毒处理后关好门窗，在无人走动的情况下静止 10mfn 进行采样。

（3）采样方法　日常监测中常用沉降法和固体撞击法，具体方法可参阅本节"洁净手术部空气卫生学监测"。

（4）结果判断　空气细菌菌落总数应≤200cfu/cm³，不得检出致病微生物。

（5）注意事项

①布点位置要正确，严格按照房间面积、布点要求及采样方法进行操作。

②采样后及时送检。

二、手术部物体表面卫生学监测

（一）洁净手术部物体表面卫生学监测

（1）目的

了解和掌握手术部非无菌物品表面及环境表面经清洁消毒后是否符合标准。

（2）采样范围及频次手术部各级别的房间每月至少进行一间以上的物体表面采样，如地面、墙面、台面等，每一类物体表面采样不少于 2 点。

（3）采样时间　静态采样（各类洁净用房，作为静态实测数据）于消毒后 10min 内进行；动态采样应在手术室手术结束后未经处置时及各类洁净用房的上午 10 时进行。

（4）采样方法

①棉拭子涂抹法　对于平面的物体用 5cm×5cm 大小的标准灭菌规格板，放在被检物体表面，用浸有含相应中和剂的无菌洗脱液的棉拭子 1 支，在规格板内横竖往返均匀涂抹各 5 次，并随之转动棉拭子，连续采样 1~4 个规格板面积。用无菌剪将手接触部分的棉拭子剪去，棉拭子投入装有含相应中和剂 10ml 的无菌洗脱液试管内，立即送检。

②直接压印法　采用一直径为 5.6cm（面积约为 25cm²）平皿，倾注营养液琼脂培养基，使培养基高出平皿口 1~2mm，凝固后置于 4℃冰箱保存待用。检测时将平板上的培养基表面压贴在物体上 10~20s 后送检。其计算公式为：

细菌菌落总数（cfu/cm²）=平皿上总菌落数/平皿面积（cm²）

（5）注意事项

①洁净手术部物体表面进行动、静态对照监测时必须在同一房间、同一类物体表面进行采样。

⑦常规监测如被采样的物体表面面积<100cm² 时，取全部物体表面；面积≥100cm² 时，取 100cm²。

③应选择合理的采样方法，所采样本应及时送检。

（二）无净化空调系统设施手术部的物体表面卫生学监测

（1）目的　了解和掌握手术部非无菌物品表面及环境表面经清洁消毒后是否符合标准。

（2）采样范围及频次不 IS 手术类别的手术间每月至少进行一间以上的物体表面采样，如地面、墙面、台面等，每一类物体表面采样不少于 2 点。

（3）采样时间　常规物体表面监测应选择在清洁消毒后进行采样。

（4）采样方法　同本节"洁净手术部物体表面卫生学监测"。

（5）结果判断　物体表面细菌菌落总数 $\leq 5cfu/cm^2$，不得检出致病微生物。

（6）注意事项

①常规监测如被采样的物体表面面积 $<100cm^2$ 时，取全部物体表面；面积 $\geq 100cm^2$ 时，取 $100cm^2$。暴发流行时采样不受此限制。

②应选择合理的采样方法，所采样本应及时送检。

三、手术区皮肤、黏膜监测

（1）目的　了解和掌握经消毒后的术野皮肤，黏膜上微生物的杀灭情况，以促进医护人员执行正确的皮肤黏膜消毒方法。

（2）采样时间及频次　手术区皮肤、黏膜消毒后立即采样，每月 1 次。

（3）采样方法　用 5cm×5cm 的标准灭菌规格板放在被检皮肤处，用浸有含相应中和剂的无菌洗脱液的棉拭子 1 支，在规格板内横竖往返均匀涂擦各 5 次，并随之转动棉拭子。用无菌剪刀将棉拭子剪下，投入含相应中和剂 10ml 的无菌洗脱液的试管内立即送检。不规则的黏膜皮肤处可用棉拭子直接涂擦采样。

采样结果计算方法：

细菌菌落总数（cfu/cm^2）=平板上菌落数×稀释倍数/采样面积（cm^2）

（4）结果判断　细菌菌落总数 $\leq 5cfu/cm^2$，不得检出金黄色葡萄球菌、大肠杆菌、铜绿假单胞菌。

（5）注意事项

①若皮肤黏膜采样处的表面不足 5cm×5cm 时，可取全部。

②采样后被采样区域应重新进行消毒后方可手术。

四、卫生洁具清洁与消毒效果监测

（一）卫生洁具的清洁方法

手术部卫生洁具主要包括拖把、笤帚、抹布、清洁用的容器、清洁用的毛刷、器械清洗设备等。

（1）手术部用的拖把、抹布应选用不脱落或少脱落纤维织物材料制成。

（2）所有洁具应分区使用，有明显的区分标志，不可混用、混洗。

（3）拖把、抹布不可直接擦拭血液、排泄物等。每次用后需用强力清洗剂浸泡清洗或用洗衣机清洗、甩干，每日工作结束前将拖把、抹布及笤帚清洗、消毒并干燥保存，也可采用吸尘器替代笤帚。

（4）清洁用的毛刷最好一次性使用，如果必须重复使用，用后需用酶制剂浸泡、冲净、干燥后备用。

（5）清洁用的容器，每次用后彻底刷洗、消毒，保持干燥。

（6）用于清洗器械的设备，其清洁与维护应按照产品说明书进行定期的内外清洁和维护。

（二）卫生洁具的消毒效果监测方法

（1）目的 了解和掌握卫生洁具使用后，经过清洁消毒后是否合格。

（2）监测范围 主要包括对拖把、抹布等织物类洁具的监测

（3）采样时间及频次拖把、抹布清洗、消毒后进行采样，每月1次。

（4）采样方法 用无菌方法剪取1cm×3cm的拖把、抹布等物品，直接投入5ml含相应中和剂的无菌生理盐水中，立即送检。

（5）结果判断 未检出致病微生物为消毒合格。

（6）注意事项被采样物品经消毒处理干燥后再行检测，如检测结果不合格，应检查洁具的消毒方法是否符合规范。

第四节 消毒供应中心卫生学监测技术

消毒供应中心（供应室）是承担着医院清洗、消毒、灭菌工作的核心部门，也是临床无菌物品供应周转的物流中心，同时也是医院感染控制的重要科室。

本节重点介绍供应中心各种灭菌器及灭菌效果监测、灭菌包装材料监测、质量控制过程的追溯，其他监测内容包括手卫生学监测、消毒药械效能监测、空气卫生学监测、物体表面卫生学监测、消毒灭菌物品监测，具体内容详见本章第一~第三节。

一、压力蒸汽灭菌效果监测

压力蒸汽灭菌效果监测应采用的方法有物理监测（工艺监测）、化学监测和生物监测三种方法。

（一）物理监测（工艺监测）

（1）目的 判断物品灭菌过程中机械运行的状态是否达到灭菌标准规定的条件。

（2）监测方法 每锅灭菌时按照灭菌所确定的灭菌工艺和参数记录灭菌温度、时间、压力、真空度。

（3）结果判断

①下排气压力蒸汽灭菌器压力升至102.9kPa（1.05kg/m²），温度达到121℃，灭菌时间30~45min。

②预真空压力蒸汽灭菌器的蒸汽压力达到205.8kPa（2.1 kg/m²），温度达到132℃或以上，灭菌时间4min，真空度8.0kPa（60 mmHg），脉动预真空循环3次以上。

（4）注意事项

①每次运行中监测温度、压力等数据的曲线图应打印记录。

②工艺监测均要记录归档备案，保留时间3年。

③工艺和参数监测不合格时，所灭菌的物品不能发放使用。

（二）化学监测

化学监测法包括B-D试验（标准测试包和空腔负载试验）、包外化学指示物、包内化学指示卡、批量监测等灭菌质量监测。

1.B-D试验

（1）目的 对预真空和脉动式真空压力蒸汽灭菌器进行真空系统性能测试，以判定灭菌器是否达到充分的排气和蒸汽穿透的有效性。

（2）监测方法 每日每台灭菌设备必须在灭菌器开始运行前进行B-D试验。

①测试装置

a.标准测试包 使用标准测试包，宜使用一次性的B-D标准试验包或自制标准测试包。自制标准测试包具体制作方法：由100%脱脂棉布折叠成长（30±2）cm、宽（25±2）cm、高25~28cm大小的包裹。将B-D测试纸放于测试包的中间，测试包的重量为（4±0.2）kg。自制的B-D测试包每次使用后应清洗。

b.空腔负载试验装置 使用专门的空腔灭菌过程挑战装置（PCD），测试灭菌器对空腔器材灭菌的能力。

②操作方法首先进行灭菌器的预热，排除蒸汽管路、灭菌器夹层内残留的冷凝水汽。预热结束后将B-D标准测试包或PCD测试装置水平放于灭菌器内的灭菌架或篮筐中，置于灭菌器底部靠近灭菌器门与排气口上方。灭菌器内除测试包外不得放入其他任何物品。测试温度为134℃，时间3.5~4min。

（3）结果判断测试结束后，取出B-D测试纸或PCD测试装置内的化学指示条，观察颜色的变化。B-D测试纸变色均匀一致或化学指示条全部变黑，说明冷空气排除和蒸汽穿透效果良好，灭菌器可以使用。反之，则表示灭菌器内有冷空气残留或蒸汽穿透不佳，测试不合格。

（4）注意事项

①B-D测试不合格时，须检查测试失败的原因，直至B-D测试通过，方可使用灭菌器。

②B-D测试结果要记录存档，应保存3年。

③B-D试验指示物和空腔负载试验的器材须经卫生部批准，并在有效期内使用。

2.包外化学指示物的监测方法

（1）目的通过化学指示物变色情况判断物品是否经过灭菌处置。

（2）监测方法 将化学指示物粘贴于每个待灭菌物品的包外。

（3）结果判断经过一个灭菌周期后，观察指示物灭菌后的变色情况，如达到设定的标准且变色均匀，说明该物品经过灭菌处置。若变色不合格不能使用，查找原因重新灭菌。

（4）注意事项

①化学指示物仅说明物品是否经过灭菌处置，不能作为判定物品是否达到灭菌合格标准。

②监测指示物须经卫生部批准，并在有效期内使用。

③应保证指示胶带的完整性，且长度不少于6cm。

3.包内化学指示卡的监测方法

（1）目的 通过化学指示卡的颜色变化，判定蒸汽对灭菌包的穿透效果是否达到设定的灭菌条件。

（2）监测方法 将化学指示卡放入大包和难以消毒部位物品包（手术器械包）的中央。

（3）结果判断 经过一个灭菌周期后，观察化学指示卡灭菌后的变色情况，是否达到设定的标准且变色均匀。

（4）注意事项

①使用前要根据设备的灭菌温度（121℃或132~134℃），选用相应的包内化学指示卡。

②包内指示卡变色不合格的物品不能使用，找出原因重新灭菌。

③监测用化学指示物须经卫生部批准，并在有效期内使用。

④化学指示卡必须整条放置。

4.批量监测

（1）目的 通过化学指示条变色情况，对每批次灭菌过程中的物品以及对空腔类器械的灭菌质量进行监测。

（2）监测方法 在每个灭菌过程中，应将装有批量监测指示条的PCD测试装置，放于灭菌器门与排气口上方并与物品同步进行灭菌。

（3）结果判断 经过一个灭菌周期后，观察批量监测指示条的化学指示标识，看其灭菌后的变色情况，是否完全变成黑色且变色均匀。如指示条变色不合格（如变色不均匀、变色不完全），则本锅灭菌物品不能发放使用，应查找原因后重新灭菌。

（4）注意事项

①化学指示条应单独保存，不能与其他化学药品混放。

②监测指示物须经卫生部批准并在有效期内使用。

③监测后的化学指示条保存3年。

④如待灭菌物品包内含有管腔或蒸汽难以穿透的复杂器械，必须使用PCD管腔装置进行批量监测。

（三）生物监测

（1）目的 对压力蒸汽灭菌设备的灭菌性能监测。

（2）监测方法 应每月监测1次。

①选用自含式生物测试管菌片。压力蒸汽灭菌选用的指示菌株为耐热的嗜热脂肪杆菌芽孢（ATCC7953或SSIK31株）。

②生物测试须用标准测试包，宜使用一次性标准测试包，也可以自制测试标准包。

a.下排气式灭菌器标准包 由 3 件平纹长袖手术衣，4 块小手术巾，2 块中手术巾，1 块大毛巾，30 块 10cm×10cm 8 层纱布敷料包裹成 25cm×30cm×30cm 大小的测试包。将生物指示菌片放入测试包的中间进行灭菌。

b.预真空和脉动真空压力蒸汽灭菌器标准测试包 准备 16 条全棉手术巾，每条41cm×66cm，将每条手术巾的长边先折成 3 层，短边折成 2 层后叠放，做成 23cm×23cm×15cm 大小的测试包。将生物指示菌片放入测试包的中间进行灭菌。

③纸袋包装的生物指示菌片，经过一个灭菌周期后必须在无菌条件下取出，投入特制培养基中，经过（56±1）℃培养 7d 后，观察培养基的颜色变化。如为自含式生物指示剂，则可直接从测试包中取出进行培养，经过 48h 后即可获得结果，检测时应设阳性对照管。

（3）结果判断培养后如生物指示管保持原色（紫色），则视为阴性，判定为灭菌合格。若生物指示管由紫色变为黄色，与阳性对照管相同，则表示灭菌过程不合格。

（4）注意事项

①灭菌监测不合格时，必须停止使用灭菌器，查找原因并追回已发放的物品。

②监测所用的菌片需经过卫生部批准，并在有效期内使用。

③采用新的包装材料和方法时必须进行生物监测。

④对新安装的灭菌器或大修后的灭菌器必须进行生物监测，合格后方可使用。

⑤生物监测结果记录应归档保留 3 年，记录中应有操作人、核对人、负责人签字。

二、低温灭菌监测

（一）环氧乙烷气体灭菌器

环氧乙烷易燃、易爆且对人体有害，所以必须在密闭的环氧乙烷灭菌器内进行灭菌。一般医用环氧乙烷灭菌设备属于小型环氧乙烷灭菌器（容积在 1 L 以内），具备自动加药、自动抽真空、自动调节温度和湿度、记录和打印灭菌程序等功能。可采用 100% 的环氧乙烷或环氧乙烷加二氧化碳混合气体。

1.环氧乙烷气体灭菌器应用

（1）目的通过环氧乙烷气体的灭菌，达到灭菌效果。

（2）适用范围 适用于不耐高温、不耐湿的物品，如电子仪器、光学仪器、医疗器械、内镜、透析器和一次性使用的医疗用品等。

（3）灭菌前的物品准备与包装 有以下几个步骤。

①彻底清洗待灭菌的物品。

⑦待灭菌物品上不能有水滴或水分过多，以免影响灭菌效果。

③物品清洗后应采用环氧乙烷灭菌适用的包装材料包装，如医用皱纹纸、纸塑包装袋、通气型硬质容器、聚乙烯等。

④每个待灭菌物品的外包装应粘贴化学指示胶带作为灭菌处置的标志，包内应放置化学指示卡，作为灭菌效果的参考。

⑤将装有待灭菌物品的篮筐放在环氧乙烷灭菌器内，物品之间留有空隙。待灭

菌物品不能超过灭菌柜总体容积的 80%。

（4）环氧乙烷灭菌程序 主要包括预热、预湿、抽真空、输入汽化环氧乙烷达到预定浓度，维持灭菌时间，消除灭菌柜内环氧乙烷气体，解析以除去灭菌物品内环氧乙烷的残留。

（5）注意事项

①环氧乙烷储气罐的存放严格按照国家有关易燃易爆物品储藏要求。储存场所应通风、阴凉、温度不能高于 40℃。

②灭菌器及环氧乙烷气瓶应远离火源和静电。

③根据待灭菌物品的种类，选择不同的灭菌程序。

④环氧乙烷不适用于食品、液体、油脂类和滑石粉的灭菌。

⑤物品清洗时不宜用生理盐水。

⑥环氧乙烷气体灭菌器灭菌时，须在整个灭菌循环结束后方可打开灭菌器，以防止环氧乙烷气体泄漏而污染环境。灭菌后物品内环氧乙烷的残留量不应超过国家有关规定。

⑦环氧乙烷灭菌时，禁忌采用金属布箔、聚氯乙烯、玻璃纸、尼龙、聚酯、聚偏二氯乙烯、聚丙烯作为包装材料。

⑧每年应对灭菌环境进行环氧乙烷浓度监测。

⑨对环氧乙烷灭菌器的操作人员必须进行专业知识和紧急事故处理的培训。

2.环氧乙烷灭菌效果监测

（1）物理监测

①目的 判定物品灭菌处理中机械运行状况是否达到灭菌标准规定的条件。

②监测方法环氧乙烷灭菌器在每次灭菌过程中均应进行工艺监测。其主要指标有灭菌温度、灭菌时间、湿度、压力、通风时间等。

③结果判断凡达到工艺标准和程序为合格，否则为不合格。

④注意事项

a.工艺监测不合格的物品均不能发放。

b.工艺监测均应记录归档备查并保存 3 年。

c.新的或维修后的环氧乙烷灭菌器，对各项灭菌的关键参数必须进行物理校正。

（2）化学监测

①每次消毒过程均用低温灭菌专用化学指示物监测。

②每个待灭菌物品的外包装应粘贴化学指示物，经过一个灭菌周期后，应观察胶带灭菌后的变色情况，如达到设定的标准且变色均匀，说明该物品已经过灭菌处置。若变色不均匀、不合格，则不能使用，应查找原因重新灭菌。

③包内所放置的化学指示物，其灭菌参数达到设定要求时，化学指示物变色符合厂家规定的标准颜色，即表明灭菌合格。

④当灭菌器内灭菌物品有管腔和难以穿透的物品时，应使用管腔 PCD 过程装置监测。当灭菌结束后取出装置内的化学指示物，如符合规定标准色的要求，产品可以发放使用。

（3）生物监测　环氧乙烷灭菌器每月应做生物监测 1 次，体内植入物灭菌时必须每次均做生物监测，待结果为阴性时方可使用。

①测试包　包括挑战性测试包和常规测试包。

a.挑战性测试包　用于对灭菌器的考核。

制作方法：取 20 ml 注射器 1 个，拔出针芯，去掉针头，将生物指示剂带孔的塑料帽一端朝向乳头放入针筒内，再将注射器针芯插入针筒内（避免碰及生物指示物）。另选 1 根成人气管插管或 1 个一次性塑料注射器（均须放入化学指示卡），1 根长 25.4cm、内径 0.76cm、管壁厚 1.6mm 的琥珀色乳胶管。另备 46cm×76cm 大小的 4 条全棉清洁手术巾，每条手术巾先折叠成 3 层后对折成 6 层，然后将 4 条手术巾自下而上叠起，再将上述物品放于叠起的手术巾中间，最后用 2 块清洁包布或无纺布包裹，并用化学指示胶带粘贴成一个测试包。

b.常规测试包作为平时的常规生物监测之用。制作时先将生物指示剂放在 1 个注射器内，其方法与挑战性测试包相同，再用 1 条全棉小毛巾折成 2 层包裹后，一起放入 1 个剥离式包装袋内。

②采样方法　环氧乙烷低温灭菌生物监测选用的指示菌株为枯草杆菌黑色变种芽孢（ATCC9372），将生物监测测试包放置于灭菌器的中央位置，设 1 个测试点，经过 1 个灭菌周期后将自含式生物指示管与阳性对照管均置于 56℃培养箱中培养，48h 后观察结果。

③结果判断　自含式生物指示管与阳性对照管在培养器中培养 48h 后，判定培养结果。若生物指示管未变色（仍为绿色），则视为阴性，判定灭菌合格；若生物指示管由绿色变为黄色，与阳性对照管相同，则灭菌过程不合格。

④注意事项

a.灭菌指示物必须经卫生部批准，并在有效期内使用。

b.生物指示物取出后需立即进行培养。

c.生物监测结果记录应归档保留 3 年。

（二）过氧化氢等离子体灭菌器

过氧化氢等离子体灭菌器为低温气体等离子体灭菌装置，用过氧化氢蒸汽经离子化之后，在激发源高频场作用下产生等离子进行灭菌，其灭菌能力强能杀灭各种微生物。灭菌温度≤50℃，灭菌周期时间 50~75min。

1.过氧化氢等离子体灭菌器应用

（1）目的通过过氧化氢气体灭菌达到灭菌的效果。

（2）适用范围　适用于不耐高温、不耐湿的医疗器械的灭菌，如内镜、各种金属器械、玻璃器皿和陶瓷制品等灭菌，不宜用于植入物的灭菌。

（3）灭菌前的物品准备与包装

①彻底清洗待灭菌的物品后经干燥处理，待灭菌物品外部及管腔内不能有水分，以免影响灭菌器的运转及灭菌效果。

②物品清洗后采用过氧化氢等离子体灭菌器专用的材料包装，如纸塑包装袋、无纺布、通气型硬质容器等。

③每个待灭菌物品的外包装应粘贴化学指示胶带作为灭菌处置的标志，包内放置化学指示卡作为灭菌效果的参考。

④待灭菌物品放置在灭菌器内，物品之间应留有空隙。

（4）过氧化氢等离子体灭菌器灭菌程序

①接通电源，将灭菌室抽成真空 39.9Pa（0.3Torr），使真空在室温下保持 5~20min。

②将浓度为 58%的过氧化氢溶液约 2ml 特型盒内后，该盒自动插入灭菌器内，使过氧化氢扩散达到 6mg/L。

③射频电场激发产生等离子体，此阶段为主要灭菌阶段。

④过滤空气冲刷平压使压力恢复正常，结束灭菌并取出物品。物品取出后可立即使用亦可保存。

（5）注意事项

①细小孔隙（直径小于 1mm）的管腔器材穿透性差，需使用增强剂。对带有小于 3mm 细孔的长管道或死角的器械及器械长度大于 400mm 的物品，灭菌效果难以保证，不能使用过氧化氢等离子体灭菌器灭菌。

②待灭菌物品应保持干燥，因带水分湿气的物品易造成灭菌失败。

③待灭菌物品必须使用专用包装材料和容器包装，不宜采用植物性纤维材质，禁用布类、纸类、亚麻制品、棉纤维制品等包装。

④不宜灭菌的物品包括油剂、手术缝线、粉剂、液体、木类物品等。

⑤每次灭菌循环中应在包内放入化学指示卡和生物指示剂，严格监测灭菌效果。

⑥装载时塑面须朝一个方向，待灭菌物品不得接触灭菌器内壁，装载高度距腔体顶端 8cm。

⑦每次灭菌循环应将不同类物品混放，不能只放金属类物品。

2.过氧化氢等离子灭菌效果监测

（1）物理监测

①目的　判定物品灭菌处理中机械运行状况是否达到灭菌标准规定的条件。

②监测方法　在每次灭菌过程中均应进行工艺监测。主要指标有灭菌温度、灭菌时间、压力、通风时间等。

③结果判定达到工艺标准和程序为合格，否则为不合格。

④注意事项

a.工艺监测不合格时，所有物品不能发放。

b.工艺监测均记录归档备查，保存 3 年。

c.新的或维修后的灭菌器，对各项灭菌的关键参数必须进行物理校正。

（2）化学监测

①每次灭菌过程均用低温灭菌专用化学指示物进行监测。

②每个待灭菌物品的外包装应粘贴化学指示胶带，经过一个灭菌周期后，观察胶带灭菌后的变色情况，如达到设定的标准且变色均匀，说明该物品经过灭菌处

置；若变色不合格，则不能使用，应查找原因重新灭菌。

③包内所放置的化学指示卡，其灭菌参数达到设定要求时，如化学指示卡变色符合规定标准色，即表明灭菌合格。

（3）生物监测每月应做生物监测 1 次，体内植入物灭菌每次必须做生物监测，待结果为阴性时方可使用。

①测试物 自含式生物指示剂。

②采样方法 过氧化氢等离子体灭菌器生物监测选用的指示剂菌株为嗜热脂肪杆菌芽孢，将生物指示剂放置于灭菌器的排气口上方，设 1 个测试点，经过一个灭菌周期后将自含式生物指示管与阳性对照管均置于 56℃培养箱中培养，48h 后观察结果。

③结果判定 自含式生物指示管与阳性对照管在培养器中培养 48h 后，判定培养结果。若为阴性，则生物指示管仍为原色（紫色），阳性对照管为黄色，判定为灭菌合格。若生物指示管由紫色变为黄色，则表示灭菌过程不合格。

④注意事项

a.灭菌指示物必须经卫生部批准，并在有效期内使用。

b.生物指示物取出后需立即进行培养。

c.生物监测结果记录应归档保留 3 年。

三、灭菌包装材料监测

（一）包装材料的标准

目前包装材料主要包括纺织类、非纺织类（无纺布）、塑封包装袋或纸塑包装袋、医用包装纸及容器的包装。无论哪类包装材料均应保证其内容物在使用前的无菌性及打开包装时无菌物品不易被污染，故对包装材料有以下几点要求。

①包装材料应具备抗物理损害、抗撕拉、抗戳及抗磨损等性能。

②包装材料应无洞、无毒、低绒絮不易被污染。

③包装材料应能将所包的物品封闭严密，且具有良好的防尘埃粒子、防液体的屏障作用。

④不同灭菌设备应选用相应的包装材料以利于空气的驱除、灭菌因子的穿透、分布和驱除，如采用环氧乙烷灭菌器灭菌的物品最好选用聚酯类或无纺布等包装材料，不宜采用纺织物品做包装材料。过氧化氢等离子体灭菌器灭菌物品必须使用专用包装材料和容器包装，禁用布类、纸类、亚麻制品、棉纤维制品等包装。

⑤包装材料储存环境的适宜温度为 18~22℃，相对湿度为 35%~70%。

⑥使用纺织物的包装材料应建立检测、控制和决定其使用寿命的规定，如规定灭菌的次数和清洗的次数。再次使用前应进行相关内容的检查，从而保证其对无菌物品的屏障作用。

（二）包装材料监测

（1）目的通过包装材料的监测确保包装材料达到标准要求，以保证包内无菌物品的无菌效果。

（2）监测方法 包括一般检测和专业的定向监测

①一般检测 在日光或良好的人工光源下检查，包装应无削弱其功能的洞孔、裂缝、撕裂、皱痕或会影响其功能的局部加厚或变薄。

②专业的定向监测 适用于一次性包装材料的检测，其产品质量、灭菌因子穿透性能、微生物屏障性能等指标需由专业机构进行检测。

附 洁净手术部净化空调系统的清洗与监测

净化空调系统的清洁及正常运转直接影响手术部的空气洁净度，因此必须做好净化空调系统各部位的清洁、更换与监测工作。净化空调系统的清洁、管理需由工程专职人员负责，手术部及医院设备科负责监督实施情况并将有关记录留档。

1.洁净手术部每周对设备层的新风机组设备进行彻底清洁，每2周对净化机组设备进行彻底清洁并记录。

2.负压手术间过滤致病气溶胶的排风过滤器应每半年更换一次。

3.每月对非洁净区域局部净化送风口、回风口设备进行机组监控并记录。

4.每半年对洁净手术部进行一次尘埃粒子的监测，监控高效过滤器的使用状况并记录。若高效过滤器接近使用寿命时，应增加监测频次。

5.每半年对洁净手术部的正负压力进行监测并记录。

6.对洁净区域内的非阻漏式孔板、格栅、丝网等送风口，每周清洁一次。

7.对洁净区域内回风口格栅应采用竖向栅条，每天擦拭清洁一次。

（赵允 吴远玲 王夫侠 孙会 王希美 刘美菊 孙宁）